Original-Prüfungsfragen mit Kommentar

GK 3 Urologie

gesammelt ab März 1977
sechste Auflage
bearbeitet von M. Engel
und M. Gericke

edition medizin

VCH

Manfred Engel
Rostocker Str. 15
D-1000 Berlin 21

Michael Gericke
Hohenzollerndamm 12
D-1000 Berlin 31

Autoren und Verlag haben sich bei der Zusammenstellung der Fragen, bei der Zuordnung der Lösungen sowie bei der Kommentierung von Fragen und Lösungen um größtmögliche sachliche Richtigkeit bemüht. Dennoch wird eine Gewähr für die in diesem Band enthaltenen Angaben nicht übernommen.

1. Auflage 1982
2. Auflage 1983
3. Auflage 1984
1. und 2. Nachdruck 1985
4. Auflage 1986
1. Nachdruck 1987
5. Auflage 1987
6. Auflage 1988

Lektorat: Karin Hille

CIP-Kurztitelaufnahme der Deutschen Bibliothek

Original-Prüfungsfragen mit Kommentar GK 3 [drei]. – Weinheim; Basel; Cambridge; New York: Ed. Medizin, VCH
Teilw. mit d. Verl.-Angabe Ed. Medizin, Weinheim, Deerfield Beach, Florida; Basel. – Teilw. mit d. Erscheinungsorten: Weinheim, Deerfield Beach, Fl. – Weinheim, New York. – Früher hrsg. von Alexander Bob ...
NE: Bob, Alexander [Hrsg.]

Urologie: ges. ab März 1977 / bearb. von M. Engel u. M. Gericke. – 6. Aufl., Stand September 1987. – 1988.
ISBN 3-527-15565-1
NE: Engel, Manfred [Mitverf.]

Satz, Druck und Bindung: Zechnersche Buchdruckerei, D-6720 Speyer
Printed in the Federal Republic of Germany

Vorwort

Der vorliegende Band enthält alle verfügbaren Original-Prüfungsfragen zu den Lernzielen des GK 3 im Fach Urologie, die vom März 1977 bis einschließlich August 1987 gestellt wurden. Die Fragen der letzten drei Examina wurden in den Anhängen I–III zusammengestellt. Leider sind die neuen Fragen zum Teil sehr speziell, weshalb mittlerweile unsere kommentierten Prüfungsfragen einen Umfang erreichen, der die Bände in die Nähe eines Kurzlehrbuches bringt.
Es wäre wünschenswert, die Fragen nicht immer noch spezieller zu gestalten. Ein gutes Basiswissen abzufragen, ist sicher sinnvoller als Spezialkenntnisse – noch dazu in Spezialfächern.
Es bleibt, den Examenskandidaten einen guten Erfolg bei ihren Prüfungen zu wünschen. Wir sind sicher, daß unser kleines Büchlein Ihnen dabei eine gute Hilfe sein wird. Für Kritik, Anregungen und Hinweise werden wir auch weiterhin ein offenes Ohr haben.

Berlin, im Dezember 1987

Manfred Engel
Michael Gericke

Errata zu GK 3 Urologie (A 5)

	Falsch	Richtig
S. 17, Frage 6.3	Nierenzintigramm	Nierenszintigramm
S. 79, Komm. 3.21	Höhe einer Ausscheidungsstörung	Größe …
S. 148 Überschrift 15.1	Harnverhaltung (Anurie)	Harnverhaltung-Anurie
S. 150 Kap. 15.3	… sieht der Patient den Arzt	sieht der Arzt den Patienten
S. 150 Kap. 15.3	Vgl. Kap. 6.5, 7.5	… sowie Kap. 12.6
S. 162 Bildanhang	Abb. 14 zu Frage 5.12	… zu Frage 5.11
S. 163 Bildanhang	Abb. 15 zu Frage 5.14	… zu Frage 5.13
S. 163 Bildanhang	Abb. 16 zu Frage 5.14	… zu Frage 5.13
S. 167 Bildanhang	Abb. 22 zu Frage 7.74	… zu Frage 7.72
S. 167 Bildanhang	Abb. 23 zu Frage 7.74	… zu Frage 7.72
S. 168 Bildanhang	Abb. 25 zu Frage 12.26, S. 55	… zu Frage 12.6, S. 52

Inhalt

Die **fettgedruckte** Seitenzahl verweist auf den Kommentarteil.

Bearbeitungshinweise

In den Original-Aufgabenheften, die die Grundlage der Prüfung bilden, sind die Fragen nicht nach Fächern, sondern nach Aufgaben-Typen geordnet.

Zur Prüfungsvorbereitung erscheint eine fachbezogene Fragenordnung, wie sie in diesem Band praktiziert wird, geeigneter.

Die Lösung zu jeder Frage ist am Unterrand derselben Seite vermerkt.

Bei einigen Fragen gibt das IMPP zwei mögliche Lösungen an. In Ausnahmefällen wurden sogar alle Möglichkeiten als richtig gewertet. In solchen Fällen ist die Lösung, die das IMPP gerne als Antwort gesehen hätte, unterstrichen.

Es ist zweckmäßig, beim ersten Durchgang die falsch beantworteten Fragen zu markieren, um sie kurz vor dem Prüfungstermin erneut durchzugehen.

Aufgabentypen:

Aufgabentypen A 1 und A 2: Einfachauswahl

Erläuterung: Auf eine Frage oder unvollständige Aussage folgen bei diesen Aufgabentypen 5 mit (A) – (E) gekennzeichnete Antworten oder Ergänzungen, von denen Sie *eine* auswählen sollen, und zwar entweder die einzig richtige oder die beste von mehreren möglichen.

Lesen Sie immer alle Antwortmöglichkeiten durch, bevor Sie sich für eine Lösung entscheiden!

Aufgabentyp A 3: Einfachauswahl

Erläuterung: Diese Aufgaben sind so formuliert, daß Sie aus den angebotenen Antworten jeweils die einzig *nicht* zutreffende wählen sollen.

Aufgabentyp B: Aufgabengruppe mit gemeinsamem Antwortangebot – Zuordnungsaufgaben –

Erläuterung: Jede dieser Aufgabengruppen besteht aus:

a) einer Liste mit numerierten Begriffen, Fragen oder Aussagen (Liste 1 = Aufgabengruppe)

b) einer Liste von 5 durch die Buchstaben (A) – (E) gekennzeichneten Antwortmöglichkeiten (Liste 2)

Sie sollen zu jeder numerierten Aufgabe der Liste 1 aus der Liste 2 *eine* Antwort (A) bis (E) auswählen, die Sie für zutreffend halten oder von der Sie meinen, daß sie im engsten Zusammenhang mit dieser Aufgabe steht. Bitte beachten Sie, daß jede Antwortmöglichkeit (A) bis (E) für mehrere Aufgaben der Liste 1 die Lösung darstellen kann.

Aufgabentyp C: Kausale Verknüpfung

Erläuterung: Dieser Aufgabentyp besteht aus drei Teilen:

Teil 1: Aussage 1

Teil 2: Aussage 2

Teil 3: Kausale Verknüpfung (weil)

Jede der beiden Aussagen kann unabhängig von der anderen richtig oder falsch sein. Wenn beide Aussagen richtig sind, so kann die Verknüpfung durch „weil" richtig oder falsch sein. Nach Prüfung der einzelnen Teile entnehmen Sie den richtigen Lösungsbuchstaben dem Lösungsschema, das hier wiedergegeben ist.

Antwort	Aussage **1**	Aussage **2**	Verknüpfung
A	richtig	richtig	richtig
B	richtig	richtig	falsch
C	richtig	falsch	–
D	falsch	richtig	–
E	falsch	falsch	–

Aufgabentyp D: Aussagenkombination

Erläuterung: Bei diesem Aufgabentyp werden mehrere durch eingeklammerte Zahlen gekennzeichnete Aussagen gemacht. Wählen Sie bitte die zutreffende Lösung unter den 5 vorgegebenen Aussagenkombinationen (A) – (E) aus.

Aufgabentyp E: Aufgaben mit Fallbeschreibung und Aufgaben mit Abbildung

Erläuterung: In dieser Gruppe können sich Aufgaben der Typen A – D befinden.

Fragen

1 Pathomechanismen, allgemeine Symptomatologie und Prinzipien der Therapie

1.1 Niereninsuffizienz

1.1 Der sicherste Hinweis auf eine beginnende Niereninsuffizienz ist ein Anstieg der Serumkonzentration von

(A) Harnsäure
(B) Kreatinin
(C) Harnstoff-Stickstoff
(D) Kalium
(E) Renin

1.2 Sehr große Restharnmengen führen zum prärenalen Nierenversagen,

weil

sehr große Restharnmengen die Ursache für eine Druckatrophie des Nierenparenchyms sein können.

1.3 Bei einem Patienten mit chronischer Niereninsuffizienz unklarer Genese spricht welche Angabe bzw. welcher Befund gegen eine Pyelonephritis als Ursache?

(A) Hypertonie
(B) Anämie
(C) Proteinurie von mehr als 5 g/24 h
(D) Mikrohämaturie
(E) ADH-refraktärer Konzentrierdefekt

1.4 Welche Aussage trifft zu?

Bei einem 17jährigen Patienten mit einer chronischen Nephropathie finden Sie ein Serum-Kreatinin von 2,7 mg% (239 µmol/l). Daraus läßt sich hinsichtlich der Nierenfunktion welche Feststellung ableiten?

(A) Es muß ein vesiko-ureteraler Reflux vorliegen.
(B) Die PAH-Clearance beträgt 680 ml/min (11,4 ml/sec).
(C) Es muß sich um eine einseitige Nierenfunktionsstörung handeln.
(D) Die renale Ausscheidungsfunktion ist nicht gestört.
(E) Das Glomerulumfiltrat ist auf über die Hälfte der Norm eingeschränkt.

1.5 Welche der nachfolgenden Erkrankungen werden zu den Ursachen des postrenalen Nierenversagens gerechnet?

(1) hypovolämischer Schock
(2) Prostatakarzinom
(3) Crush-Syndrom
(4) idiopathische retroperitoneale Fibrose (Morbus Ormond)

(A) nur 1 und 2 sind richtig
(B) nur 2 und 3 sind richtig
(C) nur 2 und 4 sind richtig
(D) nur 3 und 4 sind richtig
(E) nur 1, 3 und 4 sind richtig

1.6 Das an- oder oligurisch verlaufende akute Nierenversagen ist mögliche Folge einer/s

(1) chronischen Glomerulonephritis
(2) chronischen Pyelonephritis
(3) hämorrhagischen Schocks
(4) kardiogenen Schocks
(5) Transfusionszwischenfalls

(A) nur 1 und 2 sind richtig
(B) nur 3 und 4 sind richtig
(C) nur 4 und 5 sind richtig
(D) nur 1, 2 und 5 sind richtig
(E) nur 3, 4 und 5 sind richtig

1.1 B 1.2 D 1.3 C 1.4 E 1.5 C 1.6 E

1.7 Die isosthenurische Polyurie im letzten Stadium des akuten Nierenversagens kann führen zu

(1) Hypokaliämie
(2) Hyperkaliämie
(3) Hyponatriämie
(4) Exsikkose
(5) Hypoproteinämie

(A) nur 2 ist richtig
(B) nur 1 und 4 sind richtig
(C) nur 2 und 5 sind richtig
(D) nur 1, 3 und 4 sind richtig
(E) nur 2, 3,4 und 5 sind richtig

1.8 Welche Folge eines akuten Nierenversagens ist für einen Patienten vital am bedrohlichsten?

(A) Hyperkaliämie
(B) Ketoazidose
(C) Hyperosmolarität
(D) Hypernatriämie
(E) Azotämie

H 85

1.9 Als Ursache einer postrenalen Anurie kommt am ehesten in Betracht:

(A) Morbus Cushing
(B) Kimmelstiel-Wilson-Syndrom
(C) Morbus Addison
(D) adrenogenitales Syndrom
(E) Morbus Ormond

1.2 Störungen des Harntransports

1.10 Bei beidseitiger Nierenbeckenkelchektasie bei Knaben muß (müssen) ätiologisch bedacht werden

(1) Harnröhrenklappen
(2) extreme Phimose
(3) refluxive Megaureteren
(4) prävesikale Harnleiterstenosen

(A) nur 1 ist richtig
(B) nur 3 ist richtig
(C) nur 2 und 4 sind richtig
(D) nur 2, 3 und 4 sind richtig
(E) 1–4 = alle sind richtig

1.11 Folge(n) einer prävesikalen Harnleiterstenose kann (können) sein:

(1) Harnleiterdilatation
(2) Hydronephrose
(3) Atrophie des Nierenmarks
(4) Infektneigung in den ableitenden Harnwegen

(A) nur 4 ist richtig
(B) nur 1 und 4 sind richtig
(C) nur 2 und 3 sind richtig
(D) nur 1, 2 und 3 sind richtig
(E) 1–4 = alle sind richtig

1.12 Urologische Ursachen für Nierenparenchymschäden können sein

(1) Harnröhrenstriktur
(2) Prostataadenom
(3) Uretersteine
(4) Nierenbeckenausgußsteine

(A) nur 1 und 4 sind richtig
(B) nur 2 und 3 sind richtig
(C) nur 3 und 4 sind richtig
(D) nur 2, 3 und 4 sind richtig
(E) 1–4 = alle sind richtig

1.13 Bei Patienten mit chronischer Niereninsuffizienz kommt es mit fortschreitendem Parenchymuntergang zu einer renal bedingten metabolischen Azidose,

weil

die Sauerstoffaffinität des Hämoglobins mit Verminderung des pH-Wertes abnimmt.

Antwort	Aussage 1	Aussage 2	Verknüpfung
A	richtig	richtig	richtig
B	richtig	richtig	falsch
C	richtig	falsch	–
D	falsch	richtig	–
E	falsch	falsch	–

1.7 D 1.8 A 1.9 E 1.10 E 1.11 E 1.12 E 1.13 B

1.14 Ursachen eines vesiko-renalen Refluxes können sein:

(1) Insuffizienz des Trigonum vesicae
(2) kurzer intramuraler Harnleiterabschnitt
(3) lateralektopes Ureterostium
(4) Erkrankungen des Rückenmarks
(5) Ureter duplex

(A) nur 2 ist richtig
(B) nur 1 und 2 sind richtig
(C) nur 2 und 4 sind richtig
(D) nur 3 und 5 sind richtig
(E) 1-5 = alle sind richtig

1.15 An welcher (welchen) der folgenden Lokalisationen kommen Obstruktionen der unteren ableitenden Harnwege vor?

(1) Blasenhals
(2) hintere Harnröhre
(3) vordere Harnröhre
(4) Meatus urethrae externus (Ostium urethrae externum)

(A) nur 1 ist richtig
(B) nur 4 ist richtig
(C) nur 1 und 2 sind richtig
(D) nur 3 und 4 sind richtig
(E) 1-4 = alle sind richtig

1.16 In erster Linie zwingt welche Spätfolge einer retroperitonealen Fibrose zur operativen Behandlung?

(A) Stenosierung der Aorta und der Vena cava
(B) Kompression der großen Beckengefäße
(C) Harnleiterkompression
(D) Ummauerung des Nervus iliohypogastricus
(E) Lymphabflußstörungen des Beckens und der unteren Extremitäten

1.3 Renale Hypertonie

1.17 Der frühzeitige Nachweis einer funktionell wirksamen Nierenarterienstenose ist therapeutisch wichtig,

weil

eine operative Beseitigung der Nierenarterienstenose in der Regel nur dann eine Besserung des Hochdrucks erwarten läßt, wenn es in der Niere der nichtstenosierten Seite noch nicht zu schweren Hypertonieveränderungen gekommen ist.

1.18 Welche der folgenden Behauptungen sind richtig?

(1) Bei der diabetischen Nephropathie handelt es sich um eine doppelseitige Nierenerkrankung.
(2) Die akute Glomerulonephritis nach Streptokokkeninfekt wird pathogenetisch der sog. „Immunkomplexnephritis" zugerechnet.
(3) Bei der sog. renalen Glukosurie ist die tubuläre Glucoseresorption vermindert.
(4) Bei fortgeschrittener chronischer Niereninsuffizienz ist die Fähigkeit zur renalen Natriumchloridkonservierung in der Regel eingeschränkt.
(5) Die einseitige Nephrektomie (etwa nach Trauma) hat in der Regel eine Hypertonie zur Folge.

(A) nur 2 und 4 sind richtig
(B) nur 3 und 5 sind richtig
(C) nur 1, 2 und 3 sind richtig
(D) nur 1, 3 und 5 sind richtig
(E) nur 1, 2, 3 und 4 sind richtig

1.19 Urologische Ursachen eines Bluthochdrucks können sein:

(1) Nierenarterien-Stenose
(2) fibromuskuläre Nierenarterien-Hyperplasie
(3) Page-Effekt nach Nierenruptur
(4) einseitige pyelonephritische Schrumpfniere

(A) nur 1 und 2 sind richtig
(B) nur 2 und 4 sind richtig
(C) nur 1, 2 und 4 sind richtig
(D) nur 1, 3 und 4 sind richtig
(E) 1-4 = alle sind richtig

1.14 E 1.15 E 1.16 C 1.17 A 1.18 E 1.19 E

1.20 Welche Aussage trifft **nicht** zu?

Die hypertone Dehydratation ist gekennzeichnet durch

(A) erhöhte Serumosmolalität
(B) erniedrigtes Serumkalium
(C) vermindertes Extrazellulärvolumen
(D) erhöhtes Serumnatrium
(E) erhöhten Hämoglobinwert

2 Urologische Leitsymptome

2.1 Beurteilen Sie folgende Aussagen:

(1) Eine Pollakisurie ist oft Zeichen einer akuten Entzündung der ableitenden Harnwege
(2) Die Hypertonie gehört zu den typischen Zeichen des nephrotischen Syndroms
(3) Eine Oligurie infolge einer Exsikkose ist ein typisches Beispiel für eine prärenal bedingte Funktionsstörung
(4) Bei plötzlich einsetzender Anurie muß differentialdiagnostisch immer eine obstruktive Uropathie als Ursache in Erwägung gezogen werden.

(A) nur 1 ist richtig
(B) nur 1 und 3 sind richtig
(C) nur 1, 3 und 4 sind richtig
(D) nur 2, 3 und 4 sind richtig
(E) 1–4 = alle sind richtig

Ordnen Sie die Erkrankungen (Liste 2) den für sie charakteristischen Symptomen (Liste 1) zu.

Liste 1

2.2 Polyurie

2.3 Dysurie

Liste 2

(A) renale Glukosurie
(B) Nierenzyste
(C) akute Zystitis
(D) Hypernephrom
(E) akute Glomerulonephritis

2.4 Welche Aussage trifft zu?

Der häufigste Grund für anhaltende und sog. sterile Leukozyturie ist die/das

(A) Divertikulitis der Blase
(B) chronische Prostatitis
(C) Blasenpapillom
(D) Nierentuberkulose
(E) Pyonephrose

2.5 Welche Aussage trifft zu?

Eine Proteinurie über 5 g/24 h spricht am ehesten für ein(e)

(A) Pyelonephritis
(B) nephrotisches Syndrom
(C) Endocarditis lenta
(D) maligne Hypertonie
(E) Nephrolithiasis

2.6 Restharn kann ein Symptom sein für:

(1) subpelvine Ureterstenose
(2) Ureterstein
(3) Uterus myomatosus
(4) infravesikale Obstruktion
(5) neurologisch bedingte Detrusorschwäche

(A) nur 1 und 3 sind richtig
(B) nur 4 und 5 sind richtig
(C) nur 1, 3 und 5 sind richtig
(D) nur 3, 4 und 5 sind richtig
(E) 1–5 = alle sind richtig

Antwort	Aussage 1	Aussage 2	Verknüpfung
A	richtig	richtig	richtig
B	richtig	richtig	falsch
C	richtig	falsch	–
D	falsch	richtig	–
E	falsch	falsch	–

2.7 Bei einem 57jährigen Patienten mit einer sog. „sterilen Leukozyturie“ findet sich im Bereich des rechten Nebenhodenkopfes eine etwa kirschgroße prallelastische kugelförmige Resistenz mit glatter Oberfläche, die sich gegen Hoden und Nebenhoden gut abgrenzen läßt. Die Diaphanie ist positiv.

Welche Aussage trifft zu?

(1) Der Untersuchungsbefund spricht am ehesten für ein Seminom.
(2) Es handelt sich am ehesten um eine Geschwulst des Samenstranges.
(3) Differentialdiagnostisch ist eine durch Abflußbehinderung entstandene Spermatozele in Betracht zu ziehen.
(4) Wegen des Verdachts auf eine Urotuberkulose ist eine gezielte Diagnostik unter Einschluß mikrobiologischer Untersuchungsmethoden angezeigt.

(A) nur 1 ist richtig
(B) nur 2 ist richtig
(C) nur 2 und 3 sind richtig
(D) nur 3 und 4 sind richtig
(E) nur 1, 3 und 4 sind richtig

2.8 Ein 46jähriger Patient berichtet, daß er seit einiger Zeit Luftabgang mit dem Urin bemerkt habe. Seit mehreren Monaten werde er wegen eines chronischen Harnwegsinfektes behandelt.

Es handelt sich am ehesten um eine(n)

(A) Simulanten
(B) Zystitis durch gasbildende Bakterien
(C) chronische Appendizitis
(D) Sigma-Blasen-Fistel
(E) Colitis ulcerosa

H 84

2.9 Welche der folgenden in Zusammenhang mit dem Symptom „Pollakisurie“ stehenden Aussagen trifft **nicht** zu?

(A) Pollakisurie ist ein typisches Symptom bei Prostataadenom.
(B) Zu den charakteristischen Symptomen der akuten Zystitis zählt die Pollakisurie.
(C) Eine Pollakisurie kann Symptom einer Urethritis sein.
(D) Beim Symptom „Pollakisurie“ kann ein ausgedehnter Blasentumor vorliegen.
(E) Pollakisurie ist das wichtigste Leitsymptom der akuten diffusen Glomerulonephritis.

2.3 Hämaturie

2.10 Welches ist die wichtigste diagnostische Maßnahme während einer Hämaturie?

(A) Nierenangiographie
(B) Isotopennephrographie
(C) retrograde Pyelographie
(D) Katheterismus der Blase
(E) Zysto-Urethroskopie

2.11 Ein 64jähriger Patient klagt über eine seit 10 Tagen bestehende „schmerzlose“ Hämaturie.

Welche der nachfolgend genannten Erkrankungen liegt am wahrscheinlichsten vor?

(A) Nephrolithiasis
(B) Zystitis
(C) maligner Tumor des Harntrakts
(D) Verletzung der Urethra
(E) neurogene Blasenentleerungsstörung

2.12 Bei einem 47jährigen Patienten finden Sie im i.v. Ausscheidungsurogramm einen erbsgroßen Steinschatten im rechten Nierenbecken.

Welcher der folgenden Befunde kann dadurch erklärt werden?

(A) 3–5 Erythrozyten pro Gesichtsfeld im Urin
(B) Serum-Kreatinin 186 umol/l (2,1 mg%)
(C) Proteinurie von 3,5 g/24 Std.
(D) Pollakisurie
(E) erniedrigte Inulin-Clearance

2.13 Eine plötzlich aufgetretene Makrohämaturie kann Symptom sein für

(1) einen Harnleiterstein
(2) eine Blasen-Bilharziose
(3) eine akute primäre Zystitis
(4) ein Adenokarzinom der Niere (Hypernephrom)
(5) ein benignes Nierenbeckenpapillom

(A) nur 1, 2, 3 und 4 sind richtig
(B) nur 1, 2, 3 und 5 sind richtig
(C) nur 1, 2, 4 und 5 sind richtig
(D) nur 1, 3, 4 und 5 sind richtig
(E) 1–5 = alle sind richtig

2.7 D | 2.8 D | 2.9 E | 2.10 E | 2.11 C | 2.12 A | 2.13 E

2.14 Die Kombination von Hypertonie, Hämaturie und nephrotischem Syndrom deutet auf eine ungünstige Prognose der renalen Erkrankung hin,

weil

eine Hämaturie in der Regel auf eine zusätzliche bakterielle Besiedlung der Harnwege hinweist.

H 84

2.15 Für welche Erkrankung(en) ist die Makrohämaturie typisch?

(1) hämorrhagische Zystitis
(2) Nierenbeckenkarzinom
(3) Harnröhrenstriktur
(4) Harnblasenkarzinom

(A) nur 1 ist richtig
(B) nur 1 und 3 sind richtig
(C) nur 2 und 4 sind richtig
(D) nur 3 und 4 sind richtig
(E) nur 1, 2 und 4 sind richtig

H 85

2.16 Das Symptom „Makrohämaturie" kann beruhen auf

(1) einem Harnleiterstein
(2) einer Blasenbilharziose
(3) einer akuten primären Zystitis
(4) autosomal-dominant vererbten Zystennieren
(5) einem Nierenbeckenpapillom

(A) nur 3 und 4 sind richtig
(B) nur 3 und 5 sind richtig
(C) nur 1, 2, 4 und 5 sind richtig
(D) nur 1, 3, 4 und 5 sind richtig
(E) 1–5 = alle sind richtig

F 86

2.17 Die Erythrozyturie kann beruhen auf

(1) autosomal-dominant vererbten Zystennieren
(2) Urolithiasis
(3) Papillennekrosen
(4) Urotuberkulose
(5) Nierenkarzinom

(A) nur 5 ist richtig
(B) nur 2 und 4 sind richtig
(C) nur 1, 2, 3 und 4 sind richtig
(D) nur 2, 3, 4 und 5 sind richtig
(E) 1–5 = alle sind richtig

2.4 Schmerz

2.18 Bei Nierenerkrankungen können Schmerzen in der Leistenregion auftreten,

weil

bei Nierenerkrankungen der hinter der Niere verlaufende N. iliohypogastricus gereizt werden kann und dieser Hautäste zur Leistenregion abgibt.

2.19 Ein 83jähriger Patient klagt über Druck im Unterbauch, Harnträufeln und Brennen beim Wasserlassen.

Von den genannten Maßnahmen sind vordringlich:

(1) rektale Untersuchung
(2) Harnblasenperkussion
(3) retrograde Urethrozystographie
(4) suprapubische Blasenpunktion nach intramuskulärer Gabe von Furosemid

(A) nur 1 ist richtig
(B) nur 3 ist richtig
(C) nur 4 ist richtig
(D) nur 1 und 2 sind richtig
(E) nur 1 und 4 sind richtig

Antwort	Aussage 1	Aussage 2	Verknüpfung
A	richtig	richtig	richtig
B	richtig	richtig	falsch
C	richtig	falsch	–
D	falsch	richtig	–
E	falsch	falsch	–

2.14 C 2.15 E 2.16 E 2.17 E 2.18 A 2.19 D

3 Urologische Diagnostik

3.1 Bakteriologische und klinisch-chemische Untersuchungen

F 84

3.1 Eine sog. „signifikante Bakteriurie“ liegt vor beim Nachweis von

(A) 10^2 Keimen/ml Urin
(B) Bakterien im Urinsediment
(C) Trichomonaden im Urin
(D) 10^6 Keimen/ml Nativurin
(E) Bakterien im Urethralabstrich

3.3 Radiologische Verfahren

3.2 Welche Aussage trifft **nicht** zu?

Folgende Erkrankungen kommen differentialdiagnostisch bei urographisch nachgewiesenem raumfordernden Prozeß im Bereich der Niere in Betracht:

(A) paranephritischer Abszeß
(B) Nierenzyste
(C) polyzystische Degeneration (Zystennieren vom Erwachsenentyp)
(D) hypernephroides Karzinom
(E) Nierenbeckentumor

F 84

3.3 Welche Aussage trifft **nicht** zu?

Eine urographisch sich darstellende, nicht schattengebende Aussparung des Nierenbeckens kann verursacht sein durch ein(en)

(A) Hypernephrom
(B) Nierenbeckenpapillom
(C) Uratstein
(D) Nierenbeckenkarzinom
(E) Oxalatstein

3.4 Welche Aussage trifft **nicht** zu?

Für folgende Erkrankungen ist die Ausscheidungsurographie von diagnostischer Bedeutung:

(A) akute Glomerulonephritis
(B) destruierende Pyelonephritis
(C) Nierentumor
(D) nicht schattengebende Nierenbeckenkonkremente
(E) Hydronephrose

3.5 Mit Hilfe der i.v. Ausscheidungsurographie lassen sich folgende Verdachtsdiagnosen stellen:

(1) Nierentumor
(2) chronische Pyelonephritis
(3) nicht schattengebende Nierenbeckenkonkremente
(4) Harnstauungsniere

(A) nur 2 und 3 sind richtig
(B) nur 3 und 4 sind richtig
(C) nur 1, 2 und 4 sind richtig
(D) nur 1, 3 und 4 sind richtig
(E) 1–4 = alle sind richtig

3.6 Welche Aussage trifft zu?

Das Urethrozystogramm (in Abb. 1) zeigt

(A) einen Normalbefund
(B) eine Einengung der Harnröhre durch den Sphincter externus
(C) eine Doppelstriktur
(D) peristaltische Urethraleinschnürungen
(E) Harnröhrenklappen

3.7 Bei einer vor 8 Tagen aufgetretenen, inzwischen sistierenden schmerzhaften Makrohämaturie mit Koliken sollte folgende Untersuchung zuerst durchgeführt werden:

(A) Ausscheidungsurographie
(B) Nierenszintigraphie
(C) Nierenarteriographie
(D) Computer-Tomographie
(E) Zysto-Urethroskopie

3.1 D | 3.2 A | 3.3 E | 3.4 ~~E~~ A | 3.5 E | 3.6 C | 3.7 A

3.8 Welche Aussage trifft zu?

Ein Ausscheidungsurogramm, bei dem auch 20 min nach Kontrastmittelinjektion nur das Nierenparenchym angefärbt ist, spricht für

(A) akuten Harnleiterverschluß
(B) intrarenale Blutung
(C) Nierentuberkulose
(D) Verschluß der Nierenarterie
(E) Keine der Aussagen trifft zu

3.9 Das Urogramm (in Abb. 2) zeigt bei dieser Niere die typischen Befunde für:

(A) Kelcherweiterung mit normalen Abflußverhältnissen
(B) Nierenarterienstenose mit vaskulärer Organschrumpfung
(C) Zystenniere mit tubulosekretorischer Funktionseinschränkung
(D) Harnstauungsniere mit Entleerungsverzögerung
(E) funktionslose Niere mit komplettem Ausgußstein

3.10 Welche Aussage trifft zu?

Bei einem Patienten wurde als erste Kontrastmitteluntersuchung ein Urogramm angefertigt. Dieses Urogramm (Abb. 3) zeigt eine(n)

(A) Reflux links bei Doppelniere und Megaureter
(B) Zustand nach linksseitiger Uretersigmoidostomie
(C) Zustand nach Blasenerweiterungsplastik (Kolozystoplastik)
(D) gedeckte retroperitoneale Blasenperforation
(E) Blasensigmafistel

3.11 Welche Aussage trifft zu?

Bei dem dargestellten Ausscheidungsurogramm (Abb. 4) ist von den angegebenen Diagnosen am wahrscheinlichsten:

(A) Transplantatniere links
(B) Blasendivertikel bei linksseitiger Nierenagenesie
(C) linksseitige Beckenniere
(D) Zustand nach Beckenfraktur mit Blasenruptur und Pseudodivertikeln
(E) Urachusdivertikel

Frage 3.12 Welche Aussage trifft zu?

Bei einem 59jährigen Patienten bestehen seit einem Jahr Schmerzen in der Nierengegend, Pollakisurie und Koliken. Die Routinethoraxaufnahme ist abgesehen von einem alten Primärkomplex unauffällig.

Das Tomogramm bei einer Ausscheidungsurographie (Abb. 5, siehe Anhang) gibt einen Hinweis auf

(A) Megaureter links
(B) Nierentuberkulose links
(C) hypernephroides Karzinom
(D) chronische Glomerulonephritis links
(E) Nierenzyste

3.13 Welche Aussage trifft zu?

Das Tomogramm (in Abb. 6) eines Ausscheidungsurogramms bei einer 35jährigen Frau mit labiler Hypertonie zeigt

(A) einen Normalbefund
(B) eine chronische Pyelonephritis
(C) eine Nierenarterienstenose
(D) einen Ureterstein rechts mit Harnstauung
(E) Zystennieren

3.14 Die Durchführung eines Infusionsurogramms bei Patienten mit hochgradiger (dialysepflichtiger) chronischer Niereninsuffizienz ist nicht sinnvoll,

weil

es bei Infusionsurogrammen zu Kontrastmittelzwischenfällen kommen kann.

Antwort	Aussage 1	Aussage 2	Verknüpfung
A	richtig	richtig	richtig
B	richtig	richtig	falsch
C	richtig	falsch	–
D	falsch	richtig	–
E	falsch	falsch	–

■3.8 A ■3.9 D ■3.10 E ■3.11 C ■3.12 B ■3.13 A ■3.14 B

3.15 Bei welchen Symptomen bzw. bei Verdacht auf welche der folgenden Erkrankungen ist eine Nierenarteriographie **nicht** angezeigt?

(A) Urotuberkulose
(B) Makrohämaturie mit Verdacht auf Nierentumor
(C) renovaskuläre Hypertonie
(D) chronische Pyelonephritis mit Parenchymdestruktionen
(E) Makrohämaturie, verursacht durch einen prävesikalen Ureterstein

3.16 Welche Diagnose ist am wahrscheinlichsten bei Beurteilung des Röntgenbildes in Abb. 7 (siehe Anhang)?

(A) Nierenzyste links
(B) primär organunabhängiger retroperitonealer Tumor
(C) Doppelnierenanlage links
(D) Hypernephrom links
(E) Milzzyste

3.17 Welche Aussage trifft zu?

Eine Nierenzyste ist von einem Nierentumor differentialdiagnostisch am sichersten abzugrenzen durch

(A) quantitative Analyse der Zellbestandteile im Urin
(B) Renovasographie
(C) Retropneumoperitoneum
(D) Inulin- und PAH-Clearance
(E) Bestimmung der Eiweißausscheidung im Urin/24 h

3.18 Bei einem nicht traumatischen Patienten findet sich im Ausscheidungsurogramm auf einer Nierenseite bis 30 Minuten nach Kontrastmittelinjektion keine Anreicherung des Kontrastmittels in den ableitenden Harnwegen.

Welches weitere Vorgehen ist zunächst angezeigt?

(A) retrograde Pyelographie
(B) Angiographie
(C) Pneumoretroperitoneum
(D) zusätzliche Spätaufnahmen
(E) Sonographie

3.19 Welche Aussage trifft zu?

Das nach einem stumpfen Bauchtrauma angefertigte Angiogramm bei einem 30jährigen Patienten, (siehe Beilage Abb. Nr. 8) zeigt eine(n)

(A) Milzruptur
(B) Ruptur eines Aortenaneurysmas
(C) Magenperforation
(D) Nierenruptur
(E) Nierenstielabriß

3.20 54jähriger Patient mit chronischem Harnwegsinfekt. Nach der vorliegenden retrograden Urethrographie (siehe Abb. Nr. 9) ist am wahrscheinlichsten:

(A) Prostataadenom
(B) multiple Urethrastrikturen
(C) Blasenkarzinom
(D) Blasenstein
(E) Prostatakarzinom

3.21 Der bei einer Nierenfunktionsszintigraphie erhobene Befund eines seitengleich konfigurierten, normalen Szintigramms erlaubt folgende Aussage(n):

(1) Eine einseitige Nierenerkrankung ist ausgeschlossen
(2) Beide Nieren sind funktionstüchtig
(3) Eine Abflußbehinderung der oberen Harnwege liegt nicht vor
(4) Eine beidseitige Nierenerkrankung liegt nicht vor

(A) nur 2 ist richtig
(B) nur 2 und 3 sind richtig
(C) nur 1, 2 und 3 sind richtig
(D) nur 2, 3 und 4 sind richtig
(E) 1–4 = alle sind richtig

Antwort	Aussage 1	Aussage 2	Verknüpfung
A	richtig	richtig	richtig
B	richtig	richtig	falsch
C	richtig	falsch	–
D	falsch	richtig	–
E	falsch	falsch	–

3.15 E 3.16 D 3.17 B 3.18 D 3.19 D 3.20 B 3.21 B

3.22 Die abgebildeten Röntgenbilder (s. Abb. Nr. 10 und Nr. 11) zeigen Leeraufnahme sowie Schichtaufnahme der Nieren nach Gabe eines nierengängigen Kontrastmittels.

Es handelt sich am wahrscheinlichsten um eine(n)

(A) Markschwammniere rechts
(B) hypoplastische Niere rechts, unauffälligen Nierenbefund links
(C) rechte Schrumpfniere bei Nephrolithiasis, entzündliche Veränderungen links
(D) linksseitige Harnstauungsniere, hypoplastische Niere rechts, Gallenblasenkonkrement
(E) rechtsseitigen Nierentumor

H 84

3.23 Die Skelettszintigraphie ist indiziert bei, oder bei Verdacht auf folgende Erkrankungen:

(1) Mammakarzinom
(2) Prostatakarzinom
(3) Osteomyelitis
(4) Bronchialkarzinom

(A) nur 1 ist richtig
(B) nur 1 und 2 sind richtig
(C) nur 2 und 4 sind richtig
(D) nur 1, 2 und 4 sind richtig
(E) 1–4 = alle sind richtig

H 84

3.24 Als Ursache(n) für eine im Urogramm erkennbare Aussparung im Kontrastbild des Nierenhohlsystems kommt (kommen) in Frage:

(1) Nierenbeckenstein (kontrastarm)
(2) Blutkoagel
(3) Detritus (z. B. abgestoßene Papilla renalis)

(A) nur 1 ist richtig
(B) nur 1 und 2 sind richtig
(C) nur 1 und 3 sind richtig
(D) nur 2 und 3 sind richtig
(E) 1–3 = alle sind richtig

H 84

3.25 Bei einem 87jährigen Patienten mit schmerzloser Makrohämaturie wird im Rahmen der Ausscheidungsurographie eine Schichtaufnahme angefertigt (siehe Abbildung Nr. 12 der Bildbeilage).

Der Befund an der rechten Niere spricht am ehesten für eine

(A) Hydronephrose
(B) Tuberkulose
(C) Raumforderung
(D) Glomerulonephritis
(E) Malrotation

H 84

3.26 Die Skelettszintigraphie kann bei der Suche nach Knochenmetastasen früher richtig-positive Befunde liefern als die Röntgennativdiagnostik,

weil

die Skelettszintigraphie im Vergleich zur Röntgennativdiagnostik eine feinere morphologische Auflösung ermöglicht.

H 85

3.27 Bei einer Patientin, die während einer Marcumar®-Behandlung eine Hämaturie hatte, zeigt die Ausscheidungsurographie eine Kontrastmittelaussparung im Nierenbecken.

Es kann sich handeln um:

(1) Nierenbeckentumor
(2) Nierenbeckenstein
(3) Blutkoagel
(4) Nierenbeckenruptur

(A) nur 2 ist richtig
(B) nur 1 und 2 sind richtig
(C) nur 1 und 4 sind richtig
(D) nur 1, 2 und 3 sind richtig
(E) 1–4 = alle sind richtig

Antwort	Aussage 1	Aussage 2	Verknüpfung
A	richtig	richtig	richtig
B	richtig	richtig	falsch
C	richtig	falsch	–
D	falsch	richtig	–
E	falsch	falsch	–

3.22 C 3.23 E 3.24 E 3.25 C 3.26 C 3.27 D

F 86

3.28 Nach einem Ausscheidungsurogramm mit 5 Röntgenaufnahmen des Unterbauches bei einer jungen Frau in der ersten Zyklushälfte ist bei einer anschließenden Schwangerschaft

(A) in nahezu allen Fällen mit Mißbildungen des Kindes zu rechnen
(B) gehäuft mit Mißbildungen zu rechnen
(C) mit vermehrten Frühaborten zu rechnen
(D) mit vermehrt kindlichen Leukämien zu rechnen
(E) diese Strahlenexposition ohne klinische Konsequenz

F 86

3.29 Nach dem Abklingen einer Nieren-/Harnleiterkolik ohne Steinabgang sollte man dem bis zu diesem Schmerzereignis beschwerdefreien Patienten im allgemeinen raten, von den angegebenen Maßnahmen als nächste durchführen zu lassen:

(A) Ausscheidungsurographie bei Wiederauftreten von Beschwerden
(B) umgehende Untersuchung durch Ausscheidungsurographie
(C) Szintigraphie der Nieren
(D) Computertomographie
(E) retrograde Pyelographie

3.4 Transurethrale Diagnostik

3.30 Der Katheterismus beim Mann wird wie folgt durchgeführt:

(1) Desinfektion der Glans
(2) Harnröhrenanästhesie bzw. Benetzen des Katheters mit einem Gleitmittel
(3) Einführung des Katheters mit einer sterilen Pinzette
(4) Verwendung eines Katheters von 14–16 Charrière
(5) Verwendung eines Katheters von 20–22 Charrière

(A) nur 1, 2 und 4 sind richtig
(B) nur 1, 2 und 5 sind richtig
(C) nur 1, 2, 3 und 4 sind richtig
(D) nur 1, 2, 3 und 5 sind richtig
(E) Keine der Aussagen trifft zu

3.31 Welche Aussage trifft zu?

Bei einem Patienten, bei dem ein Blasenverweilkatheter liegt, ist eine ständige Infektionsprophylaxe erforderlich.

Sie wird am besten erreicht durch:

(A) Einnahme eines Breitbandantibiotikums
(B) Einnahme von Nitrofurantoin
(C) Blasenspülungen mit Neomycin-Sulfat oder Sulfacarbamid-Na (z. B. Cystomyacine)
(D) Einnahme eines harngängigen Sulfonamids (z. B. Sulfadiazin)
(E) Einnahme von Ammoniumchlorid zur Ansäuerung des Urins

3.32 Welche Aussage trifft zu?

Welche diagnostische Maßnahme ist bei Verdacht auf einen Blasentumor angezeigt?

(A) Zystographie
(B) Urographie
(C) Zystoskopie
(D) bimanuelle rektale Untersuchung
(E) Lymphangiographie

H 84

3.33 Welche Aussage trifft **nicht** zu?

Indikationen für eine retrograde Urethrographie sind: Verdacht auf

(A) Harnröhrenstriktur
(B) Harnröhrentrauma
(C) prävesikale Harnleiterstenose
(D) Prostatakaverne
(E) Harnröhrendivertikel

3.28 E 3.29 B 3.30 C 3.31 C 3.32 C 3.33 C

4 Urologische Therapie

4.1 Ein 19jähriger Patient mußte wegen eines schweren Traumas linksseitig nephrektomiert werden. 2 Jahre nach Wiederaufnahme seiner Arbeit als Elektriker finden sie bei ihm im Rahmen einer Lebensversicherungsuntersuchung ein Serum-Kreatinin von 186 µmol/l (2,1 mg-%).

Welche Aussage trifft in diesem Fall zu?

(A) Es handelt sich in diesem Fall um einen Normalbefund bei Einnierigkeit
(B) Nach durchgemachtem Trauma bleibt das Serum-Kreatinin erhöht
(C) Die Funktion der Restniere ist eingeschränkt
(D) Bei Einnierigkeit ist die Serum-Kreatininbestimmung wertlos
(E) Der Patient hat eine Immunkomplex-Nephritis als Spätfolge nach zahlreichen Transfusionen

4.2 Nach einer Harnleiterimplantation in das Sigmoid muß regelmäßig der Säure-Basen-Haushalt im Serum kontrolliert werden,

weil

eine Harneinleitung in das Sigmoid zu einer hyperchlorämischen Azidose führen kann.

4.3 Welche Aussage trifft **nicht** zu?

Bei einer transurethralen Elektroresektion ist zu rechnen mit:

(A) Einschwemmung von Spülflüssigkeit in die Blutbahn
(B) Hyponatriämie
(C) Nachblutung
(D) Hyperkaliämie
(E) Hypervolämie

4.4 Die klassische Indikation zur Nierenbeckenplastik ist:

(A) retroperitoneale Fibrose
(B) parapelvine Zyste
(C) Megaureter
(D) pyeloureterale Stenose
(E) Hufeisenniere

4.5 Das „Ileum Conduit“ wird am treffendsten definiert als

(A) Enteroanastomose
(B) Blasenerweiterungs-Plastik im Ileum-Transplantat
(C) Osteotomie des Os ileum
(D) äußere Harnableitung über ein Ileum-Segment
(E) ileokolische Invagination

F 86

4.6 Nach einer beidseitigen Harnleiterimplantation in das Sigma sollte der Säure-Basen-Haushalt kontrolliert werden,

weil

eine durch beidseitige Ureterosigmoidostomie bewirkte Harneinleitung in das Sigma zur Verschiebung des Elektrolythaushaltes im Sinne einer hypochlorämischen Alkalose führt.

F 86

4.7 Die urodynamisch wirksame kongenitale Stenose am pyeloureteralen Übergang mit Pyelokaliektasie und beginnendem Nierenparenchymschwund sollte operativ behandelt werden,

weil

die konservative Behandlung der angeborenen subpelvinen Harnleiterstenose regelmäßig zur pyelonephritischen Schrumpfniere führt.

4.1 C | 4.2 A | 4.3 D | 4.4 D | 4.5 D | 4.6 C | 4.7 C

5 Fehlbildungen

5.1 Nierenanomalien

5.1 Welche Aussage trifft zu?

Zum Nachweis einer Nephroptose als Ursache einer intermittierenden Harnabflußstörung durch Ureterabknickung eignet sich am ehesten ein(e)

(A) Ausscheidungsurogramm mit Aufnahmen im Liegen und Stehen
(B) retrograde Pyelographie
(C) selektive Katheterangiographie der Niere
(D) Nierenszintigramm
(E) Übersichtsaortographie

5.2 Welche Aussage trifft **nicht** zu?

In Abb. 13 (siehe Anhang) ist die operativ freigelegte Niere einer 51jährigen Patientin mit charakteristischen pathologischen Veränderungen dargestellt.

(A) Diese Erkrankung geht häufig mit einem Bluthochdruck einher
(B) Es handelt sich um eine meist bilaterale hereditäre Erkrankung
(C) Die operative Freilegung ist bei dieser Erkrankung nur selten indiziert
(D) Es handelt sich um eine maligne Erkrankung
(E) Viele Patienten mit dieser Erkrankung müssen im Spätstadium dialysiert bzw. nierentransplantiert werden

H 85
5.3 Welche Aussage trifft **nicht** zu?

Zystennieren des Erwachsenen

(A) sind den Nierenmißbildungen zuzuordnen
(B) sind in der Regel einseitig entwickelt
(C) können familiär auftreten
(D) können eine Polyglobulie hervorrufen
(E) können eine arterielle Hypertonie erzeugen

5.4 Die polyzystische Nierendegeneration ist charakterisiert durch:

(1) dominante Heredität
(2) Entwicklung einer Hypertonie
(3) Nierenvergrößerung
(4) Assoziation mit tuberöser Hirnsklerose
(5) progrediente Niereninsuffizienz

(A) nur 1 und 2 sind richtig
(B) nur 1, 3 und 5 sind richtig
(C) nur 2, 3 und 4 sind richtig
(D) nur 1, 2, 3 und 5 sind richtig
(E) 1–5 = alle sind richtig

5.5 Welche Aussage trifft **nicht** zu?

Für das Krankheitsbild bei Zystennieren sind im Erwachsenenalter folgende Symptome bzw. Komplikationen typisch:

(A) Druckgefühl und Schmerzen in der Nierengegend
(B) Hypertonie
(C) Harnwegsinfektion
(D) Hämaturie
(E) Diabetes insipidus

5.6 Bei welcher Nephropathie findet sich typischerweise ein pathologischer Tastbefund bei der Palpation des Abdomen?

(A) polyzystische Degeneration der Nieren
(B) Nierenbeckenkarzinom
(C) Nierenvenenthrombose
(D) Amyloidnephrose
(E) Plasmozytomniere

5.7 Folgende Harnwegsmißbildungen sind geeignet, Harnwegsinfekte zu unterhalten:

(1) Urachusfistel
(2) Doppelniere ohne Reflux
(3) Blasendivertikel
(4) Blasenekstrophie

(A) nur 2 ist richtig
(B) nur 1 und 2 sind richtig
(C) nur 1 und 4 sind richtig
(D) nur 2 und 3 sind richtig
(E) nur 1, 3 und 4 sind richtig

5.1 A | 5.2 D | 5.3 B | 5.4 D | 5.5 E | 5.6 A | 5.7 E

5.8 Aus eugenischen Gründen ist einer Patientin mit solitärer Nierenzyste von der Fortpflanzung abzuraten,

weil

es sich bei Zystennieren (polyzystische Degeneration) um ein vererbbares Leiden mit hohem Erkrankungsrisiko der Nachkommen handelt.

5.9 Welches ist die im Vordergrund stehende diagnostische Maßnahme zur Unterscheidung der angeborenen Lageanomalie einer Niere von einer Nephroptose?

(A) Sequenzszintigraphie im Liegen und Sitzen
(B) Nierenangiographie im Liegen und Stehen
(C) retrograde Pyelographie im Liegen
(D) Ausscheidungsurographie im Liegen und Stehen
(E) Keine Antwort ist richtig

5.10 Welche Aussage trifft **nicht** zu?

Zystennieren beim Erwachsenen

(A) manifestieren sich klinisch häufig zwischen dem 30. und 40. Lebensjahr
(B) sind vererbbar
(C) können im Röntgenbild Kelchdeformationen zeigen
(D) stellen eine benigne Erkrankung ohne wesentliche Funktionsstörungen dar
(E) treten oftmals beidseitig auf

5.11 Welche Diagnose ist anhand des beigefügten Röntgenbildes eines rechtsseitigen Nierenarteriogramms (s. Abb. Nr. 14 der Beilage) zu stellen?

(A) Nierentumor
(B) solitäre Nierenzyste
(C) multiple Nierenzysten
(D) Harnstauungsniere
(E) Kompression der Niere

F 84

5.12 Zu den Fehl-(Miß-)Bildungen bzw. Lageanomalien der Niere zählen:

(1) Kuchenniere
(2) Hufeisenniere
(3) Zystenniere
(4) Beckenniere
(5) Markschwammniere

(A) nur 1 und 2 sind richtig
(B) nur 4 und 5 sind richtig
(C) nur 3, 4 und 5 sind richtig
(D) nur 1, 2, 3 und 4 sind richtig
(E) 1–5 = alle sind richtig

F 84

5.13 Der makroskopische und histologische Befund entspricht folgender Organkrankheit (siehe Abbildung Nr. 15 und Nr. 16 der Bildbeilage):

(A) Zystenleber
(B) Zystennieren des Erwachsenen
(C) Echinokokkose
(D) sog. Schwammniere
(E) Hydronephrose

F 85

5.14 Welche Aussage trifft **nicht** zu?

Autosomal-dominant vererbte Zystennieren (polyzystische Nierendegeneration)

(A) führen zu progredienter Niereninsuffizienz
(B) sind im fortgeschrittenen Stadium als große retroperitoneale Tumoren tastbar
(C) werden im allgemeinen bis zum Ende des 5. Lebensjahres klinisch manifest
(D) treten in der Regel beidseitig auf
(E) können zu renalem Hypertonus führen

Antwort	Aussage 1	Aussage 2	Verknüpfung
A	richtig	richtig	richtig
B	richtig	richtig	falsch
C	richtig	falsch	–
D	falsch	richtig	–
E	falsch	falsch	–

5.8 D 5.9 D 5.10 D 5.11 C 5.12 E 5.13 B 5.14 C

5.2 Harnleiter

5.15 Beim Ureter duplex ist zystoskopisch auf der mißgebildeten Seite nur ein Ostium zu erkennen,

weil

sich beim Ureter duplex beide Harnleiter dicht oberhalb der Blase vereinigen.

5.16 Bei einer 24jährigen Patientin wird zufällig im i.v. Urogramm eine tischtennisballgroße solitäre Zyste rechts ohne Impression des Nierenbeckens festgestellt und sonographisch bestätigt.

Welche Aussage trifft zu?

(A) Von einer Schwangerschaft sollte man der Patientin dringend abraten.
(B) Wegen der Gefahr eines Zystenwandkarzinoms ist eine baldige Operation (Resektion) indiziert.
(C) Mit großer Wahrscheinlichkeit wird die Patientin im Laufe ihres Lebens eine Hypertonie entwickeln.
(D) Der Befund ist in der Regel als harmlos zu betrachten.
(E) Eine angiographische (Renovasographie) Überprüfung des Befundes ist dringend erforderlich.

5.17 Welche Aussage trifft **nicht** zu?

Eine Hydronephrose kann verursacht werden durch

(A) papilläres Ureterkarzinom
(B) retrokavalen Ureter
(C) Ureterozele
(D) akute Einklemmung eines Harnleitersteins
(E) retroperitoneale Fibrose (Morbus Ormond)

5.3 Blase und Harnröhre

5.18 Welche Aussage trifft für Harnblasendivertikel **nicht** zu?

(A) Solitäre Blasendivertikel können angeboren sein.
(B) Eine Blasenekstrophie ist in der Regel mit multiplen Blasendivertikeln assoziiert.
(C) Bei einer sog. neurogenen Blase können sich Pseudodivertikel ausbilden.
(D) Paraureterale Divertikel begünstigen einen vesiko-ureteralen Reflux.
(E) Bei einer infravesikalen Obstruktion kann es zur Ausbildung von multiplen Blasendivertikeln kommen.

6 Entzündungen

6.1 Niere und Nierenhüllen

6.1 Welche Aussage trifft **nicht** zu?

(A) Die akute Pyelonephritis ist ein typisches Beispiel für eine primär glomeruläre Nephropathie
(B) Die renale Beteiligung bei Leptospirose (Morbus Weil) ist ein typisches Beispiel für eine parainfektiöse Nephritis
(C) Die Papillennekrose ist ein häufiger Befund bei der sog. Analgetikanephropathie (Phenacetinniere)
(D) Die polyzystische Degeneration (Zystennieren) ist eine kongenitale vererbbare Nephropathie
(E) Die Nephrosklerose im Rahmen einer essentiellen Hypertonie ist ein Beispiel für eine vaskuläre Nephropathie

6.2 Welche Aussage trifft **nicht** zu?

Bei der akuten eitrigen Pyelonephritis

(A) enthalten die Sammelrohre viele Leukozytenzylinder
(B) besteht nicht selten gleichzeitig eine Harnwegsobstruktion
(C) findet man kleine Abszesse über Mark und Rinde verstreut
(D) sind die Nieren stark geschwollen
(E) handelt es sich um eine durch Bakterien angestoßene, infektallergische Herdnephritis

5.15 E 5.16 D 5.17 D 5.18 B 6.1 A 6.2 E

6.3 Folgende Symptome werden durch einen paranephritischen Abszeß verursacht:

(1) druckschmerzhafte Vorwölbung im Rücken in der Nierenregion
(2) Hämaturie
(3) verminderte Atemverschieblichkeit einer Niere im Urogramm
(4) bimanuell palpabler raumfordernder Prozeß in der Nierengegend
(5) Zone verminderter Strahlenintensität im Nierenzintigramm

(A) nur 1 und 2 sind richtig
(B) nur 2 und 3 sind richtig
(C) nur 1, 3 und 4 sind richtig
(D) nur 2, 4 und 5 sind richtig
(E) 1-5 = alle sind richtig

6.4 Zu den sog. prädisponierenden (begünstigenden) Faktoren für die Entstehung einer chronischen Pyelonephritis werden gerechnet

(1) Prostataadenom mit Harnverhaltung
(2) Schwangerschaft
(3) Diabetes mellitus
(4) Gichtnephropathie
(5) Nephrolithiasis

(A) nur 1 und 3 sind richtig
(B) nur 1 und 5 sind richtig
(C) nur 4 und 5 sind richtig
(D) nur 2, 4 und 5 sind richtig
(E) 1-5 = alle sind richtig

6.5 Für die akute diffuse Glomerulonephritis sind am Anfang der Erkrankung folgende therapeutische Maßnahmen erforderlich:

(1) strikte Bettruhe
(2) Einschränkung der Kochsalzzufuhr mit der Nahrung
(3) eiweißfreie Ernährung für mindestens 2 Wochen
(4) antibiotische Behandlung mit Penicillin

(A) nur 4 ist richtig
(B) nur 2 und 3 sind richtig
(C) nur 1, 2 und 4 sind richtig
(D) nur 1, 3 und 4 sind richtig
(E) 1-4 = alle sind richtig

6.6 Welche Aussage trifft zu?

Primäre Folge(n) des chronischen Phenazetinabusus ist (sind)

(A) Glomerulonephritis
(B) akute diffuse doppelseitige interstitielle Nephritis
(C) dunkel verfärbte Nekrosen der Markpapillen
(D) chronische Pyelonephritis
(E) Keine der Aussagen trifft zu

6.7 Welche der folgenden Symptome können für einen paranephritischen Abszeß sprechen?

(1) druckschmerzhafte Vorwölbung im Nierenlager
(2) Beschleunigung der Blutsenkungsgeschwindigkeit
(3) bimanuell palpabler raumfordernder Prozeß in der Nierengegend
(4) stark verminderte Atemverschieblichkeit der Niere im Urogramm

(A) nur 1 und 4 sind richtig
(B) nur 2 und 3 sind richtig
(C) nur 3 und 4 sind richtig
(D) nur 2, 3 und 4 sind richtig
(E) 1-4 = alle sind richtig

6.8 Welche Aussage trifft **nicht** zu?

Typische Befunde bei einer akuten unspezifischen Pyelonephritis sind:

(A) Fieber, auch kombiniert mit Schüttelfrost
(B) mäßiggradige Proteinurie
(C) Leukozyturie
(D) massenhaft säurefeste Stäbchen im Urin
(E) über 100000 Bakterien pro ml im frisch gelassenen Mittelstrahlurin

6.3 C | 6.4 E | 6.5 C | 6.6 C | 6.7 E | 6.8 D

H 84

6.9 Für einen paranephritischen Abszeß können sprechen:

(1) druckschmerzhafte Vorwölbung im Kostovertebralwinkel
(2) Erhöhung der Blutkörperchensenkungsgeschwindigkeit
(3) einseitige Einschränkung der Zwerchfellbeweglichkeit
(4) stark verminderte Atemverschieblichkeit der Niere im Urogramm

(A) nur 1 und 4 sind richtig
(B) nur 2 und 3 sind richtig
(C) nur 1, 3 und 4 sind richtig
(D) nur 2, 3 und 4 sind richtig
(E) 1–4 = alle sind richtig

F 85

6.10 Welche ist die Therapie der Wahl beim infolge hämatogener Staphylokokkeninfektion entstandenen paranephritischen Abszeß des Erwachsenen?

(A) Gabe von Analgetika, Verordnung von Bettruhe und Kurzwellenbehandlung
(B) gezielte massive Antibiotikatherapie
(C) intensive Wärmebehandlung und Gabe von Antibiotika
(D) Antibiotikagabe, Inzision und Drainage
(E) perkutane Punktion des Abszesses

F 86

6.11 Bei der fieberhaften Exazerbation der chronisch-rezidivierenden Pyelonephritis mit erhöhtem Serumkreatinin (z. B. 707 µmol/l; 8 mg%) ist eine Gentamycintherapie mit einer täglichen Dosierung von 5 mg/kg Körpergewicht indiziert,

weil

Gentamycin eines der wirksamsten Antibiotika bei Harnwegsinfektionen ist.

6.2 Blase

6.3 Harnwegsinfektionen

6.12 Die akute Zystitis wird von folgenden Symptomen begleitet:

(1) Nykturie
(2) Pollakisurie
(3) Leukozyturie
(4) Bakteriurie
(5) Inkontinenz

(A) nur 1, 2 und 3 sind richtig
(B) nur 2, 3 und 4 sind richtig
(C) nur 1, 2, 3 und 4 sind richtig
(D) 1–5 = alle sind richtig
(E) keine der Aussagen trifft zu

6.13 Die unbehandelte Bilharziose der Blase prädisponiert zum Karzinom,

weil

die unbehandelte Bilharziose der Blase zu einer schweren chronischen Entzündung der gesamten Blasenwand führt.

6.14 Welche Bakterien werden am häufigsten als Erreger bei primären Infektionen der Harnwege gefunden?

(1) Staphylococcus aureus
(2) Kolibakterien
(3) Enterokokken
(4) Proteus
(5) hämolysierende Streptokokken

(A) nur 1, 2 und 4 sind richtig
(B) nur 1, 3 und 4 sind richtig
(C) nur 1, 4 und 5 sind richtig
(D) nur 2, 3 und 4 sind richtig
(E) nur 2, 3 und 5 sind richtig

6.9 E   6.10 D   6.11 D   6.12 C   6.13 A   6.14 D

6.15 Welche Aussage trifft zu?

Häufigste Ursache einer Harnwegsinfektion beim Manne ist ein/eine

(A) Diabetes mellitus
(B) Harnröhrenstriktur
(C) Hypospadie
(D) Blasenhalsobstruktion mit Restharn
(E) Phimose

6.16 Auch eine asymptomatische, sog. signifikante Bakteriurie während der Schwangerschaft ist behandlungsbedürftig,

weil

bei einer asymptomatischen sog. signifikanten Bakteriurie in der Schwangerschaft Kolikeime die Plazenta durchwandern und zu einer Infektion des Feten führen.

6.17 Welche Aussage trifft **nicht** zu?

Folgen einer Bilharziose der Harnblase können sein:

(A) Solitäre Harnblasen-Divertikel
(B) Schrumpfblase
(C) Plattenepithel-Karzinom der Harnblase
(D) Mikrohämaturie
(E) chronische Zystitis

6.18 Von den angegebenen Erregern ist welcher der häufigste Erreger bei der Harnwegsinfektion der Frau?

(A) Staphylococcus aureus
(B) Pseudomonas aeruginosa
(C) Escherichia coli
(D) Proteus mirabilis
(E) Klebsiella pneumoniae

F 86

6.19 Typische Symptome der akuten Zystitis ohne Nierenbeteiligung sind:

(1) Pollakisurie
(2) hohes Fieber
(3) Leukozyturie
(4) Mikrohämaturie
(5) stark erhöhte BSG

(A) nur 1, 2 und 5 sind richtig
(B) nur 1, 3 und 4 sind richtig
(C) nur 2, 3 und 4 sind richtig
(D) nur 3, 4 und 5 sind richtig
(E) 1–5 = alle sind richtig

6.4 Prostata, Samenblasen und Harnröhre

6.20 Zur klassischen Trias des Morbus „Reiter" gehören:

(1) Urethritis
(2) Roseola
(3) Konjunktivitis
(4) Lymphknotenschwellungen
(5) Arthritis

(A) nur 1, 2 und 3 sind richtig
(B) nur 1, 3 und 4 sind richtig
(C) nur 1, 3 und 5 sind richtig
(D) nur 1, 4 und 5 sind richtig
(E) nur 2, 4 und 5 sind richtig

Antwort	Aussage 1	Aussage 2	Verknüpfung
A	richtig	richtig	richtig
B	richtig	richtig	falsch
C	richtig	falsch	–
D	falsch	richtig	–
E	falsch	falsch	–

6.15 D 6.16 C 6.17 A 6.18 C 6.19 B 6.20 C

6.21 Ein 40jähriger Patient klagt über erhebliche Schmerzen, Schwellung und Rötung eines Kniegelenkes bei gleichzeitig bestehender Urethritis. Eitriges Gelenkpunktat, kein Kristallnachweis; im Serum ist der Rheumafaktor negativ.

Es handelt sich am ehesten um

(A) eine Gelenkinfektion bei Gonorrhoe
(B) ein inkomplettes Reiter-Syndrom
(C) eine symptomatische Arthritis bei Harnwegsinfektion
(D) eine Arthritis urica
(E) einen monarthritischen Schub einer chronischen Polyarthritis

6.22 Zur Behandlung einer Mykoplasmen-Urethritis ist (sind) am ehesten geeignet:

(A) Penicillin G
(B) Tetrazykline
(C) Sulfonamide
(D) Aminoglykoside
(E) Cephalosporine

6.23 Ein 56jähriger Diabetiker wird wegen einer kompletten Harnverhaltung zur stationären Behandlung eingewiesen. Es bestehen seit einem Tag septische Temperaturen und Krämpfe des Analsphinkters. Bei der rektalen Untersuchung ist eine fluktuierende Vorwölbung im Bereich der Prostata tastbar.

Welche der genannten Erkrankungen kommt als Verdachtsdiagnose am ehesten in Betracht?

(A) perianale Fistelbildung bei Morbus Crohn
(B) tuberkulöse Prostatakaverne
(C) zerfallendes Karzinom der Prostata
(D) Prostataabszeß
(E) metastasierendes anorektales Karzinom

6.24 Welche Aussage(n) zur nicht-gonorrhoischen Urethritis trifft (treffen) zu?

(1) Aussehen und Beschaffenheit des urethralen Fluors sowie die Sexualanamnese sind zu beachten.
(2) In den Abstrichkulturen können Mykoplasmen wachsen.
(3) Im überwiegenden Teil der Fälle sind bei Männern Trichomonaden die Erreger der Erkrankung.
(4) Antibiotikum der Wahl ist Penicillin G.

(A) nur 4 ist richtig
(B) nur 1 und 2 sind richtig
(C) nur 1 und 3 sind richtig
(D) nur 2 und 4 sind richtig
(E) nur 1, 2 und 3 sind richtig

F 84

6.25 Der Prostataabszeß ist stets nur konservativ zu behandeln,

weil

nach operativer Therapie des Prostataabszesses regelmäßig sexuelle Impotenz, insbesondere der Verlust der Erektionsfähigkeit, als Dauerfolge eintritt.

F 85

6.26 Eine 20jährige Frau klagt über Strangurie und Pollakisurie. Bei der Inspektion des äußeren Genitale finden Sie Condyloma acuminata, ein gerötetes Orificium externum urethrae und stärkeren gelbgrünlichen Fluor.

Welche der nachfolgenden diagnostischen Maßnahmen führt am ehesten zur Diagnose?

(A) i.v. Urogramm
(B) Probeexzision von den Condyloma acuminata und histologische Untersuchung
(C) bakteriologischer Abstrich aus Urethra und Zervix
(D) bakteriologische Untersuchung des Mittelstrahlharns
(E) Zystoskopie

6.21 A 6.22 B 6.23 D 6.24 B 6.25 E 6.26 C

6.5 Hoden und Nebenhoden

6.27 Welche Aussage trifft **nicht** zu?

Eine akute Nebenhodenentzündung geht mit folgenden Symptomen einher:

(A) schmerzlose Schwellung des Hodensacks
(B) Fieber
(C) Schmerzen in der Leiste
(D) schmerzhafte Schwellung des Hodensacks
(E) Rötung der Skrotalhaut

6.28 Welche Aussage trifft zu?

Eine akute Epididymitis ist meist Folge einer

(A) hämatogenen Streuung einer Pyelonephritis
(B) kanalikulär-aszendierenden Keiminvasion einer Prostatitis
(C) hämatogenen Streuung bei einer Prostatitis
(D) akuten Blasenentzündung
(E) Keine Aussage trifft zu.

6.29 Begünstigende Faktoren für die Entstehung einer Epididymitis sind:

(1) Adenome der Prostata
(2) Harnröhrenstrikturen
(3) Zystourethritis
(4) Harnröhrenverletzungen
(5) Dauerkatheter

(A) nur 1 und 2 sind richtig
(B) nur 2 und 4 sind richtig
(C) nur 1, 4 und 5 sind richtig
(D) nur 2, 3, 4 und 5 sind richtig
(E) 1–5 = alle sind richtig

6.30 Ein 41jähriger Patient klagt über eine seit zwei Tagen zunehmende schmerzhafte Schwellung der rechten Skrotalhälfte. Seit einem Tag habe er Fieber bis 38,5 °C.
Befund: Die rechte Skrotalhälfte ist angeschwollen und die äußere Haut hochrot. Hinter dem Hoden ist eine wurstförmige stark druckschmerzhafte Schwellung tastbar. Das Anheben des Hodens wird als Erleichterung empfunden. Ein Ausfluß aus der Harnröhre liegt nicht vor. Im Urin finden sich 40 Leukozyten/ml sowie vereinzelt Bakterien.

Welche der genannten Diagnosen trifft am ehesten zu?

(A) Orchitis
(B) Epididymitis
(C) Samenstrangtorsion
(D) Hodentumor
(E) genuine Hydrocele funiculi spermatici

6.31 Zu den Symptomen der akuten Epididymitis gehören:

(1) schmerzhafte Schwellung des Nebenhodens
(2) Ödembildung im Skrotalbereich
(3) Fieber
(4) allgemeines Krankheitsgefühl
(5) in die Leiste ausstrahlende Schmerzen

(A) nur 1 und 3 sind richtig
(B) nur 2 und 4 sind richtig
(C) nur 3, 4 und 5 sind richtig
(D) nur 1, 3, 4 und 5 sind richtig
(E) 1–5 = alle sind richtig

Antwort	Aussage 1	Aussage 2	Verknüpfung
A	richtig	richtig	richtig
B	richtig	richtig	falsch
C	richtig	falsch	–
D	falsch	richtig	–
E	falsch	falsch	–

6.27 A 6.28 B 6.29 E 6.30 B 6.31 E

F 86

6.32 Welche der folgenden, in Zusammenhang mit Erkrankungen des Nebenhodens gemachten Aussagen treffen zu?

(1) Die indolente, harte Nebenhodenvergrößerung kann Symptom einer Genitaltuberkulose sein.
(2) Die Epididymitis kann auf kanalikulärem Wege als Folge einer Urethritis entstehen.
(3) Zu den Faktoren, die die Entstehung der Epididymitis begünstigen, zählt die Harnröhrenstriktur.
(4) Die Epididymitis kann auf kanalikulärem Wege als Folge einer Prostatitis entstehen.
(5) Für die Epididymitis ist ursächlich zumeist ein Ureterstein veranwortlich.

(A) nur 1 und 4 sind richtig
(B) nur 1, 2 und 3 sind richtig
(C) nur 2, 3 und 4 sind richtig
(D) nur 1, 2, 3 und 4 sind richtig
(E) 1-5 = alle sind richtig

6.6 Urogenitaltuberkulose

6.33 Welche Aussage trifft zu?

Eine Nierentuberkulose entsteht in der Regel durch hämatogene Streuung

(A) aus einem Herd im Intestinaltrakt
(B) aus einem Herd im Respirationstrakt
(C) von einer Prostatatuberkulose
(D) von einer Nebenhodentuberkulose
(E) Keine der Aussagen trifft zu

6.34 Welche Aussage trifft zu?

Bei der Entstehung von Prostatakavernen kommt ätiologisch am ehesten in Betracht

(A) ein kavernöses Hämangiom
(B) Schistosomiasis
(C) Tuberkulose
(D) Prostatakarzinom
(E) Gonorrhoe

6.35 Bei der einseitigen Nierentuberkulose wird die Frühnephrektomie angestrebt,

weil

bei der einseitigen Nierentuberkulose die Gefahr einer Infektion der kontralateralen Niere von der befallenen Niere aus besteht.

6.36 Welche Aussage zur Urotuberkulose trifft zu?

(1) Die Urotuberkulose verläuft symptomlos
(2) Sie spielt heute keine Rolle mehr, da sie praktisch nicht mehr vorkommt
(3) Die Bedeutung ist gering, da gute Tuberkulostatika verfügbar sind
(4) Trotz primärer Therapie behandlungsbedürftiger Lungentuberkulosen wird fast immer ein Befall an Niere, Ureter und Prostata beobachtet

(A) Keine der Aussagen trifft zu
(B) nur 2 ist richtig
(C) nur 4 ist richtig
(D) nur 1 und 3 sind richtig
(E) nur 3 und 4 sind richtig

6.37 Welche Aussage trifft **nicht** zu?

Verdächtig auf das Vorliegen einer Urogenitaltuberkulose sind:

(A) persistierende therapieresistente zystitische Beschwerden mit Pollakisurie und Nykturie
(B) Mikrohämaturie
(C) sogenannte sterile Leukozyturie
(D) Restharn
(E) regellos angeordnete Verkalkungen mit Projektion auf die Niere (Röntgenbefund)

6.32 D 6.33 B 6.34 C 6.35 D 6.36 A 6.37 D

6.38 Welche Aussage(n) zur einseitigen Nierentuberkulose im ulzerokavernösen Stadium (Stadium II) trifft (treffen) zu?

(1) Im Urogramm finden sich oftmals Hinweise auf Papillendestruktionen.
(2) In der Regel wird eine Frühnephrektomie angestrebt.
(3) Eine von der befallenen Niere ausgehende aszendierende Infektion der kontralateralen gesunden Niere stellt eine häufig zu beobachtende Komplikation dar.

(A) nur 1 ist richtig
(B) nur 2 ist richtig
(C) nur 3 ist richtig
(D) nur 1 und 3 sind richtig
(E) 1–3 = alle sind richtig

6.39 Eine Urogenitaltuberkulose sollte differentialdiagnostisch in Erwägung gezogen werden bei

(1) sogenannter „therapieresistenter" Zystitis
(2) Mikrohämaturie
(3) schmerzloser Nebenhodenverdickung
(4) Prostatainduration
(5) Skrotalfistel

(A) nur 1 und 3 sind richtig
(B) nur 2 und 4 sind richtig
(C) nur 2 und 5 sind richtig
(D) nur 1, 2 und 3 sind richtig
(E) 1–5 = alle sind richtig

6.40 Mit welcher Kombination aus den nachfolgenden Untersuchungen läßt sich der sichere Nachweis einer kavernösen Prostatatuberkulose am zuverlässigsten erbringen?

(1) 3-Gläserprobe mit Uricult[R] und Resistenzbestimmung
(2) Hohn-Kulturen und Tierversuche vom Ejakulat
(3) retrogrades Urethrogramm
(4) Ziehl-Neelsen-Färbung des Urinsediments

(A) nur 1 und 2 sind richtig
(B) nur 1 und 3 sind richtig
(C) nur 1 und 4 sind richtig
(D) nur 2 und 3 sind richtig
(E) nur 3 und 4 sind richtig

F 84

6.41 Eine Urogenitaltuberkulose sollte differentialdiagnostisch in Erwägung gezogen werden bei:

(1) sogenannter „therapieresistenter" Zystitis
(2) Mikrohämaturie
(3) palpablen, indolenten Nebenhodeninfiltraten
(4) Prostatainduration
(5) Skrotalfistel

(A) nur 1 und 3 sind richtig
(B) nur 2 und 4 sind richtig
(C) nur 2 und 5 sind richtig
(D) nur 1, 2 und 3 sind richtig
(E) 1–5 = alle sind richtig

H 85

6.42 Welche Aussage trifft **nicht** zu?

Hinsichtlich der Urogenitaltuberkulose gilt:

(A) Die mikrobiologische Untersuchung mit Kultur und Tierversuch von Urin und gegebenenfalls Sperma sichert die Diagnose.
(B) Die Latenzzeit der Urogenitaltuberkulose kann 20 Jahre betragen.
(C) Bei einseitiger kavernöser Nierentuberkulose ist die sofortige Uretero-Nephrektomie indiziert.
(D) Die „Triple-Drug"-Therapie mit Antituberkulotika ist im allgemeinen die Therapiemethode der Wahl in der Intitialphase der Behandlung.
(E) Tuberkulöse Prostatakavernen können sich bei der retrograden Urethrographie röntgenologisch darstellen.

F 86

6.43 Beim sicheren Nachweis einer einseitigen Nierentuberkulose im parenchymatösen Stadium muß die erkrankte Niere mit dem dazugehörigen Harnleiter operativ entfernt werden,

weil

die Nephro-Ureterektomie das einzige erfolgreiche Behandlungsverfahren bei der Urotuberkulose im parenchymatösen Stadium darstellt.

Antwort	Aussage 1	Aussage 2	Verknüpfung
A	richtig	richtig	richtig
B	richtig	richtig	falsch
C	richtig	falsch	–
D	falsch	richtig	–
E	falsch	falsch	–

6.38 A · 6.39 E · 6.40 D · 6.41 E · 6.42 C · 6.43 E

7 Tumoren

7.1 Nierenparenchym

7.1 Begleitsymptome des Hypernephroms können sein:

(1) Gelenkschmerzen mit Hypergammaglobulinämie
(2) Polyglobulie
(3) Leberfunktionsstörungen
(4) Karzinoid-Syndrom

(A) nur 1 ist richtig
(B) nur 4 ist richtig
(C) nur 1 und 2 sind richtig
(D) nur 2 und 3 sind richtig
(E) nur 1, 3 und 4 sind richtig

7.2 Welche der unten genannten Symptome sind bei einem Nierentumor häufig?

(1) Darmatonie
(2) Hämaturie
(3) Anurie
(4) Dysurie
(5) Beschleunigung der Blutsenkungsgeschwindigkeit

(A) nur 1 und 2 sind richtig
(B) nur 2 und 3 sind richtig
(C) nur 2 und 5 sind richtig
(D) nur 1, 3 und 5 sind richtig
(E) nur 1, 4 und 5 sind richtig

7.3 Zur klinischen Symptomatik bei einem Adenokarzinom (hypernephroidem Karzinom) der Niere gehören vor allem

(A) eine massive Albuminurie
(B) Ödeme
(C) erhöhtes Kreatinin
(D) Makro-/Mikrohämaturie
(E) Kalkschatten im Lungen-Röntgenbild

7.4 Welche Aussage trifft zu?

Das Röntgenbild (Abb. 17, siehe Anhang) einer Renovasographie bei einem 52jährigen Mann mit schmerzloser Makrohämaturie zeigt eine(n)

(A) Nierenzyste
(B) perinephritischen Abszeß
(C) Nebennierentumor
(D) malignen Nierentumor
(E) Kaverne bei Nierentuberkulose

7.5 Folgende Symptome können auf einen malignen Tumor der Niere im Erwachsenenalter hindeuten:

(1) Polyzythämie
(2) Hämaturie
(3) Unklares Fieber
(4) linksseitige Varikozele
(5) rechtsseitige Varikozele

(A) nur 1, 3 und 5 sind richtig
(B) nur 2, 3 und 4 sind richtig
(C) nur 2, 3 und 5 sind richtig
(D) nur 2, 4 und 5 sind richtig
(E) nur 1, 2, 3 und 4 sind richtig

7.6 Folgende Symptome sind für das Vorhandensein eines malignen Nierentumors beweisend:

(1) druckschmerzhafte Vorwölbung im Rücken in der Nierenregion
(2) Hämaturie
(3) verminderte Atemverschieblichkeit einer Niere im Urogramm
(4) bimanuell palpabler raumfordernder Prozeß in der Nierengegend
(5) Zone verminderter Strahlenintensität im Nierenszintigramm

(A) nur 2 ist richtig
(B) nur 3 und 4 sind richtig
(C) nur 3 und 5 sind richtig
(D) nur 3, 4 und 5 sind richtig
(E) Keine der Aussagen trifft zu

7.1 D　7.2 C　7.3 D　7.4 D　7.5 E　7.6 E

7.7 Synonyme Bezeichnungen für das Hypernephrom sind

(1) Nierensarkom
(2) Hypernephroides Nierenkarzinom
(3) Nierenzellkarzinom
(4) Angiomyolipom
(5) Grawitz-Tumor
(6) Nebennierenkarzinom

(A) nur 2 und 6 sind richtig
(B) nur 1, 4 und 5 sind richtig
(C) nur 2, 3 und 5 sind richtig
(D) nur 4, 5 und 6 sind richtig
(E) nur 1, 2, 3 und 5 sind richtig

7.8 Hämatogene Lungenmetastasen entstehen besonders häufig bei

(1) Adenokarzinom der Nieren (sog. hypernephroides Karzinom)
(2) Karzinom der Portio bzw. Cervix uteri
(3) Choriokarzinom (Chorionepitheliom)
(4) Struma maligna
(5) Ösophaguskarzinom

(A) nur 1 ist richtig
(B) nur 1 und 3 sind richtig
(C) nur 1, 3 und 4 sind richtig
(D) nur 2, 3 und 4 sind richtig
(E) nur 1, 3, 4 und 5 sind richtig

7.9 In Abb. 18 (siehe Anhang) sehen Sie das makroskopische Präparat einer pathologisch veränderten Niere.

Es handelt sich um

(A) ein großes Adenokarzinom der Niere
(B) eine chronische Pyelonephritis
(C) einen großen Niereninfarkt
(D) eine Nierenamyloidose
(E) eine Nierentuberkulose

F 85

7.10 Als Folge eines hypernephroiden Nierenkarzinoms („Hypernephrom“) können auftreten:

(1) Polyglobulie
(2) Stauffer-Syndrom
(3) Hyperkalzämie
(4) Conn-Syndrom
(5) hyperreninämische Hypertonie

(A) nur 1 und 2 sind richtig
(B) nur 2 und 3 sind richtig
(C) nur 3, 4 und 5 sind richtig
(D) nur 1, 2, 3 und 4 sind richtig
(E) nur 1, 2, 3 und 5 sind richtig

7.11 Bei einem Patienten mit einem Nierentumor wurde eine Kavographie durchgeführt (s. Röntgenbild Nr. 19 der Beilage).

Diese zeigt

(A) einen Normalbefund
(B) ein Einstromphänomen aus den Nierenvenen
(C) einen Artefakt (Luftüberlagerung)
(D) einen Tumorzapfen
(E) eine Impression durch einen gutartigen Wirbeltumor

7.12 Als Ursache einer schmerzlosen Makrohämaturie muß in erster Linie in Betracht gezogen werden ein(e)

(A) akute, den Harnabfluß behindernde Steineinklemmung im Ureter
(B) bakterielle unspezifische Zystitis
(C) neurogene Blasenentleerungsstörung
(D) maligner Tumor des Harntraktes
(E) Zystozele

7.13 Welches der nachfolgenden Syndrome wird als typisches paraneoplastisches Syndrom beim hypernephroiden Nierenkarzinom angesehen?

(A) Waterhouse-Friderichsen-Syndrom
(B) Stauffer-Syndrom (Leberdysfunktionssyndrom)
(C) Klinefelter-Syndrom
(D) Potter-Syndrom
(E) Marion-Syndrom

7.7 E | 7.8 C | 7.9 A | 7.10 E | 7.11 D | 7.12 D | 7.13 B

H 84

7.14 Der Befund der Organschnittfläche und des histologischen Aufbaues (siehe Abbildungen Nr. 20 und Nr. 21 der Bildbeilage) entspricht folgender Organkrankheit:

(A) Glykogenspeicherkrankheit der Niere
(B) Nephroblastom der Niere
(C) hypernephroides Nierenkarzinom (Adenokarzinom der Niere)
(D) Nierenmetastase eines Adenokarzinoms des Magens
(E) Keine der Aussagen (A) bis (D) trifft zu.

H 84

7.15 Als Ursache von patholgischen Frakturen kommen Metastasen folgender Primärtumoren in Betracht:

(1) Schilddrüsenkarzinom
(2) Mammakarzinom
(3) Bronchialkarzinom
(4) Hypernephrom

(A) nur 2 und 3 richtig
(B) nur 2 und 4 sind richtig
(C) nur 1, 2 und 3 sind richtig
(D) nur 2, 3 und 4 sind richtig
(E) 1–4 = alle sind richtig

F 86

7.16 Die symptomatische Varikozele sollte möglichst bald nach Diagnosestellung durch hohe Resektion der Venae testiculares behandelt werden,

weil

die Varikozele zur Verminderung von Spermiendichte und Spermienmotilität im Ejakulat führen kann.

F 86

7.17 Hämatogene Lungenmetastasen entstehen besonders häufig bei einem

(1) Adenokarzinom der Nieren (sogenanntes hypernephroides Karzinom)
(2) Karzinom der Portio bzw. Cervix uteri
(3) Chorionkarzinom der Plazenta
(4) Mammakarzinom
(5) distalen Ösophaguskarzinom

(A) nur 1 ist richtig
(B) nur 2 und 3 sind richtig
(C) nur 1, 3 und 4 sind richtig
(D) nur 2, 4 und 5 sind richtig
(E) nur 1, 2, 4 und 5 sind richtig

7.2 Nierenbecken und Harnleiter

7.18 Papilläre Karzinome des Nierenbeckens können zu kolikartigen Schmerzen führen,

weil

bei papillären Karzinomen des Nierenbeckens die Harnwege durch Blutkoagel verstopft werden können.

7.19 Welche Aussage trifft zu?

Die Therapie eines ausgedehnten Harnleiterpapilloms besteht in der Regel in

(A) Nephroureterektomie mit Blasenwandteilresektion
(B) Nephrektomie und Nachbestrahlung
(C) Zytostatischer Therapie
(D) ausschließlicher Röntgenbestrahlung
(E) Harnleiterteilresektion

7.20 Das häufigste Symptom von Tumoren der ableitenden Harnwege ist der Schmerz,

weil

die invasiv wachsenden Geschwülste der ableitenden Harnwege deren Wandmuskulatur irritieren und zu spastischen Kontraktionen anregen.

7.14 C 7.15 E 7.16 D 7.17 C 7.18 A 7.19 A 7.20 E

7.21 Ein urographisch zu erkennender raumfordernder Prozeß im Bereich des Nierenbeckenkelchsystems kann sprechen für:

(1) Urotuberkulose
(2) Nierenzyste
(3) malignen Nierentumor
(4) extrarenalen Tumor

(A) nur 1 und 3 sind richtig
(B) nur 1 und 4 sind richtig
(C) nur 2 und 3 sind richtig
(D) nur 1, 2 und 3 sind richtig
(E) 1–4 = alle sind richtig

7.22 Welche Aussage trifft zu?

Primäre Karzinome des Nierenbeckens oder Harnleiters sind meist:

(A) solide Tumoren
(B) Plattenepithelkarzinome
(C) mesodermale Tumoren
(D) papilläre epitheliale Tumoren
(E) Keine der Aussagen trifft zu.

F 85

7.23 Die diagnostisch bedeutsamste Untersuchungsmethode in der Diagnostik des malignen Nierenbeckentumors ist die Nierenangiographie,

weil

sich der maligne Nierenbeckentumor mittels der Nierenangiographie – infolge der dabei fast ausnahmslos guten Darstellung der zahlreich vorhandenen pathologischen Gefäße im Nierenbecken – bereits im Frühstadium sicher diagnostizieren läßt.

7.3 Blase

7.24 Welche der folgenden Erkrankungen ist bei ständiger Arbeit mit β-Naphthylamin am ehesten zu erwarten?

(A) Hautkrebs
(B) Bronchialkarzinom
(C) Hämangiosarkom der Leber
(D) Harnblasenkrebs
(E) Leukämie

7.25 Das Hauptsymptom von Blasentumoren ist

(A) Pollakisurie
(B) Harnverhaltung
(C) Leukozyturie
(D) Hämaturie
(E) Schmerz

7.26 Welche der genannten Faktoren sind als prädisponierend für die Entstehung eines Blasenkarzinoms in Betracht zu ziehen?

(1) chronische Zystitis
(2) Bilharziose
(3) Leukoplakie
(4) Asbestarbeiten
(5) Anilinarbeiten

(A) nur 1 und 2 sind richtig
(B) nur 1 und 4 sind richtig
(C) nur 2 und 3 sind richtig
(D) nur 1, 2, 3 und 4 sind richtig
(E) nur 1, 2, 3 und 5 sind richtig

7.27 Maligne Tumoren des Blasenbodens können ohne Metastasierung zum Exitus führen,

weil

maligne Tumoren des Blasenbodens beide Ureterostien blockieren können.

7.28 Welche Aussage trifft zu?

Wichtigste diagnostische Maßnahme bei Verdacht auf einen Blasentumor ist die

(A) Zystographie
(B) Urographie
(C) Zystoskopie
(D) bimanuelle rektale Untersuchung
(E) Lymphangiographie

Antwort	Aussage 1	Aussage 2	Verknüpfung
A	richtig	richtig	richtig
B	richtig	richtig	falsch
C	richtig	falsch	–
D	falsch	richtig	–
E	falsch	falsch	–

7.21 E   7.22 D   7.23 E   7.24 D   7.25 D   7.26 E   7.27 A   7.28 C

F 84

Ordnen Sie die aufgeführte bösartige Neubildung (Liste 2) dem verursachenden exogenen Schadensfaktor (Liste 1) zu.

Liste 1

7.29 β-Naphthylamin

Liste 2

(A) Hämangioendothelsarkom
(B) Pleuramesotheliom
(C) Leukämie
(D) Hautkrebs
(E) Harnblasenkrebs

H 8f

7.30 Welche Aussage trifft **nicht** zu?

Hinsichtlich des Harnblasenkarzinoms gilt:

(A) Der überwiegende Anteil der Fälle von Harnblasenkarzinom wird bei Personen über 45 Jahre diagnostiziert.
(B) Beim Symptom „schmerzlose Makrohämaturie" kann ein Harnblasenkarzinom vorliegen.
(C) Bei Personen, die wegen Karzinogenexposition gefährdet sind, ein Harnblasenkarzinom zu entwickeln, kann die harnzytologische Untersuchung als Früherkennungsmaßnahme dienen.
(D) Zystoskopie und Biopsie sind wichtige Maßnahmen bei der Diagnostik des Harnblasenkarzinoms.
(E) Unabhängig von Infiltrationstiefe, Metastasierungsverhalten und histologischem Differenzierungsgrad muß jedes Harnblasenkarzinom durch radikale Zystektomie behandelt werden.

H 85

7.31 Welche Aussage(n) über das Harnblasenkarzinom trifft (treffen) zu:

(1) Es kommt vorwiegend bei Männern vor.
(2) Es kommt vorwiegend bei Frauen vor.
(3) Es tritt gehäuft bei der Bilharziose auf.
(4) Es kann sich aus einem Papillom entwickeln.

(A) nur 1 ist richtig
(B) nur 2 ist richtig
(C) nur 2 und 4 sind richtig
(D) nur 1, 3 und 4 sind richtig
(E) nur 2, 3 und 4 sind richtig

F 86

7.32 Welche Aussage(n) über Harnblasentumoren trifft (treffen) zu?

(1) Papilläre Harnblasentumore mit mehr als sechs oder sieben Kernlagen des Urothels weisen damit ein Zeichen maligner Entartung auf.
(2) Harnblasenkarzinome zeigen einen Häufigkeitsgipfel im 6. bis 8. Lebensjahrzehnt.
(3) Raucher erkranken häufiger als Nichtraucher an papillären Harnblasenkarzinomen.
(4) Harnblasenkarzinome finden sich gehäuft an den lateralen und posterioren Blasenwandabschnitten.

(A) nur 3 ist richtig
(B) nur 1 und 2 sind richtig
(C) nur 2 und 3 sind richtig
(D) nur 3 und 4 sind richtig
(E) 1–4 = alle sind richtig

7.4 Penis

7.33 Welches ist der häufigste begünstigende Faktor für die Entstehung von Penistumoren?

(A) Kondylome
(B) rezidivierender Herpes progenitalis
(C) Ulkusbildung bei Leukose
(D) Phimose
(E) Hämangiom

7.34 Welches ist der häufigste begünstigende Faktor für die Entstehung von Penistumoren?

(A) Kondylome
(B) rezidivierender Herpes progenitalis
(C) Ulkusbildung bei Leukose
(D) Phimose
(E) Zirkumzision

7.35 Beim Peniskarzinom finden sich gewöhnlich die ersten Metastasen in der/den

(A) Lunge
(B) Leber
(C) Knochen
(D) inguinalen Lymphknoten
(E) paraaortalen Lymphknoten

7.29 E | 7.30 E | 7.31 D | 7.32 E | 7.33 D | 7.34 D | 7.35 D

F 86

7.36 Das Peniskarzinom an der Glans penis metastasiert lymphogen zuerst in die

(A) iliakalen Lymphknoten
(B) paraaortalen Lymphknoten
(C) inguinalen Lymphknoten
(D) mesenterialen Lymphknoten
(E) Lymphknoten an der Einmündung der V. testicularis dextra in die V. cava inferior bzw. an der Einmündung der V. testicularis sinistra in die V. renalis sinistra

F 84

7.37 Bei kleinen Plattenepithelkarzinomen des Penis kann die definitive (alleinige) Strahlenbehandlung angezeigt sein,

weil

die Strahlentherapie bei Behandlung kleiner Plattenepithelkarzinome des Penis das Organ erhalten kann.

F 86

7.38 Das Peniskarzinom an der Glans penis metastasiert lymphogen zuerst in die

(A) iliakalen Lymphknoten
(B) paraaortalen Lymphknoten
(C) inguinalen Lymphknoten
(D) mesenterialen Lymphknoten
(E) Lymphknoten an der Einmündung der V. testicularis dextra in die V. cava inferior bzw. an der Einmündung der V. testicularis sinistra in die V. renalis sinistra

7.5 Hoden

7.39 Symptome eines malignen Hodentumors können sein:

(1) Fieber
(2) langsame Vergrößerung des Hodens
(3) Knotenbildung im Hoden
(4) Schweregefühl im Skrotum

(A) nur 1 und 2 sind richtig
(B) nur 1 und 3 sind richtig
(C) nur 3 und 4 sind richtig
(D) nur 1, 2 und 3 sind richtig
(E) 1–4 = alle sind richtig

7.40 Die am häufigsten zu beobachtenden Symptome eines Hodentumors sind:

(1) schmerzhafter Samenstrang
(2) schmerzlose Schwellung
(3) Begleithydrozele
(4) derbe Konsistenz
(5) tumoröse Infiltration der Haut

(A) nur 1 und 3 sind richtig
(B) nur 2 und 4 sind richtig
(C) nur 1, 3 und 4 sind richtig
(D) nur 1, 4 und 5 sind richtig
(E) nur 2, 4 und 5 sind richtig

7.41 Die folgenden endokrinologischen Untersuchungen finden in der Diagnostik von Hodentumoren des Erwachsenen Anwendung:

(1) Prolactinbestimmung im Serum
(2) Östradiolausscheidung im Urin
(3) Testosteronausscheidung im Urin
(4) HCG-Bestimmung im Urin
(5) β-HCG-Bestimmung im Serum

(A) nur 1 und 2 sind richtig
(B) nur 2 und 3 sind richtig
(C) nur 4 und 5 sind richtig
(D) nur 3, 4 und 5 sind richtig
(E) nur 1, 3, 4 und 5 sind richtig

7.42 Welche der genannten Behandlungsmaßnahmen ist beim typischen Seminom ohne klinisch nachweisbare Metastasen am ehesten angezeigt?

(A) alleinige Röntgenbestrahlung des Tumors
(B) Biopsie und Röntgenbestrahlung des befallenen Hodens
(C) Orchiektomie mit retroperitonealer Lymphknotenexstirpation
(D) Orchiektomie und Röntgenbestrahlung der paraaortalen und iliakalen Lymphknoten
(E) Orchiektomie mit inguinaler Lymphknotenexstirpation

Antwort	Aussage 1	Aussage 2	Verknüpfung
A	richtig	richtig	richtig
B	richtig	richtig	falsch
C	richtig	falsch	–
D	falsch	richtig	–
E	falsch	falsch	–

7.36 C 7.37 A 7.38 C 7.39 E 7.40 B 7.41 C 7.42 D

H 85

7.43 Welche der folgenden therapeutischen Maßnahmen sollte die Behandlung eines Hoden-Seminoms im Stadium II allein oder in Kombination umfassen?

(1) Orchiektomie mit hoher Ligatur des Samenstrangs
(2) Ausräumung der retroperitonealen Lymphknoten
(3) Strahlenbehandlung des Retroperitoneums
(4) systemische Chemotherapie mit alkylierenden Zytostatika

(A) nur 3 ist richtig
(B) nur 1 und 2 sind richtig
(C) nur 1 und 3 sind richtig
(D) nur 1, 2 und 3 sind richtig
(E) nur 1, 3 und 4 sind richtig

7.44 Welcher der folgenden Hodentumoren metastasiert bevorzugt hämatogen?

(A) malignes Lymphom
(B) Chorionkarzinom
(C) Leydigzelltumor
(D) Seminom
(E) Rhabdomyosarkom

7.45 Welche Aussage trifft zu?

Das Seminom des Hodens

(A) ist eine häufige Geschwulst des Jugendlichen
(B) infiltriert frühzeitig die Tunica albuginea des Hodens und Nebenhodens
(C) metastasiert frühzeitig und vorwiegend hämatogen
(D) hat eine geringe Strahlensensibilität
(E) Keine der Aussagen trifft zu

7.46 Das Seminom des Mannes ist welchem der folgenden Ovarialtumoren analog?

(A) Sertoli-Leydigzell-Tumor
(B) Gynandroblastom
(C) Arrhenoblastom
(D) Dysgerminom
(E) Thekazelltumor

7.47 Die malignen Teratome des Hodens treten am häufigsten auf um das 25. Lebensjahr,

weil

die malignen Teratome des Hodens hormonabhängig sind.

7.48 Welche malignen Hodentumoren und deren Metastasen sind besonders strahlenempfindlich?

(A) embryonale Karzinome
(B) teratoide Tumoren
(C) Chorionepitheliome
(D) Seminome
(E) Keiner der genannten Tumoren ist strahlenempfindlich

7.49 Eine schmerzlose, harte Größenzunahme des Hodens nach der Pubertät darf 3 Monate lang beobachtet werden,

weil

eine schmerzlose Größenzunahme und Verhärtung des Hodens meist entzündlich bedingt ist und sich in der Regel zurückbildet

7.50 Von den malignen Hodentumoren haben die Seminome die beste Prognose,

weil

die Seminome außerordentlich strahlenempfindlich sind.

7.51 Welche Aussage trifft zu?

Die meisten malignen Hodentumoren metastasieren primär in die Lymphknoten folgender Regionen:

(A) mediastinal
(B) parailiakal
(C) inguinal
(D) paraaortal und parakaval
(E) Keine der Aussagen ist richtig

7.52 Das Seminom des Hodens ist am häufigsten zu finden

(A) bei Kindern unter 5 Jahren
(B) 6–12jährigen
(C) 15–20jährigen
(D) zwischen dem 30. und 50. Lebensjahr
(E) beim alten Mann

7.43 C 7.44 B 7.45 E 7.46 D 7.47 C 7.48 D 7.49 E 7.50 A 7.51 D 7.52 D

7.53 Welche Aussage trifft **nicht** zu?

Die folgenden Befunde sind verdächtig auf ein Hodenmalignom

(A) Gynäkomastie
(B) schmerzlose Größenzunahme eines Hodens
(C) blutiges Ejakulat und inguinale Lymphknotenpakete
(D) Hydrozelenentwicklung in 1–2 Monaten
(E) Ureterverlagerung im Urogramm

7.54 Das reine Seminom

(1) tritt meistens zwischen dem 20. und 40. Lebensjahr auf
(2) wird durch Semikastration und anschließende Röntgenbestrahlung behandelt
(3) ist histologisch durch eine einheitliche Struktur charakterisiert
(4) ist hormonaktiv

(A) nur 1 und 3 sind richtig
(B) nur 3 und 4 sind richtig
(C) nur 1, 2 und 3 sind richtig
(D) nur 2, 3 und 4 sind richtig
(E) 1–4 = alle sind richtig

7.55 Welche Aussage trifft zu?

Die primären Metastasen von Hodentumoren sitzen am häufigsten in (im)

(A) Skelett
(B) der Lunge
(C) den Leistenlymphknoten
(D) den paraaortalen Lymphknoten im Nierenhilusbereich
(E) den parailiakalen Lymphknoten

7.56 Durch welches Untersuchungsverfahren ist bei malignen Hodentumoren eine Metastasierung am verläßlichsten festzustellen?

(A) Kavogramm
(B) Aortogramm
(C) Lymphangiogramm
(D) Nachweis spezifischer Plasmaproteine
(E) Ausscheidungsurogramm

7.57 Welche der therapeutischen Maßnahmen sollte bei der Behandlung eines Seminoms des Hodens im Stadium I ($T_1N_0M_0$) allein oder in Kombination eingesetzt werden?

(1) Orchiektomie mit hoher Ligatur des Samenstrangs
(2) retroperitoneale Lymphknotenausräumung
(3) Strahlenbehandlung der retroperitonealen Lymphknoten
(4) systemische Chemotherapie mit alkylierenden Zytostatika

(A) nur 1 ist richtig
(B) nur 1 und 2 sind richtig
(C) nur 1 und 3 sind richtig
(D) nur 1 und 4 sind richtig
(E) 1–4 = alle sind richtig

7.53 C 7.54 C 7.55 D 7.56 C 7.57 C

Die folgenden Angaben beziehen sich auf die Aufgaben Nr. 7.58 und 7.59

7.58 Ein 27jähriger Mann wird nach Hemiorchiektomie wegen eines malignen nichtseminomatösen Hodentumors und anschließender Nachbestrahlung regelmäßig beim niedergelassenen Internisten untersucht. 7 Monate nach der Operation entdeckt dieser auf der p.a. Röntgenaufnahme des Thorax einen Rundherd im rechten Lungenoberfeld.

Welche weiteren diagnostischen Maßnahmen sind sinnvoll, um den Verdacht auf eine Metastase des Hodentumors abzusichern und die Therapieentscheidung vorzubereiten?

(1) zusätzliche Röntgenaufnahme im frontalen Strahlengang
(2) Testosteronbestimmung im Plasma
(3) Bestimmung von β-HCG (Choriongonadotropin) im Plasma
(4) Bronchoskopie, transbronchiale Biopsie und histologische Untersuchung
(5) Laparotomie, ggf. bilaterale Lymphadenektomie

(A) nur 1 und 2 sind richtig
(B) nur 1 und 3 sind richtig
(C) nur 1, 3 und 5 sind richtig
(D) nur 1, 4 und 5 sind richtig
(E) nur 2, 3 und 4 sind richtig

7.59 Die genannten Maßnahmen zeigen, daß es sich um mehrere Metastasen des Hodenkarzinoms in beiden Lungen handelt.

Welches Vorgehen würden Sie dem Patienten vorschlagen?

(A) mehrere Stöße einer intensiven kombinierten Zytostatikatherapie
(B) Megavoltbestrahlung der Metastasen
(C) keine Therapie, abwartende Haltung bis zum Auftreten subjektiver Beschwerden
(D) Behandlung mit Androgenen oder Antiöstrogenen
(E) palliative Langzeitbehandlung mit Mistelpräparaten

7.60 Welche laborchemischen Parameter werden in der Diagnostik und Verlaufskontrolle von Hodenkarzinomen eingesetzt?

(1) Alphafetoprotein (α-FP, AFP)
(2) Alphahydroxybutyratdehydrogenase (α-HBDH)
(3) Beta-Humanes-Choriongonadotropin (β-HCG)
(4) Alphalipoprotein (α-LP)

(A) nur 1 und 3 sind richtig
(B) nur 2 und 4 sind richtig
(C) nur 3 und 4 sind richtig
(D) nur 1, 3 und 4 sind richtig
(E) 1–4 = alle sind richtig

7.61 Teratokarzinome des Hodens metastasieren in der Regel zuerst in die

(A) Lunge
(B) Leber
(C) inguinalen Lymphknoten
(D) iliakalen Lymphknoten
(E) paraaortalen Lymphknoten

7.62 Welche der genannten Behandlungsmaßnahmen ist beim reinen Seminom ohne klinisch nachweisbare Metastasen am ehesten angezeigt?

(A) alleinige Bestrahlung des Tumors mit ionisierenden Strahlen
(B) Zytostatikagabe und Bestrahlung des befallenen Hodens mit ionisierenden Strahlen
(C) Orchiektomie mit retroperitonealer Lymphknotenexstirpation
(D) hohe inguinale Semikastration und Röntgenbestrahlung u. a. der iliakalen und paraaortalen Lymphknoten
(E) Orchiektomie mit inguinaler Lymphknotenexstirpation

7.63 Welcher der genannten Hodentumoren zeichnet sich durch eine ausgesprochen gute Strahlenempfindlichkeit aus?

(A) Seminom
(B) Teratom
(C) Leydigzelltumor
(D) Sertolizelltumor
(E) Orchioblastom

▌7.58 B ▌7.59 A ▌7.60 A ▌7.61 E ▌7.62 D ▌7.63 A

7.64 Zum typischen Bild eines malignen Hodentumors gehören

(1) Schweregefühl im Skrotum
(2) langsame Vergrößerung des Hodens
(3) Knotenbildung im Hoden
(4) Mikrohämaturie

(A) nur 1 und 2 sind richtig
(B) nur 3 und 4 sind richtig
(C) nur 1, 2 und 3 sind richtig
(D) nur 1, 2 und 4 sind richtig
(E) 1–4 = alle sind richtig

7.65 Retroperitoneale Metastasen eines Teratokarzinoms des Hodens werden ausschließlich bestrahlt,

weil

die Strahlensensibilität von Metastasen eines Teratokarzinoms so hoch ist, daß sie durch alleinige Strahlenbehandlung zerstört werden können.

7.66 Beim metastasierenden Teratokarzinom des Hodens gilt (gelten) als Tumormarker

(1) 17-Ketosteroide
(2) Alphafetoprotein
(3) Beta-Humanchoriongonadotropin
(4) Plasma-ACTH

(A) nur 1 ist richtig
(B) nur 4 ist richtig
(C) nur 1 und 2 sind richtig
(D) nur 2 und 3 sind richtig
(E) 1–4 = alle sind richtig

7.67 Welche Aussage trifft **nicht** zu?

Maligne Tumoren des Hodens sind:

(A) Seminom
(B) Teratokarzinom
(C) Embryonales Karzinom
(D) Krukenbergtumor
(E) Chorionkarzinom

Die folgenden Angaben beziehen sich auf die Aufgaben Nr. 7.68 und 7.69

7.68 Ein 22jähriger Patient bemerkt seit 1 Monat eine schmerzlose Vergrößerung des rechten Hodens. Bei der Untersuchung findet sich ein gänseeigroßer, harter Tumor im rechten Skrotalfach. Hoden und Nebenhoden sind nicht voneinander abgrenzbar. Der Patient gibt keinen Druckschmerz an.

Welche Diagnose ist die wahrscheinlichste?

(A) akute Orchitis
(B) maligner Hodentumor
(C) akute Epididymitis
(D) Urogenitaltuberkulose
(E) Varikozele

7.69 Zum Spektrum der diagnostischen Maßnahmen nach der Palpation gehört (gehören) bei dieser Verdachtsdiagnose

(1) Ausscheidungsurographie
(2) Röntgenaufnahme des Thorax
(3) nuklearmedizinische Untersuchungen (Leber- und Knochenszintigraphie)
(4) Bestimmungen des α-Fetoproteins und Beta-Humanchoriongonadotropins

(A) nur 1 ist richtig
(B) nur 2 ist richtig
(C) nur 1 und 2 sind richtig
(D) nur 1, 2 und 3 sind richtig
(E) 1–4 = alle sind richtig

Antwort	Aussage 1	Aussage 2	Verknüpfung
A	richtig	richtig	richtig
B	richtig	richtig	falsch
C	richtig	falsch	–
D	falsch	richtig	–
E	falsch	falsch	–

7.64 C 7.65 E 7.66 D 7.67 D 7.68 B 7.69 E

7.70 Welche Aussage über Hodentumoren trifft **nicht** zu?

(A) Seminome zeigen häufig Lymphozyteninfiltrate im Geschwulststroma.
(B) Bevorzugte lymphogene Metastasierungsorte der Hodentumoren sind die paraaortalen Lymphknoten.
(C) Kombinationstumoren zwischen Teratomen und Seminomen des Hodens kommen vor.
(D) Seminome gehören zu den strahlensensiblen Tumoren.
(E) Der Häufigkeitsgipfel maligner Hodenteratome liegt zwischen dem 30. und 50. Lebensjahr.

F 84

7.71 Lebermetastasen eines Chorionkarzinoms werden mit Zytostatika behandelt,

weil

die Chemotherapie bei einem metastasierenden Chorionkarzinom Heilungserfolge verspricht.

F 84

7.72 Bei einem 25jährigen Mann trat im Halsbereich eine Lymphknotenschwellung auf. Die histologische Untersuchung ergab einen drüsigdifferenzierten Tumor. Auf der Suche nach dem Primärtumor wurde ein vergrößerter Hoden festgestellt.

Welcher Hodentumor ist makroskopisch und histologisch dargestellt (siehe Abbildung Nr. 22 und Nr. 23 der Bildbeilage)?

(A) Seminom
(B) reifes Teratom
(C) malignes Teratom (sog. embryonales Hodenkarzinom)
(D) Leydigzell-Tumor
(E) Chorionkarzinom

F 84

7.73 Bei der Bestrahlung eines in die paraaortalen Lymphknoten metastasierten Seminoms ($T_3N_2M_0$) umfaßt das Zielvolumen der Bestrahlung

(1) die paraaortalen Lymphknoten
(2) die iliakalen Lymphknoten
(3) die mediastinalen Lymphknoten
(4) die supraklavikulären Lymphknoten

(A) nur 2 ist richtig
(B) nur 1 und 2 sind richtig
(C) nur 1 und 2 sind richtig
(D) nur 1, 2 und 3 sind richtig
(E) 1–4 = alle sind richtig

7.6 Prostata

7.74 Die benigne noduläre Hyperplasie der Prostata

(1) geht von der Innendrüse aus
(2) bildet nicht selten den Ausgangspunkt für die Entwicklung eines Prostatakarzinoms
(3) kann zur Balkenblase führen
(4) begünstigt Infektionen der Harnwege und der Niere

(A) nur 1 und 2 sind richtig
(B) nur 3 und 4 sind richtig
(C) nur 1, 3 und 4 sind richtig
(D) nur 2, 3 und 4 sind richtig
(E) 1–4 = alle sind richtig

7.75 Welche Aussage trifft zu?

Eine Ischuria paradoxa ist symptomatisch für

(A) einen Blasenstein
(B) eine Reizblase
(C) Harnröhrenklappen
(D) eine Prostatahyperplasie (Prostata-Adenom)
(E) eine totale Inkontinenz

7.70 A | 7.71 A | 7.72 C | 7.73 E | 7.74 C | 7.75 D

hinten E
vergleiche Frage 7.52 !

7.76 Ein 67jähriger Patient mit Prostatahyperplasie entwickelt plötzlich Fieber, Schüttelfrost und ein klopfempfindliches Nierenlager links.

Welche diagnostische Maßnahme halten Sie für vordringlich?

(A) BSG und Differentialblutbild
(B) Blut- und Urinkultur
(C) quantitative Leukozytenzählung im Urin
(D) Bestimmung der alkalischen und sauren Phosphatase im Serum
(E) Urin- und Serumelektrophorese

7.77 Operative Eingriffe wegen Prostatahyperplasie (Prostataadenom) können zur Infertilität führen,

weil

nach operativen Eingriffen wegen Prostatahyperplasie (Prostataadenom) die Ejakulation in die Harnblase erfolgen kann.

7.78 Die unbehandelte Prostatahyperplasie kann folgende Komplikationen verursachen:

(A) Einschränkung der Nierenfunktion
(B) Blasenatonie
(C) Schädigung des Sphincter externus
(D) Blasenwandhypertrophie
(E) Überlaufblase

7.79 Welche Aussage trifft zu?

Die benigne Prostatahyperplasie (Prostataadenom) entsteht aus

(A) den Drüsenschläuchen der Prostata
(B) dem submukösen Gewebe des Sphinkter- und Trigonumbereiches
(C) Muskel- und Bindegewebe der Prostata
(D) den paraurethralen Drüsen im Bereich der prostatischen Harnröhre (inneres Drüsenfeld der Prostata)
(E) Keine Aussage trifft zu

7.80 Welche Aussage trifft **nicht** zu?

Charakteristische Symptome beim Prostataadenom (Prostatahyperplasie) sind:

(A) Pollakisurie
(B) Nykturie
(C) Abschwächung des Harnstrahls
(D) erschwertes Ingangkommen der Miktion
(E) Nachlassen der Potenz

7.81 Ein Prostatakarzinom im Frühstadium wird am sichersten durch eine transurethrale Resektion diagnostiziert,

weil

nur durch die transurethrale Resektion ausreichend Gewebe zur histologischen Diagnostik eines Prostatakarzinoms gewonnen werden kann.

7.82 Welche Aussage trifft zu?

Das Prostatakarzinom wird im Frühstadium am häufigsten entdeckt durch das (die)

(A) Ausscheidungsurogramm
(B) Bestimmung der sauren Serumphosphatase
(C) Bestimmung der alkalischen Serumphosphatase
(D) rektale Palpation
(E) Urinzytologie

7.83 Welche Aussage trifft zu?

Das Prostatakarzinom metastasiert vor allem in

(A) die Lunge
(B) die Leber
(C) das Skelett
(D) die Blase per continuitatem
(E) die Milz

Antwort	Aussage 1	Aussage 2	Verknüpfung
A	richtig	richtig	richtig
B	richtig	richtig	falsch
C	richtig	falsch	–
D	falsch	richtig	–
E	falsch	falsch	–

7.76 B | 7.77 A | 7.78 E | 7.79 D | 7.80 E | 7.81 E | 7.82 D | 7.83 C

7.84 Welche Aussage trifft zu?

Die gesetzliche Regelung der Vorsorgeuntersuchung zur Früherkennung des Prostata- und Rektumkarzinoms gilt für Männer vom

(A) 35. Lebensjahr ab
(B) 40. Lebensjahr ab
(C) 45. Lebensjahr ab
(D) 50. Lebensjahr ab
(E) 55. Lebensjahr ab

7.85 Welches der genannten Symptome tritt im Anfangsstadium eines Prostatakarzinoms auf?

(A) Hämospermie
(B) Hämaturie
(C) Erhöhung der sauren Phosphatase
(D) Kreuzschmerzen
(E) Keine der Aussagen trifft zu.

7.86 Welche Aussage trifft zu?

Die transrektale oder perineale Prostatabiopsie wird am häufigsten durchgeführt zur Sicherung der Diagnose bei Verdacht auf ein(e)

(A) Prostatasarkom
(B) benigne Prostatahyperplasie
(C) Prostatatuberkulose
(D) chronische Prostatitis
(E) Prostatakarzinom

7.87 In der Bundesrepublik Deutschland übliche Therapieformen des obstruierenden Prostataadenoms sind

(1) Offene Schnitt-Enukleation
(2) transurethrale Elektroresektion
(3) Kryochirurgie
(4) Kastration
(5) Urinableitung über einen Dauerkatheter

(A) nur 1 und 5 sind richtig
(B) nur 2 und 3 sind richtig
(C) nur 1, 2 und 5 sind richtig
(D) nur 1, 2, 3 und 5 sind richtig
(E) 1–5 = alle sind richtig

7.88 Welche Aussage trifft zu?

Ein Prostata-Karzinom im Frühstadium kann durch folgende Untersuchung gesichert werden:

(A) Bestimmung der sauren Serumphosphatase
(B) Bestimmung der alkalischen Serumphosphatase
(C) Palpation
(D) Harnsediment-Zytologie
(E) Keine der Aussagen trifft zu.

7.89 Bei Metastasenfreiheit ist das intrakapsulär wachsende Prostatakarzinom ($T_1N_0M_0$) kurativ heilbar durch

(A) die transvesikale Prostataadenomenukleation
(B) die transurethrale Elektroresektion der Prostata
(C) die radikale Prostatovesikulektomie mit Lymphadenektomie
(D) die Kastration
(E) eine Hormonbehandlung

7.90 Welche Aussage trifft **nicht** zu?

Das Prostatakarzinom

(A) ist eine Erkrankung des höheren Lebensalters
(B) entsteht häufig durch maligne Entartung einer nodulären Hyperplasie der Prostata
(C) metastasiert vorwiegend in das Skelettsystem
(D) kann jahrelang latent bleiben, ohne zu metastasieren
(E) metastasiert um so häufiger, je stärker es entdifferenziert ist

7.91 Ein Prostatakarzinom kann sich nur auf dem Boden eines Prostataadenoms entwickeln,

weil

Prostatakarzinom und Prostataadenom nur in der östrogenstimulierten periurethralen Zone – der inneren Prostata – entstehen.

7.84 C 7.85 E 7.86 E 7.87 D 7.88 E 7.89 C 7.90 B 7.91 E

7.92 Bei einem 58jährigen Patienten wurde wegen eines benignen Prostataadenoms eine suprapubische transvesikale Prostataadenomenukleation durchgeführt.

Welche der Aussagen trifft (treffen) zu?

(1) Prostatakarzinom-Vorsorgeuntersuchungen sind nicht mehr erforderlich
(2) Prostatakarzinom-Vorsorgeuntersuchungen sind nur dann angezeigt, wenn das Adenom nicht restlos entfernt wurde
(3) ProstatakarzinomVorsorgeuntersuchungen sind weiterhin notwendig
(4) In jedem Fall muß prophylaktisch eine Kastration erfolgen.

(A) nur 1 ist richtig
(B) nur 3 ist richtig
(C) nur 4 ist richtig
(D) nur 1 und 4 sind richtig
(E) nur 2 und 4 sind richtig

7.93 Aus welchem Grund wird bei der suprapubischen Prostataadenomektomie oft die Vasektomie durchgeführt?

Zur

(A) Sterilisation zwecks Familienplanung
(B) Verhinderung der Befruchtung wegen erhöhter Mißbildungsrate der Kinder
(C) Reduzierung der Gefahr einer durch Dauerkatheter bedingten postoperativen Epididymitis
(D) Vermeidung der Libidoeinschränkung beim alternden Mann
(E) Steigerung der Potentia coeundi

7.94 Für ein metastasierendes Prostatakarzinom ist (sind) am ehesten typisch:

(A) osteoklastische Metastasierung im Bereich der Schädelkalotte
(B) osteoplastische Metastasierung in die Beckenknochen und in die Lendenwirbelsäule
(C) Lungenmetastasen
(D) inguinale Lymphknotenmetastasen
(E) Lebermetastasen

7.95 Ein 67jähriger Patient mit einem Prostataadenom klagt über einen stark abgeschwächten Harnstrahl sowie über eine Nykturie.

Welche Aussage(n) trifft (treffen) zu?

(1) Eine konservativ-medikamentöse Therapie hat regelmäßig eine ausgeprägte, dauerhafte Adenomverkleinerung zur Folge
(2) Kurative Therapie der Wahl sind regelmäßige Massagen der Prostata
(3) Eine niedrigdosierte Röntgenbestrahlung des Adenoms ist angezeigt
(4) Eine Prostataoperation ist in Betracht zu ziehen

(A) nur 1 ist richtig
(B) nur 4 ist richtig
(C) nur 1 und 2 sind richtig
(D) nur 1 und 3 sind richtig
(E) nur 1 und 4 sind richtig

7.96 Bei einem Prostatakarzinom mit Knochenmetastasen sind am wahrscheinlichsten erhöht:

(A) alkalische Serumphosphatase, gesamtsaure Serumphosphatase und tartrathemmbare saure Serumphosphatase
(B) SGOT und alkalische Serumphosphatase
(C) SGPT und alkalische Serumphosphatase
(D) SGOT, gesamtsaure Serumphosphatase und tartrathemmbare saure Serumphosphatase
(E) SGPT, gesamtsaure Serumphosphatase und tartrathemmbare saure Serumphosphatase

Antwort	Aussage 1	Aussage 2	Verknüpfung
A	richtig	richtig	richtig
B	richtig	richtig	falsch
C	richtig	falsch	-
D	falsch	richtig	-
E	falsch	falsch	-

7.92 B 7.93 C 7.94 B 7.95 B 7.96 A

7.97 Ein 70jähriger Patient mit Prostataadenom leidet an einer Überlaufblase und einer postrenalen Niereninsuffizienz (Serum-Kreatinin 442 μmol/l bzw. 5 mg-%).

Von den genannten Behandlungen empfiehlt sich als primäre therapeutische Maßnahme am ehesten:

(A) Hämodialyse
(B) sofortige transurethrale Resektion
(C) Dauerkatheter-Behandlung bzw. suprapubische Harnableitung
(D) Nierenfistel
(E) Peritonealdialyse

7.98 Osteolytische Metastasen treten besonders oft auf beim

(A) Glioblastom
(B) Pankreaskarzinom
(C) Nierenkarzinom
(D) Lippenkarzinom
(E) malignen Melanom

7.99 Zum Spektrum der therapeutischen Maßnahmen beim metastasierenden Prostatakarzinom gehört (gehören):

(1) Kastration
(2) gegengeschlechtliche Hormontherapie mit Östrogenen
(3) Antiandrogentherapie
(4) Strahlentherapie mit ionisierenden Strahlen

(A) nur 2 ist richtig
(B) nur 3 ist richtig
(C) nur 4 ist richtig
(D) nur 2 und 3 sind richtig
(E) 1–4 = alle sind richtig

7.100 Ein 78jähriger Patient mit ansonsten gutem Allgemeinbefinden kann nach einer Familienfeier mit reichlichem Genuß von Bier plötzlich nicht mehr urinieren. Er gibt anamnestisch an, in den letzten Monaten sei der Harnstrahl zunehmend schwächer geworden. In den letzten Wochen habe er 2–3mal in der Nacht zum Wasserlassen aufstehen müssen.
Bei der rektalen Untersuchung ist eine deutlich vergrößerte, prall elastische, allseits gut abgrenzbare Prostata tastbar. Die Oberfläche der Prostata ist glatt, die Rektumschleimhaut ist gut verschieblich.

Welche der angegebenen Maßnahmen ist nach dem Katheterismus therapeutisch am ehesten angezeigt?

(A) Kobalt-Bestrahlung der Prostata
(B) hochdosierte Verabfolgung von Androgenen
(C) Kryotherapie
(D) Adenomektomie
(E) radikale Prostatavesikulektomie

F 84

7.101 Bei einem 60jährigen Mann in altersgemäß gutem Allgemeinzustand wird ein Prostataadenom des Stadiums II diagnostiziert. Die sonographische Untersuchung läßt auf ein Adenomgewicht von etwa 70 g schließen.

Welche der angegebenen Behandlungen ist bei diesem Patienten am ehesten angezeigt?

(A) Prostataadenomektomie
(B) Kryotherapie
(C) definitive Dauerkatheterbehandlung
(D) definitive suprapubische Harnableitung
(E) Abwarten wegen der großen Tendenz der Prostataadenome zur deutlichen Spontanremission

7.97 C   7.98 C   7.99 E   7.100 D   7.101 A

H 84

7.102 Ein 60jähriger Mann kommt wegen eines Prostataadenoms des Stadiums II zur stationären Aufnahme ins Krankenhaus. Der rektale Tastbefund, die sonographische Untersuchung und die Urethrozystoskopie lassen auf ein Adenomgewicht von ca. 40 g schließen. Ein erhöhtes Operationsrisiko liegt bei dem sonst altersgemäß gesunden Patienten nicht vor.

Bei der Wahl der Therapie für diesen Patienten ist die Prostataadenomektomie mittels transurethraler Elektroresektion (TUR) der transurethralen kryochirurgischen Therapie unbedingt vorzuziehen,

weil

die Prostataadenomektomie mittels transurethraler Elektroresektion (TUR) nicht mit dem Risiko behaftet ist, daß es postoperativ zur Entwicklung einer Harnröhrenstriktur kommt.

H 84

7.103 Bei welchem der genannten Tumoren ist am wenigsten mit dem Auftreten von Knochenmetastasen zu rechnen?

(A) Bronchialkarzinom
(B) Mammakarzinom
(C) Schilddrüsenkarzinom
(D) Prostatakarzinom
(E) Leberzellkarzinom

F 85

7.104 Welche Aussage trifft **nicht** zu?

Bei einem 60jährigen Patienten mit urodynamisch wirksamem Prostataadenom, bei dem seit mehreren Jahren abgeschwächter Harnstrahl und Nachtröpfeln sowie Nykturie bestehen, ist wegen der Prostataerkrankung zu rechnen mit

(A) beginnendem Aufstau der oberen Harnwege
(B) vermehrter Restharnbildung
(C) Trabekulierung der Harnblase
(D) hochgradiger Schrumpfblase
(E) Pseudodivertikelbildung der Harnblase

7.105 Die operative Behandlung des Blasenhalsadenoms durch transurethrale Elektroresektion führt bei den Patienten gewöhnlich zum Dauerverlust der Erektionsfähigkeit,

weil

die Patienten, die sich der transurethralen Elektroresektion als Therapie des Prostataadenoms unterzogen haben, infolge des Eingriffs häufig von „retrograder Ejakulation" betroffen sind.

H 85

7.106 Ein 60jähriger Patient klagt seit 4 Wochen über „Kreuzschmerzen" und ischialgiforme Beschwerden. Die BSG beträgt 32/54 mm. Blutbild und Transaminasen liegen im Normbereich. Die Serumaktivität der alkalischen Phosphatase beträgt 860 U/l, die der tartrathemmbaren sauren Phosphatasen 26 U/l. Die angefertigten Röntgenaufnahmen zeigen fleckförmige Verschattungen im Bereich des knöchernen Beckens und der Lendenwirbel.

Diese Symptomatik beruht ursächlich am ehesten auf

(A) einem Nucleus-pulposus-Prolaps
(B) einem Prostatakarzinom
(C) einem Gallengangsverschluß
(D) einem Morbus Paget
(E) einer primären Osteoporose

H 85

7.107 Welche Aussage trifft **nicht** zu?

Nach operativer Entfernung des Prostataadenoms

(A) können die Patienten von „retrograder Ejakulation" betroffen sein
(B) erübrigt sich die regelmäßige rektale Früherkennungsuntersuchung auf Prostatakarzinom
(C) ist nach der Rekonvaleszenz die Potentia coeundi im allgemeinen erhalten
(D) kann infolge einer Schließmuskelverletzung eine Harninkontinenz resultieren
(E) ist eine Epididymitis möglich

Antwort	Aussage 1	Aussage 2	Verknüpfung
A	richtig	richtig	richtig
B	richtig	richtig	falsch
C	richtig	falsch	–
D	falsch	richtig	–
E	falsch	falsch	–

7.102 C 7.103 E 7.104 D 7.105 E D 7.106 B 7.107 B

H 85

7.108 Ein 60jähriger Mann kommt wegen eines Prostataadenoms des Stadiums II zur stationären Aufnahme ins Krankenhaus. Der rektale Tastbefund, die sonographische Untersuchung sowie die Urethrozystoskopie lassen auf ein Adenomgewicht von ca. 100 g schließen. Ein erhöhtes Operationsrisiko liegt bei dem sonst altersgemäß gesunden Patienten nicht vor.

Bei der Wahl der Therapie für diesen Patienten ist die transurethrale kryochirurgische Therapie der offenen operativen Adenomektomie unbedingt vorzuziehen,

weil

bei operablen Patienten mit Prostataadenomen von mehr als 60 g Gewicht die transurethrale kryochirurgische Behandlung des Adenoms die Therapie der Wahl ist.

F 86

7.109 Was trifft für die knotige Prostatahyperplasie zu?

(1) Sie entsteht durch Hyperplasie der sog. paraurethralen Drüsen und der akzessorischen Drüsen am Eingang der Urethra.
(2) Die feste Konsistenz beruht auf der Hyperplasie des fibromuskulären Zwischengewebes.
(3) Sie ist im wesentlichen Folge der Östrogenstimulation bei verminderter Androgenwirkung.
(4) Sie kann eine Hydronephrose verursachen.

(A) nur 1 und 3 sind richtig
(B) nur 2 und 4 sind richtig
(C) nur 1, 3 und 4 sind richtig
(D) nur 2, 3 und 4 sind richtig
(E) 1–4 = alle sind richtig

F 86

7.110 Hinsichtlich der Prostataadenomektomie gilt (gelten):

(1) Typisches Resultat dieser Therapie ist die Uroflowverbesserung.
(2) Eine häufige Folgeerscheinung dieses therapeutischen Verfahrens ist die retrograde Ejakulation.
(3) Dieses Behandlungsverfahren führt regelmäßig zum Dauerverlust der Potentia coeundi.
(4) Die Patienten leiden infolge dieses Operationsverfahrens in aller Regel an Ejaculatio praecox.

(A) nur 1 ist richtig
(B) nur 3 ist richtig
(C) nur 1 und 2 sind richtig
(D) nur 1 und 3 sind richtig
(E) nur 1 und 4 sind richtig

F 86

7.111 Welche Therapieform(en) steht (stehen) beim Prostatakarzinom zur Verfügung?

(1) radikale Prostatektomie
(2) Behandlung mit ionisierender Strahlung
(3) Hormonbehandlung/Orchiektomie
(4) zytostatische Therapie

(A) nur 1 ist richtig
(B) nur 3 ist richtig
(C) nur 1 und 3 sind richtig
(D) nur 1, 2 und 3 sind richtig
(E) 1–4 = alle sind richtig

8 Urolithiasis

8.1 Steinarten

8.2 Ätiologie und Pathogenese

H 85

8.1 Der pH-Wert des Harns muß im Rahmen der Harnsäuresteintherapie in den stark alkalischen Bereich verlagert werden,

weil

Harnsäure sich im alkalischen besser als im sauren Bereich löst.

7.108 E 7.109 E 7.110 C 7.111 E 8.1 D

8.2 Welche der nachfolgend genannten Nierensteine können durch eine konsequente Alkalisierung des Harns am ehesten aufgelöst werden?

(A) Zystinsteine
(B) Magnesium-Ammoniumphosphatsteine
(C) Kalciumphosphatsteine
(D) Harnsäuresteine
(E) Kalziumoxalatsteine

8.3 Bei einem Patienten mit rezidivierender Bildung von calciumhaltigen Harnsteinen muß gefahndet werden nach:

(1) Vitamin-D-Mangel
(2) Nebenschilddrüsenüberfunktion
(3) renaler tubulärer Azidose
(4) idiopathischer Hyperkalziurie

(A) nur 1 und 2 sind richtig
(B) nur 2 und 4 sind richtig
(C) nur 1, 3 und 4 sind richtig
(D) nur 2, 3 und 4 sind richtig
(E) 1–4 = alle sind richtig

8.4 Kennzeichnend für die renale tubuläre Azidose ist eine

(1) angeborene oder erworbene Störung der renalen H-Ionenelimination
(2) Hyperkalziämie
(3) Mikrohämaturie
(4) Proteinurie von mehr als 3 g/24 h
(5) Hypertonie

(A) nur 1 ist richtig
(B) nur 2 ist richtig
(C) nur 1 und 2 sind richtig
(D) nur 1, 3 und 4 sind richtig
(E) 1–5 = alle sind richtig

8.5 Welche Aussage trifft zu?

Die wichtigste Maßnahme zur Harnsteinprophylaxe ist die

(A) Reduktion der Purinausscheidung
(B) Reduktion der Kalziumzufuhr
(C) Steigerung der Flüssigkeitszufuhr
(D) Reduktion der Phosphatzufuhr
(E) Reduktion der Oxalatzufuhr

8.6 Welche Steinart kann durch orale Medikation am besten aufgelöst werden?

(A) Harnsäuresteine
(B) Oxalatsteine
(C) Phosphatsteine
(D) Karbonatsteine
(E) Zystinsteine

8.7 Welches ist die häufigste Folge eines primären Hyperparathyreoidismus?

(A) Nephrokalzinose
(B) Osteodystrophia fibrosa cystica generalisata
(C) Urolithiasis
(D) Ulcus ventriculi
(E) Hyperkalziämische Krise

8.8 Eine Erhöhung des Urin-pH-Wertes (sog. „Alkalisierung" des Harns) ist zur Therapie bzw. Prophylaxe bei folgenden Steinarten angezeigt:

(1) Zystin-Steine
(2) Magnesium-Ammonium-Phosphat-Steine
(3) Kalzium-Phosphat-Steine
(4) Harnsäure-Steine
(5) Kalzium-Oxalat-Steine

(A) nur 1 und 2 sind richtig
(B) nur 1 und 4 sind richtig
(C) nur 2 und 3 sind richtig
(D) nur 2 und 4 sind richtig
(E) nur 4 und 5 sind richtig

8.9 Bei Hyperkal**zurie** sind (ist) differentialdiagnostisch in Erwägung zu ziehen ein(e)

(1) primärer Hyperparathyreoidismus
(2) gesteigerte intestinale Kalziumabsorption
(3) gesteigerte alimentäre Zufuhr von Kalzium

(A) Keine der Aussagen ist richtig
(B) nur 1 ist richtig
(C) nur 2 ist richtig
(D) nur 3 ist richtig
(E) 1–3 = alle sind richtig

Antwort	Aussage 1	Aussage 2	Verknüpfung
A	richtig	richtig	richtig
B	richtig	richtig	falsch
C	richtig	falsch	–
D	falsch	richtig	–
E	falsch	falsch	–

■8.2 D ■8.3 D ■8.4 A ■8.5 C ■8.6 A ■8.7 C ■8.8 B ■8.9 E

8.10 Welche(r) der genannten Faktoren können (kann) für die Harnsteinbildung eine Rolle spielen?

(1) renale tubuläre Azidose
(2) Harnwegsinfekte
(3) Hyperkalzurie
(4) Morbus Crohn
(5) Hyperparathyreoidismus

(A) nur 1 ist richtig
(B) nur 1 und 5 sind richtig
(C) nur 2 und 3 sind richtig
(D) nur 1, 2, 3 und 5 sind richtig
(E) 1–5 = alle sind richtig

8.11 Nach Ureterosigmoidostomie wird als typische laborchemische Veränderung beobachtet:

(A) Hyperkaliämie
(B) Hyponatriämie
(C) Hypochlorämie
(D) hyperchlorämische Azidose
(E) metabolische Alkalose

F 84

8.12 Durch die Zufuhr von Alkali-Zitraten kann die Gefahr der Bildung von Harnsäurekonkrementen in den ableitenden Harnwegen bei der Gicht vermindert werden,

weil

durch Zufuhr von Alkali-Zitraten die Wasserstoffionenkonzentration im Harn vermindert und die Wasserlöslichkeit von Harnsäure im Urin dadurch verbessert wird.

H 84

8.13 An der Entstehung der Kalzium-Oxalat-Lithiasis können ursächlich beteiligt sein:

(1) absorptive Hyperkalzurie
(2) primärer Hyperparathyreoidismus
(3) Hyperoxalurie
(4) zu geringes Harnvolumen

(A) nur 1 und 3 sind richtig
(B) nur 2 und 4 sind richtig
(C) nur 1, 2 und 4 sind richtig
(D) nur 2, 3 und 4 sind richtig
(E) 1–4 = alle sind richtig

F 85

8.14 Bei der Nephrolithiasis im Rahmen der kompletten Form der distalen tubulären Azidose (Typ I der renalen tubulären Azidose) überwiegt die Oxalatsteinbildung,

weil

bei der kompletten Form der distalen tubulären Azidose (Typ I der renalen tubulären Azidose) Urin-pH-Werte zwischen 4,5 und 5,0 (gemessen in einer frisch gelassenen Urinportion) nicht erreicht werden können.

H 85

8.15 Die Harnsteinbildung wird begünstigt durch

(1) renale tubuläre Azidose
(2) chronische Pyelonephritis
(3) Hyperkalzurie
(4) Hyperurikämie
(5) Hyperparathyreoidismus

(A) nur 1 ist richtig
(B) nur 1 und 5 sind richtig
(C) nur 2 und 3 sind richtig
(D) nur 1, 2, 3 und 5 sind richtig
(E) 1–5 = alle sind richtig

F 86

8.16 Welche der folgenden Merkmale kennzeichnen die komplette Form der renalen tubulären Azidose vom Typ I?

(1) Bildung von Calcium-Phosphat-Steinen
(2) hyperchlorämische Azidose
(3) Bildung von Harnsäuresteinen
(4) vermehrte Calciumausscheidung im Urin
(5) Harn-pH kleiner als 5,3

(A) nur 2 und 5 sind richtig
(B) nur 3 und 5 sind richtig
(C) nur 4 und 5 sind richtig
(D) nur 1, 2 und 4 sind richtig
(E) nur 2, 3 und 5 sind richtig

8.10 E | 8.11 D | 8.12 A | 8.13 E | 8.14 D | 8.15 E | 8.16 D

F 86

8.17 Hyperkalzurie kann auftreten

(1) bei Sarkoidose
(2) infolge Vitamin-D-Überdosierung
(3) bei langdauernder Immobilisation
(4) bei paraneoplastischem Syndrom

(A) nur 2 ist richtig
(B) nur 1, 2 und 3 sind richtig
(C) nur 1, 2 und 4 sind richtig
(D) nur 1, 3 und 4 sind richtig
(E) 1–4 = alle sind richtig

8.3 Nierenstein

8.18 Der Urin von Harnsäuresteinträgern wird zur Prophylaxe und zur Therapie des Steinleidens auf einen pH-Bereich zwischen 6,2 und 6,8 eingestellt,

weil

die Löslichkeit der Harnsäure mit abnehmendem Urin-pH zunimmt.

8.19 Folgende Harnsteinarten werden beim erwachsenen Mann in Mitteleuropa am häufigsten gefunden:

(1) Kalzium-Oxalat-Steine
(2) Kalzium-Phosphat-Steine
(3) Harnsäuresteine
(4) Zystinsteine
(5) Magnesium-Ammonium-Phosphat-Steine

(A) nur 4 ist richtig
(B) nur 5 ist richtig
(C) nur 1 und 3 sind richtig
(D) nur 2 und 4 sind richtig
(E) nur 2, 4 und 5 sind richtig

8.4 Harnleiterstein

8.20 Wählen Sie die Symptome, die einen kleinen Harnleiterstein am häufigsten begleiten.

(1) uncharakteristische Rückenschmerzen
(2) Hämaturie
(3) heftige Koliken
(4) Oligurie

(A) nur 1 und 2 sind richtig
(B) nur 1 und 4 sind richtig
(C) nur 2 und 3 sind richtig
(D) nur 2 und 4 sind richtig
(E) nur 2, 3 und 4 sind richtig

8.21 Bei Ureterkoliken kann es zum Bilde eines paralytischen Ileus kommen,

weil

bei Ureterkoliken reflektorisch eine Darmlähmung ausgelöst werden kann.

8.22 Welche der folgenden Begleiterscheinungen ist neben der typischen Symptomatik bei einer Harnleitersteinkolik am häufigsten?

(A) Diarrhoe
(B) Makrohämaturie
(C) starkes Durstgefühl
(D) Darmatonie
(E) Anurie

Antwort	Aussage 1	Aussage 2	Verknüpfung
A	richtig	richtig	richtig
B	richtig	richtig	falsch
C	richtig	falsch	–
D	falsch	richtig	–
E	falsch	falsch	–

8.17 E   8.18 C   8.19 C   8.20 C   8.21 A   8.22 D

8.23 Wandernde Harnwegssteine setzen sich bevorzugt an folgenden Stellen fest:

(1) prävesikaler Harnleiter
(2) Meatus urethrae externus
(3) Harnröhrenmitte
(4) Bereich der Kreuzung von Ureter und Iliakalgefäßen
(5) Nierenbeckenausgang

(A) nur 2 und 4 sind richtig
(B) nur 2 und 5 sind richtig
(C) nur 3 und 5 sind richtig
(D) nur 1, 2 und 3 sind richtig
(E) nur 1, 4 und 5 sind richtig

Ordnen Sie bitte jeder in Liste 1 genannten Harnleitersteinlokalisation die sie häufig begleitenden Symptome (Liste 2) zu.

Liste 1

8.24 Steinlokalisation im intramuralen Teil des Harnleiters

8.25 Steinlokalisation im oberen Harnleiterdrittel

Liste 2

(A) schmerzhafte Miktion
(B) Schmerzen, die in den Rücken ausstrahlen
(C) Schmerzen, die in das Genitale und die Oberschenkelinnenseite ausstrahlen und Pollakisurie
(D) Harnverhaltung
(E) Schmerzen, die in die Schulter ausstrahlen

8.26 Welche(s) der genannten Symptome werden (wird) häufig durch einen Ureterstein verursacht?

(1) Darmatonie
(2) Hämaturie
(3) Anurie
(4) Beschleunigung der Blutsenkungsgeschwindigkeit

(A) nur 3 ist richtig
(B) nur 1 und 2 sind richtig
(C) nur 2 und 3 sind richtig
(D) nur 2 und 4 sind richtig
(E) 1–4 = alle sind richtig

8.27 Für welche der folgenden Harnleitersteine ist auf Röntgenübersichtsaufnahmen eine Schattengebung **nicht** typisch?

(A) Kalzium-Oxalat-Monohydrat (Whewellit)
(B) Kalzium-Oxalat-Dihydrat (Weddellit)
(C) reine Harnsäuresteine
(D) Magnesium-Ammonium-Phosphat (Struvit)
(E) Kalzium-Phosphat (Apatit)

8.28 Bei Ureterkoliken kann es zum Bilde eines Subileus kommen,

weil

bei Ureterkoliken reflektorisch eine Darmatonie ausgelöst werden kann.

8.29 Welche Aussage trifft **nicht** zu?

Bei Nieren-Ureter-Koliken

(A) kann der Schmerz ohne Prodromalsymptome akut einsetzen
(B) kann der Schmerz in die Genitalregion ausstrahlen
(C) können über Tage Koliken in Abständen von Minuten auftreten
(D) ist der Schmerz im allgemeinen gleichbleibend, dumpf und anhaltend
(E) kann es zu einem Subileus kommen

8.30 „Physiologische Engen" des Ureters, an denen Uretersteine bevorzugt eingeklemmt werden, liegen

(1) am Abgang des Harnleiters aus dem Nierenbecken
(2) an der Unterkreuzung der Vasa testicularia bzw. der Vasa ovarica auf dem M. psoas
(3) am Beckeneingang an der Überkreuzung der Vasa iliaca communia bzw. der Vasa iliaca externa
(4) in kleinen Becken an der Unterkreuzung der A. uterina bzw. des Ductus deferens
(5) intramural im Verlauf durch die Wand der Harnblase

(A) nur 1 und 2 sind richtig
(B) nur 3 und 5 sind richtig
(C) nur 1, 3 und 5 sind richtig
(D) nur 1, 3, 4 und 5 sind richtig
(E) 1–5 = alle sind richtig

8.23 E 8.24 C 8.25 B 8.26 B 8.27 C 8.28 A 8.29 D 8.30 C

F 85

8.31 Bei einer 35jährigen Patientin mit hochsitzendem obstruierendem Ureterstein, bei der sich im Gefolge der Steinerkrankung die Symptome einer beginnenden Urosepsis einstellen, ist am ehesten welche Therapie indiziert?

(A) alsbaldige operative Harnleitersteinentfernung mittels Ureterotomie unter Antibiotikabehandlung
(B) Abwarten unter Gabe von Antibiotika in hohen Dosen und von Spasmolytika bis zur Entfieberung
(C) sofortige Gabe von Benzbromaron
(D) sofortige Extraktion des Harnleitersteines mit der Schlinge
(E) sofortige medikamentöse Litholyse

8.5 Blasenstein

8.32 Ein Blasenstein kann folgende Symptome verursachen:

(1) Hämaturie
(2) Pollakisurie
(3) Unterbauchschmerzen
(4) intermittierende Miktion
(5) imperativer Harndrang

(A) nur 1 und 5 sind richtig
(B) nur 2 und 4 sind richtig
(C) nur 3 und 5 sind richtig
(D) nur 1, 2 und 4 sind richtig
(E) 1-5 = alle sind richtig

8.33 Ein großer Blasenstein wird möglichst durch eine Sectio alta entfernt,

weil

durch eine Sectio alta gleichzeitig das meistens am Blasenausgang vorhandene Abflußhindernis mitbeseitigt werden kann.

9 Verletzungen

9.1 Verletzungsarten

9.2 Symptomatik

9.1 Welche Aussage trifft zu?

Eine nach einem Unfall beobachtete Blutung aus der Harnröhre spricht für eine

(A) Harnleiterverletzung
(B) Ruptur der Corpora cavernosa
(C) Blasenruptur
(D) Nierenverletzung
(E) Keine der Aussagen trifft zu.

9.2 Bei einem Nierentrauma ist die Hämaturie kein Maßstab für den Schweregrad der Nierenverletzung,

weil

es bei einem Nierentrauma nicht immer zur Mitverletzung des Nierenkelchsystems kommt.

9.3 Nach einem stumpfen Trauma von Abdomen und unterem Thorax ist differentialdiagnostisch auch bei Fehlen von Symptomen wie Hämaturie, Nierenkoliken oder Anurie an eine Nierenruptur zu denken,

weil

bei einer Nierenruptur die Symptome Hämaturie, Nierenkoliken oder Anurie fehlen können.

Antwort	Aussage 1	Aussage 2	Verknüpfung
A	richtig	richtig	richtig
B	richtig	richtig	falsch
C	richtig	falsch	–
D	falsch	richtig	–
E	falsch	falsch	–

8.31 A 8.32 E 8.33 D 9.1 E 9.2 B 9.3 A

9.4 Als Ursachen traumatischer Harnröhrenrupturen kommen in der Regel welche der folgenden Verletzungsarten in Betracht?

(1) vordere Beckenringfraktur
(2) hintere Beckenringfraktur
(3) zentrale Hüftgelenksluxation mit Pfannengrundbruch
(4) direkte Gewalteinwirkung am Damm (Straddle-Verletzung)
(5) Pfählungsverletzung

(A) nur 1 und 3 sind richtig
(B) nur 1, 4 und 5 sind richtig
(C) nur 2, 3 und 4 sind richtig
(D) nur 2, 3 und 5 sind richtig
(E) nur 3, 4 und 5 sind richtig

F 84

9.5 An eine Begleitverletzung der Niere bzw. der ableitenden Harnwege beim polytraumatisierten Patienten muß gedacht werden bei

(1) Schwellung in der Flankenregion
(2) Beckenringfrakturen und Symphysenruptur
(3) Schwellung und Hämatombildung in der Perinealregion
(4) Hämaturie

(A) nur 4 ist richtig
(B) nur 1 und 2 sind richtig
(C) nur 1 und 4 sind richtig
(D) nur 1, 2 und 4 sind richtig
(E) 1–4 = alle sind richtig

H 84

9.6 Die intraperitoneale Blasenruptur wird in aller Regel konservativ behandelt,

weil

bei intraperitonealer Blasenruptur eine ständige Harnableitung über Dauerkatheter in der Regel zu einer Heilung der Blasenwunde führt.

F 85

9.7 Welche der folgenden in Zusammenhang mit der distalen (infradiaphragmalen) Harnröhrenruptur stehenden Aussagen treffen zu?

(1) Ein charakteristisches Symptom bei dieser Verletzung ist die Blutung aus der Harnröhre.
(2) Diese Verletzung ist gekennzeichnet durch die Verlagerung der Prostata und Harnblase nach kranial durch ein intrapelvines Hämatom.
(3) Ein typischer Befund bei dieser Verletzung ist das ausgedehnte Hämatom in der Dammregion.
(4) Zu den möglichen Befunden bei dieser Verletzung zählen das Skrotal- und Penishämatom.

(A) nur 1 und 2 sind richtig
(B) nur 1 und 3 sind richtig
(C) nur 3 und 4 sind richtig
(D) nur 1, 3 und 4 sind richtig
(E) 1–4 = alle sind richtig

H 85

9.8 Die Beckenfraktur des Mannes kann einhergehen mit

(1) intraperitonealer Blasenruptur
(2) extraperitonealer Blasenruptur
(3) Prostatadislokation
(4) Harnröhrenabriß

(A) nur 4 ist richtig
(B) nur 1 und 2 sind richtig
(C) nur 1 und 4 sind richtig
(D) nur 1, 2 und 4 sind richtig
(E) 1–4 = alle sind richtig

F 86

9.9 Nicht-iatrogene, im Gefolge stumpfer Gewalteinwirkung entstehende Traumen erleidet (erleiden) beim Mann – u.a. dank ihrer geschützten Lage – am wenigsten häufig die

(A) Nieren
(B) Ureteren
(C) Harnblase
(D) Milz
(E) Harnröhre

9.4 B 9.5 E 9.6 E 9.7 D 9.8 E 9.9 B

9.3 Diagnostik

9.10 Bei einer Beckenfraktur beim Mann mit Hämaturie ist die erste urologisch-diagnostische Maßnahme:

(A) Urethrozystoskopie
(B) Harnröhrenkatheterismus
(C) retrograde Urethrozystographie
(D) Nierenszintigraphie
(E) Harnröhrenbougierung

9.11 Bei einem 38jährigen polytraumatisierten Patienten ist eine Niere urographisch stumm. Eine Hämaturie wird nicht beobachtet.

Welche der nachfolgend genannten Verletzungen liegt am wahrscheinlichsten vor?

(A) Ureterabriß
(B) ausgedehntes subkapsuläres Hämatom
(C) völlige Zertrümmerung der Niere
(D) Crush-Niere
(E) Nierenstielabriß

9.12 Welche Aussage trifft zu?

Die Konstellation urographisch stumme Niere bei fehlender Makrohämaturie beim Nierentrauma ist nahezu beweisend für:

(A) Nierenstielabriß
(B) subkapsuläres Hämatom
(C) intrapelvine Harnröhrenruptur
(D) intrarenales Hämatom
(E) Ureterabriß

9.13 Welche der folgenden diagnostischen Maßnahmen ist nach einem Beckentrauma zum Ausschluß von Verletzungen des Urogenitaltraktes am besten?

(A) Ausscheidungsurographie
(B) Pneumoperitoneum
(C) Retrograde Pyelographie
(D) Veratmungsurographie
(E) Nierenszintigraphie

9.14 Nach einem stumpfen Nierentrauma ist die linke Niere urographisch stumm. Eine Hämaturie wird nicht beobachtet.

Es handelt sich am ehesten um ein(e)

(A) Harnleiterverletzung
(B) subkapsuläres Hämatom
(C) Zertrümmerung der Niere
(D) Crush-Niere
(E) Nierenstielverletzung

H 85

9.15 Nach einem stumpfen Bauchtrauma mit Makrohämaturie sind zur Diagnostik von Begleitverletzungen der Harnorgane von den aufgeführten diagnostischen Maßnahmen im allgemeinen welche beiden zuerst angezeigt?

(1) Sonographie
(2) Infusionsurographie
(3) retrograde Pyelographie
(4) Urethrozystoskopie

(A) nur 1 und 2 sind richtig
(B) nur 1 und 4 sind richtig
(C) nur 2 und 3 sind richtig
(D) nur 2 und 4 sind richtig
(E) nur 3 und 4 sind richtig

Antwort	Aussage 1	Aussage 2	Verknüpfung
A	richtig	richtig	richtig
B	richtig	richtig	falsch
C	richtig	falsch	–
D	falsch	richtig	–
E	falsch	falsch	–

9.10 C 9.11 E 9.12 A 9.13 A 9.14 E 9.15 A

9.5 Komplikationen

9.16 Mit welchen Spätkomplikationen ist nach unzureichender Behandlung einer Nierenruptur in erster Linie zu rechnen?

(1) Hydroureteren
(2) Hypertonie
(3) Nierenkarbunkel
(4) Hydronephrose
(5) Balkenblase

(A) nur 1 und 4 sind richtig
(B) nur 2 und 4 sind richtig
(C) nur 3 und 5 sind richtig
(D) nur 1, 2 und 5 sind richtig
(E) nur 1, 4 und 5 sind richtig

9.17 Spätfolge(n) eines unbehandelten Nierentraumas kann (können) sein:

(1) Hypernephromentwicklung
(2) Hochdruckentwicklung
(3) Steinbildung
(4) abgekapseltes Harnextravasat

(A) nur 2 ist richtig
(B) nur 4 ist richtig
(C) nur 1 und 2 sind richtig
(D) nur 1, 3 und 4 sind richtig
(E) nur 2, 3 und 4 sind richtig

9.18 Welche Aussage trifft zu?

Die häufigste Spätfolge von Beckenfrakturen im Bereich des Urogenitaltrakts ist ein(e):

(A) Beckenphlegmone
(B) Osteomyelitis
(C) Verschluß-Azoospermie
(D) Harnröhrenstriktur
(E) Meatusstenose

9.19 Welche Aussage(n) zur posttraumatischen Harnröhrenstriktur beim Mann trifft (treffen) zu?

(1) Zur Diagnostik eignet sich die Urethrographie.
(2) Therapeutisch kommen eine Bougierungsbehandlung und eine operative Korrektur in Betracht.
(3) Als kurative Therapie ist eine langdauernde Kortisontherapie angezeigt.

(A) nur 1 ist richtig
(B) nur 2 ist richtig
(C) nur 3 ist richtig
(D) nur 1 und 2 sind richtig
(E) nur 1 und 3 sind richtig

F 84

9.20 Die Harnröhrenstriktur kann auftreten im Gefolge von:

(1) Harnröhrenverletzung
(2) Gonorrhoe
(3) Katheterisierung
(4) transurethraler Elektroresektion der Prostata

(A) nur 3 ist richtig
(B) nur 1 und 2 sind richtig
(C) nur 1, 2 und 3 sind richtig
(D) nur 1, 2 und 4 sind richtig
(E) 1–4 = alle sind richtig

10 Nebenniere

10.1 Operable Erkrankungen

10.1 Eine 30jährige Patientin hat ein sicheres Cushing-Syndrom. Man vermutet, daß die Erkrankung durch ein Nebennierenrindenadenom hervorgerufen ist.

Welcher Befund paßt **nicht** zu dieser Annahme?

(A) Der Kortisol-Tagesrhythmus ist aufgehoben
(B) Der Insulinhypoglykämietest führt zu keinem weiteren Anstieg der Cortisolspiegel
(C) Lysin-Vasopressin stimuliert die ACTH- und Kortisolsekretion
(D) Der erhöhte Serumkortisolwert ist durch 2 mg Dexamethason nicht zu supprimieren
(E) Die Patientin hat eine Amenorrhoe

9.16 B | 9.17 E | 9.18 D | 9.19 D | 9.20 E | 10.1 C

10.2 Für die Diagnostik der Nebennierentumoren können u. a. eingesetzt werden:

(1) Szintigraphie
(2) abdominelle Aortographie
(3) selektive Nebennierenarteriographie und -venographie
(4) Computertomographie
(5) Sonographie

(A) nur 1, 2 und 3 sind richtig
(B) nur 1, 3 und 4 sind richtig
(C) nur 2, 3 und 4 sind richtig
(D) nur 1, 2, 4 und 5 sind richtig
(E) 1–5 = alle sind richtig

10.3 Welche der folgenden Aussagen trifft beim Cushing-Syndrom hypothalamisch-hypophysärer Genese **nicht** zu?

(A) Beim Suppressionstest zur Unterdrückung der Freisetzung von ACTH wirken Mineralokortikoide stärker als Glukokortikoide
(B) Beim Insulin-Hypoglykämietest steigt der Kortisolspiegel nicht weiter an
(C) Die negative Rückkopplung zwischen Kortisolspiegel und Hypothalamus/Hypophysenvorderlappen ist gestört
(D) Die zirkadiane Rhythmik der Kortisolsekretion ist aufgehoben
(E) Es besteht eine bilaterale Nebennierenrindenhyperplasie.

H 84
10.4 Welcher der genannten Befunde gehört **nicht** zur klinischen Symptomatik des Phäochromozytoms?

(A) Plethora
(B) Hochdruck
(C) Kopfschmerzen
(D) starkes Schwitzen
(E) Herzklopfen

H 84
10.5 Welcher der genannten Befunde gehört **nicht** zur klinischen Symptomatik des primären Hyperaldosteronismus?

(A) erhöhter Blutdruck
(B) Striae rubrae distensae
(C) Kopfschmerzen
(D) Muskelschwäche
(E) Polydipsie

H 84
10.6 Welche der nachfolgend aufgeführten Ursachen eines Hypertonus können durch operative Maßnahmen beeinflußt werden?

(1) einseitige pyelonephritische Schrumpfniere
(2) zum Conn-Syndrom führendes Nebennierenrindenadenom
(3) Phäochromozytom
(4) Nierenarterienstenose

(A) nur 1 und 2 sind richtig
(B) nur 1 und 3 sind richtig
(C) nur 1 und 4 sind richtig
(D) nur 2 und 3 sind richtig
(E) 1–4 = alle sind richtig

11 Fertilitätsstörungen, Sterilisierung

11.1 Fertilitätsstörungen

11.1 Welche Untersuchung ist bei einer männlichen Fertilitätsstörung sinnvoll?

(1) Hodenbiopsie
(2) Fruktosegehalt des Ejakulates
(3) Plasmatestosteron
(4) Vesikulographie

(A) nur 1 ist richtig
(B) nur 1 und 2 sind richtig
(C) nur 2 und 3 sind richtig
(D) nur 2, 3 und 4 sind richtig
(E) 1–4 = alle sind richtig

11.2 Die idiopathische Varikozele ist

(1) meist rechtsseitig
(2) häufig mit einer Fertilitätsstörung kombiniert
(3) häufig der Vorläufer einer Leistenhernie
(4) meist linksseitig
(5) ein Hinweis auf einen Nierentumor

(A) nur 1 und 2 sind richtig
(B) nur 2 und 4 sind richtig
(C) nur 2, 3 und 5 sind richtig
(D) nur 2, 4 und 5 sind richtig
(E) nur 1, 2, 3 und 5 sind richtig

10.2 E | 10.3 A | 10.4 A | 10.5 B | 10.6 E | 11.1 E | 11.2 B

F 86

11.3 Welche Aussage trifft **nicht** zu?

Eine männliche Infertilität kann bedingt sein durch:

(A) Verschluß der ableitenden Samenwege
(B) Hydrozele
(C) Postpubertale Leydig-Zellinsuffizienz
(D) Oligospermie
(E) Varikozele

11.4 Zum Klinefelter-Syndrom passen folgende Befunde:

(1) Testesbiopsie: sklerosierende Tubulusdegeneration, herdförmige atypische Leydig-Zellwucherungen
(2) Karyogramm: 45-XO
(3) Haarwurzel: 0% Barr-Körper
(4) Gynäkomastie
(5) Kleine Hoden, Infertilität

(A) nur 1 und 2 sind richtig
(B) nur 1 und 4 sind richtig
(C) nur 3 und 5 sind richtig
(D) nur 1, 4 und 5 sind richtig
(E) nur 1, 3, 4 und 5 sind richtig

11.5 Typisch für den angeborenen oder im Kindesalter erworbenen primären männlichen Hypogonadismus sind beim zwanzigjährigen Patienten

(1) Klagen über das „Aussehen"
(2) spontane Klagen über Verlust von Libido und Potenz
(3) verminderte oder kindliche Größe von Testes und Penis, fehlende Pigmentation des Skrotums
(4) wächserne, faltige, blasse, dünne Haut, pelzkragenförmiger Haaransatz
(5) eunuchoidaler Hochwuchs: halbe Spannweite ist länger als die Oberlänge

(A) nur 2 und 5 sind richtig
(B) nur 3 und 4 sind richtig
(C) nur 2, 3 und 5 sind richtig
(D) nur 1, 4 und 5 sind richtig
(E) nur 1, 3, 4 und 5 sind richtig

11.6 Welche Aussage trifft zu?

Unter „Azoospermie" versteht man

(A) ein Sperma mit einem pH-Wert unter 5,8
(B) das Fehlen von Spermatozoen im Sperma
(C) Unvermögen zur Ejakulation
(D) ausschließliches Vorhandensein von toten Spermatozoen im Sperma (durch Eosintest gesichert)
(E) ein Sperma mit einem pH-Wert unter 6,8

11.7 Eine männliche Infertilität kann bedingt sein durch:

(1) Epididymitis
(2) postpubertale Leydig-Zellinsuffizienz
(3) Oligospermie
(4) Varikozele

(A) nur 2 ist richtig
(B) nur 2 und 3 sind richtig
(C) nur 1, 2 und 3 sind richtig
(D) nur 2, 3 und 4 sind richtig
(E) 1–4 = alle sind richtig

11.8 Eine idiopathische Varikozele ist meistens

(1) linksseitig
(2) Symptom eines Nierentumors
(3) mit einer Oligoasthenospermie assoziiert
(4) mit einer Azoospermie assoziiert

(A) nur 3 ist richtig
(B) nur 4 ist richtig
(C) nur 1 und 2 sind richtig
(D) nur 1 und 3 sind richtig
(E) nur 3 und 4 sind richtig

F 84

11.9 Männliche Fertilitätsstörungen können beobachtet werden

(1) bei Varikozele
(2) bei Maldescensus testis
(3) bei hypergonadotropem Hypogonadismus
(4) nach Mumpsorchitis

(A) nur 1 und 3 sind richtig
(B) nur 1 und 4 sind richtig
(C) nur 2 und 4 sind richtig
(D) nur 1, 2 und 3 sind richtig
(E) 1–4 = alle sind richtig

11.3 B | 11.4 D | 11.5 E | 11.6 B | 11.7 E | 11.8 D | 11.9 E

H 84

11.10 Ein Mann ist als normal zeugungsfähig anzusehen, wenn im Spermiogramm vorhanden sind:

(1) 60 Millionen Spermatozoen/ml
(2) 20–30 Millionen Spermatozoen/ml
(3) 70% normale Spermien
(4) 1,5 ml Ejakulat
(5) 40% gut bewegliche Spermien (2 Stunden nach Masturbation)
(6) 80% gut bewegliche Spermien (2 Stunden nach Masturbation)

(A) nur 2 und 6 sind richtig
(B) nur 1, 3 und 6 sind richtig
(C) nur 2, 4 und 5 sind richtig
(D) nur 1, 3, 4 und 5 sind richtig
(E) nur 2, 3, 4 und 6 sind richtig

H 84

11.11 Die Sterilisation des Mannes wird gewöhnlich durchgeführt durch

(A) subkapsuläre Orchiektomie beidseits
(B) Durchtrennung und Unterbindung der Samenstränge beidseits
(C) Unterbindung und Resektion beider Samenleiter
(D) Injektion von Gewebekleber (z. B. Histoacryl®) in beide Samenleiter
(E) Röntgenbestrahlung beider Hoden mit je 4 Gy

F 85

11.12 In der Diagnostik von Fertilitätsstörungen des Mannes ist (sind) welche Untersuchung(en) von Bedeutung?

(1) Hodenbiopsie
(2) Bestimmung des Fruktosespiegels im Seminalplasma
(3) Bestimmung des Plasmatestosteronspiegels
(4) Bestimmung der Anzahl der reifen Spermatozoen in der Samenblase

(A) nur 1 ist richtig
(B) nur 1 und 2 sind richtig
(C) nur 1, 2 und 3 sind richtig
(D) nur 2, 3 und 4 sind richtig
(E) 1–4 = alle sind richtig

12 Urologische Erkrankungen im Kindesalter

12.1 Kongenitale Fehlbildungen

12.1 Welche Aussage trifft **nicht** zu?

Ein doppelseitiger Megaureter wird häufig von folgenden Symptomen begleitet:

(A) Niereninsuffizienz
(B) Inkontinenz
(C) Gedeihstörungen
(D) Leibschmerzen
(E) Pyurie

12.2 Das äußere Genitale des 4jährigen Knaben (Abb. 24, siehe Anhang) zeigt einen Befund, der charakteristisch ist für:

(A) männlichen Pseudohermaphroditismus
(B) adrenogenitales Syndrom
(C) Kloake
(D) Hypospadie
(E) Epispadie

12.3 Welche Aussage trifft zu?

Eine komplette Epispadie wird begleitet von

(A) Niereninsuffizienz
(B) Pyurie
(C) Gedeihstörungen
(D) Inkontinenz
(E) Leibschmerzen

12.4 Als Ursachen einer Harnstauungsniere im Kindesalter kommen in Betracht ein(e):

(1) aberrierendes Gefäß
(2) Harnleiterstein
(3) subpelvine Stenose
(4) Nierenbeckenstein
(5) Ureterozele

(A) nur 1 und 2 sind richtig
(B) nur 2 und 3 sind richtig
(C) nur 3 und 5 sind richtig
(D) nur 1, 4 und 5 sind richtig
(E) 1–5 = alle sind richtig

11.10 B | 11.11 C | 11.12 C | 12.1 B | 12.2 E | 12.3 D | 12.4 E

12.5 Harnröhrenklappen

(A) kommen bei Knaben und Mädchen mit derselben Häufigkeit vor
(B) sind belanglos, da es sich um Schleimhautfalten handelt
(C) können eine Ursache von beidseitigen Megaureteren sein
(D) sind ausschließlich im distalen Teil der Harnröhre lokalisiert
(E) werden in der Regel durch eine Bougierungsbehandlung beseitigt

12.6 Bei einem 1jährigen Knaben (s. Beilage Abb. Nr. 25) erkennt man im Bereich des Unterbauches eine

(A) Hypospadie
(B) Omphalozele
(C) Urachusfistel
(D) Blasenekstrophie
(E) mazerierte Nabelhernie

12.7 Die häufigste Hemmungsmißbildung der Harnblase ist die

(A) Hypoplasie
(B) Agenesie
(C) Dysplasie
(D) Ekstrophie
(E) Ektopie

H 84

12.8 Die ektope Ureterozele bei Doppelniere

(1) entsteht bei Mädchen durch Senkung der hinteren Harnröhrenwand
(2) prolabiert bei Mädchen gelegentlich vor das Ostium urethrae externum
(3) ist eine zystische Erweiterung des intravesikalen Harnleiteranteils
(4) kann beim Kind die Blasenkapazität einschränken
(5) wird vorwiegend konservativ behandelt

(A) nur 1 und 2 sind richtig
(B) nur 1 und 5 sind richtig
(C) nur 2, 3 und 4 sind richtig
(D) nur 2, 4 und 5 sind richtig
(E) nur 3, 4 und 5 sind richtig

12.3 Vesikoureteraler Reflux

12.9 Welche Aussage trifft zu?

Das geeignetste diagnostische Hilfsmittel zur Erkennung eines vesikoureteralen Refluxes ist die

(A) Sequenzszintigraphie
(B) Isotopennephrographie
(C) Infusionsurographie
(D) Miktionszystographie
(E) Zystoskopie

12.10 Welche Aussage trifft zu?

Die häufigste Folge des vesikoureteralen Refluxes ist die (der)

(A) Enuresis nocturna
(B) Steinbildung
(C) Hydronephrose
(D) Blasenatonie
(E) therapieresistente Harnwegsinfekt

F 84

12.11 Bei einem 4jährigen Jungen mit rezidivierenden Harnwegsinfekten ist/sind folgende Erkrankung(en) als Ursache hierfür relativ häufig:

(1) chronische Tonsillitis
(2) vesikoureteraler Reflux
(3) Nierenzyste
(4) Nephroptose

(A) nur 1 ist richtig
(B) nur 2 ist richtig
(C) nur 1 und 2 sind richtig
(D) nur 2 und 4 sind richtig
(E) nur 1, 2 und 3 sind richtig

12.5 C | 12.6 D | 12.7 D | 12.8 C | 12.9 D | 12.10 E | 12.11 B

12.4 Phimose

12.12 Welche Aussage trifft zu?

Bei einem 3 Monate alten Knaben läßt sich das Präputium nur so weit zurückschieben, daß lediglich die Harnröhrenmündung und deren unmittelbare Umgebung sichtbar werden. Der Befund erfordert

(A) wöchentliche Dehnung mit Knopfsonde wegen drohender Phimose
(B) chirurgische Behandlung (z. B. durch Zirkumzision)
(C) keinerlei Behandlung, da eine physiologische Präputialverklebung vorliegen kann
(D) antibakterielle Lokalbehandlung wegen Verdachts auf Balanitis
(E) tägliche Versuche, die Vorhaut weiter zurückzuschieben

12.13 Beim männlichen Säugling läßt sich das Präputium in der Regel nicht vollständig zurückschieben,

weil

das Präputium beim männlichen Säugling physiologischerweise mit der Glans verklebt ist.

12.14 Bei Patienten mit einer Phimose kommt es seltener zur Ausbildung eines Peniskarzinoms als bei Patienten ohne Phimose,

weil

durch eine Phimose die Glans penis gegen kanzerogen wirkende mechanische Dauerreize geschützt ist.

12.5 Lageanomalien des Hodens

12.15 Bei einem 1½jährigen Knaben liegt der rechte Hoden an typischer Stelle, linksseitig findet sich ein im Leistenkanal gelegener, nicht beweglicher Hoden.

Welche der folgenden Aussagen trifft zu?

(A) Es handelt sich um einen in dieser Altersgruppe noch physiologischen Zustand
(B) Therapeutische Schritte sollten erst im 6. Lebensjahr durchgeführt werden
(C) Verabreichung von Choriongonadotropin (HCG) und gegebenenfalls operative Hodenverlagerung sind angezeigt
(D) Es muß zum Ausschluß einer malignen Entartung eine Hodenbiopsie vorgenommen werden
(E) Keine der Aussagen trifft zu

○**12.16** Die besonderen Risiken des kryptorchen Hodens liegen in

(1) Hydrocele testis nondescendentis
(2) Impotentia ejaculandi
(3) Infertilität
(4) maligner Entartung
(5) Eunuchoidismus

(A) nur 1 und 2 sind richtig
(B) nur 2 und 3 sind richtig
(C) nur 3 und 4 sind richtig
(D) nur 1, 3 und 4 sind richtig
(E) 1–5 = alle sind richtig

Antwort	Aussage 1	Aussage 2	Verknüpfung
A	richtig	richtig	richtig
B	richtig	richtig	falsch
C	richtig	falsch	–
D	falsch	richtig	–
E	falsch	falsch	–

12.12 C 12.13 A 12.14 E 12.15 C 12.16 C

12.17 Bei einem 20jährigen Patienten wurde eine doppelseitige Retentio testis im Alter von 8 Jahren durch Orchidopexie behandelt.

Welche der Aussagen trifft (treffen) zu?

(1) Die normale Zeugungsfähigkeit ist gewährleistet
(2) Eine Zeugungsfähigkeit ist lediglich bei hochdosierten Testosterongaben gewährleistet
(3) Es besteht wahrscheinlich keine Fertilität
(4) Von einer Vaterschaft ist wegen der erhöhten Mißbildungsrate abzuraten

(A) nur 1 ist richtig
(B) nur 2 ist richtig
(C) nur 3 ist richtig
(D) nur 1 und 4 sind richtig
(E) nur 2 und 4 sind richtig

12.18 Welche Aussage trifft zu?

Die besondere Gefahr des kryptorchen Hodens liegt in

(A) Orchitis
(B) Hydrocele testis nondescendentis
(C) Impotentia ejaculandi
(D) Infertilität und maligner Entartung
(E) Eunuchoidismus

12.19 Das Verbleiben **eines** Hodens im Leistenkanal (Leistenhoden)

(1) ist als Deszensusstörung zu bewerten, die bis zur Pubertät keiner therapeutischen Behandlung bedarf
(2) sollte schon beim Kleinkind hormonell behandelt werden, da Choriongonadotropininjektionen einen günstigen Effekt zeigen können
(3) erfordert nach erfolgloser Hormonbehandlung ein chirurgisches Vorgehen
(4) ist beim jungen Säugling ein kontrollbedürftiger, aber nicht zu behandelnder Befund

(A) nur 1 ist richtig
(B) nur 1 und 4 sind richtig
(C) nur 2 und 3 sind richtig
(D) nur 2 und 4 sind richtig
(E) nur 2, 3 und 4 sind richtig

12.20 Bei einem 25jährigen Patienten wurde ein unilateraler Hodenmaldeszensus im Alter von 8 Jahren durch Orchidopexie behandelt.

Welche Aussage(n) trifft (treffen) zu?

(1) Mit einer Einschränkung der Chancen zur Zeugungsfähigkeit muß gerechnet werden.
(2) Die Potentia coeundi wird durch die behandelte Deszensusstörung in der Regel nicht wesentlich beeinträchtigt.
(3) Von einer Vaterschaft ist wegen der erhöhten Mißbildungsrate abzuraten.
(4) Mit einem erhöhten Risiko zur malignen Entartung des betroffenen Hodens muß gerechnet werden.

(A) nur 2 ist richtig
(B) nur 1 und 3 sind richtig
(C) nur 1, 2 und 3 sind richtig
(D) nur 1, 2 und 4 sind richtig
(E) 1–4 = alle sind richtig

12.21 Wie soll eine einseitige Retentio testis inguinalis behandelt werden, wenn 1–2 im zweiten Lebensjahr durchgeführte Gonadotropinkuren (HCG) ohne Erfolg sind?

(A) weitere konservative Therapie mit je 12000 E. Gonadotropin im 4., 6. und 12. Lebensjahr
(B) Abwarten des Spontandescensus testis bis zum Eintritt der Pubertät
(C) baldige Orchidolyse und Orchidopexie
(D) Abwarten des Spontandescensus testis. Bei fehlendem Descensus Orchidolyse und Orchidopexie im 14. Lebensjahr
(E) Zu keinem Zeitpunkt ist eine Operation notwendig, da im Gegensatz zum doppelseitigen Kryptorchismus die Fertilität bei einseitiger Retentio testis nie beeinträchtigt ist.

F 84

12.22 Mit der Behandlung eines einseitigen Hodenhochstandes (Retentio testis inguinalis) kann bis zum 10. Lebensjahr abgewartet werden,

weil

der Hoden bis zum Eintritt der Pubertät in das Skrotum verlagert werden muß.

12.17 C 12.18 D 12.19 E 12.20 D 12.21 C 12.22 E

H 84

12.23 Bei einem reifgeborenen Kind wird im 7. Lebensmonat ein behandlungsbedürftiger Maldescensus testis diagnostiziert. Der Maldescensus testis sollte behandelt werden

(A) vor Abschluß des 2. Lebensjahres
(B) zwischen dem 4. und 6. Lebensjahr
(C) zwischen dem 7. und 10. Lebensjahr
(D) zu Beginn der Pubertät
(E) nach abgeschlossener Pubertät

H 85

12.24 Bei einem 2jährigen Knaben liegen beide Hoden zeitweise im Skrotum, zeitweise im Leistenkanal. Bei diesem Kind ist baldmöglichst eine Orchidopexie durchzuführen,

weil

nicht im 2. Lebensjahr ins Skrotum verlagerte Inguinalhoden zur Infertilität führen können.

12.6 „Hodenschwellung"

12.25 Ein Schuljunge kommt mit einer plötzlich aufgetretenen, hochschmerzhaften Hodenschwellung zum praktischen Arzt.

Welche Maßnahme ist richtig?

(A) sofortige Klinikeinweisung unter dem Verdacht einer Hodentorsion
(B) Untersagung des Schulsports zur Vermeidung von Traumatisierung
(C) Punktion des Hodens zur Dekompression
(D) Harnuntersuchung wegen Verdachts auf Harnwegsinfekt
(E) Verordnung von Bettruhe wegen Verdachts auf Orchitis

F 84

12.26 Bei einem 9jährigen Jungen sind plötzlich starke Schmerzen in den Hoden aufgetreten. Der linke Hoden erscheint stark geschwollen und hoch empfindlich. Hoden und Nebenhoden sind palpatorisch nicht zu unterscheiden. Leichtes Anheben des Skrotums verschafft keine Erleichterung. Keine Temperaturerhöhung.

Um welches Krankheitsbild handelt es sich am wahrscheinlichsten?

(A) Nebenhodenentzündung
(B) Leistenhernie
(C) Hydrozele
(D) Hodentorsion
(E) Varikozele

12.7 Tumoren

12.27 Welches ist der häufigste Tumor des Urogenitaltrakts des Kindes?

(A) Hodentumor
(B) Urachuskarzinom
(C) Rhabdomyosarkom der Blase
(D) Wilms-Tumor
(E) Nierenbeckenkarzinom

12.28 Welche Aussage trifft zu?

Häufigstes Symptom bei Wilms-Tumor ist:

(A) palpabler Tumor
(B) Schmerz
(C) Anämie
(D) Fieber
(E) Hämaturie

Antwort	Aussage 1	Aussage 2	Verknüpfung
A	richtig	richtig	richtig
B	richtig	richtig	falsch
C	richtig	falsch	–
D	falsch	richtig	–
E	falsch	falsch	–

12.23 A 12.24 D 12.25 A 12.26 D 12.27 D 12.28 A

12.29 Welche Aussage trifft **nicht** zu?

Für das Nephroblastom im Kindesalter gilt:

(A) Fieber kann ein Symptom sein
(B) Ein Nephroblastom muß nicht immer Beschwerden verursachen. Es kann durch sein Größenwachstum auffallen
(C) Es kann zu Anämie und Hämaturie führen
(D) Operative Therapie ist indiziert
(E) Eine zytostatische Therapie ist in der Regel wirkungslos

12.30 Die Palpation eines Wilms-Tumor muß auf ein Mindestmaß beschränkt bleiben,

weil

der Wilms-Tumor aufgrund einer erhöhten Catecholaminausschüttung zur hypertonen Krise führen kann.

12.31 Bei einem 6jährigen Jungen zeigt die Ausscheidungsurographie eine weichteildichte Verschattung im Bereich der linken Niere sowie eine fehlende Darstellung der mittleren und oberen Kelchgruppe der linken Niere. Der Mutter war schon seit längerer Zeit eine Zunahme des Bauchumfanges aufgefallen. Eine Hämaturie besteht nicht.

Es handelt sich am ehesten um eine(n)

(A) Steinpyonephrose
(B) Hydronephrose
(C) Wilms-Tumor
(D) polyzystische Nierendegeneration
(E) Hufeisenniere

12.32 Welche der genannten Diagnosen kommt bei einer Geschwulst in der Lendengegend mit frühzeitiger Metastasierung bei Kindern unter 3 Jahren differentialdiagnostisch am ehesten in Betracht?

(A) Hypernephrom
(B) Nierenbeckenkarzinom
(C) solitäre Nierenzyste
(D) Neuroblastom des Nebennierenmarks
(E) Phäochromozytom

F 84

12.33 Welche Aussage trifft **nicht** zu?

Für das Nephroblastom gilt:

(A) Es befällt vor allem Kinder im Schulalter.
(B) Es führt oft zu einer sichtbaren Vergrößerung des Bauches.
(C) eine Hämaturie ist prognostisch ungünstig.
(D) Im Pyelogramm zeigen sich Verdrängung und Deformierung der Nierenkelche.
(E) Mißbildungen sind bei Kindern mit Nephroblastom häufiger zu finden.

F 84

12.34 Bei einem Kleinkind wurde im rechten Mittelbauch ein rasch wachsender Tumor getastet. Das Operationspräparat und der histologische Befund stellen folgende Tumorform dar (siehe Abbildung Nr. 26 und Nr. 27 der Bildbeilage):

(A) Neuroblastom der rechten Niere
(B) embryonales Rhabdomyosarkom
(C) malignes Phäochromozytom
(D) Nephroblastom (Wilms-Tumor)
(E) Adenokarzinom der Niere

H 85

12.35 Bei einem 5jährigen Kind werden eine Makrohämaturie und eine linksseitige Bauchdeckenvorwölbung beobachtet. Bei der vorsichtigen Palpation des Abdomens wird ein „Bauchtumor" links festgestellt.

Die wahrscheinlichste Diagnose lautet:

(A) Hydronephrose
(B) hypernephroides Nierenkarzinom
(C) Wilms-Tumor
(D) große Nierenzyste links
(E) Urogenitaltuberkulose

12.29 E | 12.30 C | 12.31 C | 12.32 D | 12.33 A | 12.34 D | 12.35 C

F 86

12.36 Bei einem Kleinkind wurde wegen allgemeiner Mattigkeit eine hämatologische Untersuchung durchgeführt. Dabei wurden im Blutausstrich atypische Zellverbände nachgewiesen. Die weitere Untersuchung deckte einen metastasierenden Tumor auf, welcher im Bereich der rechten Nebennierenregion lokalisiert war (siehe Abbildung Nr. 28 und Nr. 29 der Bildbeilage).

Es handelt sich am ehesten um ein(en)

(A) malignes Lymphom
(B) Wilms-Tumor
(C) Ewing-Sarkom
(D) Neuroblastom
(E) Nebennierenrindenkarzinom

12.8 Harnsteinleiden

12.37 Welche Aussage trifft zu?

Die röntgenologisch nachweisbare Nephrokalzinose ist am häufigsten Folge einer/eines

(A) Schwermetallschädigung der Tubuli
(B) primären Hyperparathyreoidismus
(C) hyperchlorämischen Azidose
(D) chronischen Pyelonephritis
(E) Nierentuberkulose

13 Urologische Erkrankungen der Frau

13.1 Die Reizblase wird von folgendem(n) Symptom(en) begleitet:

(1) Bakteriurie
(2) Hämaturie
(3) Inkontinenz
(4) Pollakisurie

(A) nur 4 ist richtig
(B) nur 1 und 2 sind richtig
(C) nur 3 und 4 sind richtig
(D) nur 1, 2 und 3 sind richtig
(E) 1–4 = alle sind richtig

13.2 Bei einseitigen kolikartigen Rückenschmerzen, die während der Frühschwangerschaft auftreten, steht folgende urologische diagnostische Maßnahme im Vordergrund:

(A) Urographie
(B) Isotopennephrographie
(C) Zystoskopie und Überprüfung der Indigokarminausscheidung
(D) retrograde Pyelographie
(E) Ureterenkatheterismus

13.3 Eine 38jährige Patientin klagt ein Jahr nach der Geburt ihres 3. Kindes über gehäufte unwillkürliche Harnabgänge, die z. B. in Zusammenhang mit körperlichen Belastungen und beim Husten auftreten.

Es handelt sich am wahrscheinlichsten um eine

(A) Überlaufblase
(B) Reflexinkontinenz
(C) Urge (Drang)-Inkontinenz
(D) Streßinkontinenz
(E) extraurethrale Inkontinenz

13.4 Die Streßinkontinenz der Frau ist gekennzeichnet durch

(A) Detrusorinstabilität
(B) Strangurie
(C) Harnverlust nur bei Harndrang
(D) heterotope Uretermündung
(E) Harnverlust bei körperlicher Belastung

F 84

13.5 Bei einem unwillkürlichen Harnabgang alter Frauen ist stets eine Senkungsoperation als Methode der Wahl anzusehen,

weil

eine Harninkontinenz eine typische Begleiterscheinung des Descensus vaginae ist.

Antwort	Aussage 1	Aussage 2	Verknüpfung
A	richtig	richtig	richtig
B	richtig	richtig	falsch
C	richtig	falsch	–
D	falsch	richtig	–
E	falsch	falsch	–

12.36 D 12.37 B 13.1 A 13.2 C 13.3 D 13.4 E 13.5 D

F 84

13.6 Bei der motorischen Urge-Inkontinenz kommt es zu unwillkürlichem, aktivem Urinabgang,

weil

bei der motorischen Urge-Inkontinenz unwillkürliche, ungehemmte Detrusorkontraktionen einen Harnabgang bewirken.

F 84

13.7 Schäden an den ableitenden Harnwegen als Folgen der Strahlenbehandlung des weiblichen Genitalkarzinoms können sein:

(1) Blasen-Scheiden-Fistel
(2) Harnleiter-Scheiden-Fistel
(3) Harnleiterstenosierung
(4) Blasenendometriose

(A) nur 1 und 2 sind richtig
(B) nur 1 und 3 sind richtig
(C) nur 2 und 3 sind richtig
(D) nur 1, 2 und 3 sind richtig
(E) nur 1, 2 und 4 sind richtig

H 84

13.8 Ursachen der Harninkontinenz der Frau können sein:

(1) verminderter Schließmuskeltonus
(2) Beckenbodenschwäche
(3) Detrusorhyperreflexie
(4) Urogenitalfistel

(A) nur 2 und 3 sind richtig
(B) nur 1, 2 und 3 sind richtig
(C) nur 1, 2 und 4 sind richtig
(D) nur 1, 3 und 4 sind richtig
(E) 1–4 = alle sind richtig

F 85

13.9 Die postoperative Ureter-Scheiden-Fistel sollte nicht operativ versorgt werden,

weil

sich die postoperative Harnleiter-Scheiden-Fistel regelmäßig spontan und komplikationslos verschließt.

H 85

13.10 Eine Patientin stellt sich wegen Harninkontinenz vor. Die neurologische Untersuchung ergibt keinen pathologischen Befund.
Bei der urodynamischen Abklärung zeigt sich folgendes: Bei intraabdomineller Druckerhöhung durch Husten und Pressen steigt – mit der Folge des Urinverlustes – der Blasendruck über den Harnröhrendruck an, ohne daß jedoch in Zusammenhang mit diesem Urinverlust Detrusorkontraktionen auftreten.

Die wahrscheinlichste Diagnose lautet:

(A) vesikoureteraler Reflux
(B) Reflexinkontinenz
(C) Streßinkontinenz
(D) motorische Urge (Drang)-Inkontinenz
(E) extraurethrale Inkontinenz

F 86

13.11 Eine häufige Beschwerde beim Descensus vaginae ist die Streßinkontinenz,

weil

die vordere Scheidenwand mit der Blasenwand fest verbunden ist und es beim Descensus vaginae deshalb häufig zu einer Zystozele kommt.

F 86

13.12 Zur Behandlung einer hochfieberhaften Pyelonephritis bei einer stillenden Wöchnerin darf kein Ampicillin benutzt werden,

weil

Ampicillin durch die Muttermilch das Neugeborene gefährdet bzw. schädigt.

13.6 A 13.7 D 13.8 E 13.9 E 13.10 C 13.11 A 13.12 E

14 Neurogene Blasenentleerungsstörungen

14.1 Welche Befunde werden nach Ablauf der Schockphase bei einer sog. „hohen" Querschnittslähmung (oberhalb S 2) beobachtet?

(1) Inkontinenz
(2) Blasenspasmen
(3) Blasenatonie
(4) Blasensensibilitätsverlust
(5) erhöhte Blasenkapazität

(A) nur 1, 2 und 4 sind richtig
(B) nur 1, 2 und 5 sind richtig
(C) nur 1, 3 und 5 sind richtig
(D) nur 2, 4 und 5 sind richtig
(E) nur 3, 4 und 5 sind richtig

14.2 Läsionen des Rückenmarks oberhalb des Miktionsreflexbogens (S 2 – S 4) haben in der Regel eine schlaffe Lähmung der Blase zur Folge,

weil

sich bei Läsionen des Rückenmarks oberhalb des Miktionsreflexbogens (S 2 – S 4) eine Detrusorhypertrophie entwickelt.

F 77

14.3 Die beste Behandlung der Harnverhaltung einer akut neurogen gestörten Blase ist die mehrfache tägliche Katheterisierung.

weil

durch mehrfache tägliche Katheterisierung am besten der chronische Harnwegsinfekt vermieden werden kann.

14.4 Ursachen für erworbene neurogene Blasenentleerungsstörungen können sein

(1) Rückenmarksschädigung mit nachfolgender Tetraplegie
(2) multiple Sklerose
(3) Morbus Parkinson
(4) Spina bifida
(5) Myelitis

(A) nur 1 und 3 sind richtig
(B) nur 3 und 4 sind richtig
(C) nur 1, 2 und 5 sind richtig
(D) nur 1, 2, 3 und 5 sind richtig
(E) 1–5 = alle sind richtig

F 85

14.5 Unwillkürlicher Urinverlust kann als Symptom der neurogenen Blasenentleerungsstörung nur dann entstehen, wenn die sogenannte infranukleäre Läsion vorliegt,

weil

die Harnblase und der M. sphincter urethrae nur parasympathisch innerviert werden.

H 85

14.6 Bei einem Patienten mit akut-traumatischer Rückenmarksläsion besteht ein „spinaler Schock" mit Blasenatonie und kompletter Harnverhaltung.

Welche therapeutische Maßnahme zur Blasenentleerung ist in erster Linie indiziert?

(A) Legen eines Blasendauerkatheters
(B) Anlegen einer suprapubischen Blasenfistel
(C) Anlegen eines Ileum-Conduits
(D) intermittierender aseptischer Katheterismus
(E) Resektion der Nn. hypogastrici

Antwort	Aussage 1	Aussage 2	Verknüpfung
A	richtig	richtig	richtig
B	richtig	richtig	falsch
C	richtig	falsch	–
D	falsch	richtig	–
E	falsch	falsch	–

14.1 A 14.2 D 14.3 A 14.4 D 14.5 E 14.6 D

F 86

14.7 Unwillkürlicher Urinverlust kann Ausdruck sein einer

(1) Beckenbodenschwäche
(2) Schädigung des Rückenmarks in Höhe des 5. Brustwirbelkörpers
(3) Schädigung des sakralen Rückenmarks im Bereich der Rückenmarkssegmente S 2 – S 4
(4) Blasenscheidenfistel

(A) nur 1 ist richtig
(B) nur 1 und 4 sind richtig
(C) nur 2 und 4 sind richtig
(D) nur 1, 2 und 3 sind richtig
(E) 1–4 = alle sind richtig

15 Urologische Notfallsituationen

15.1 Harnverhaltung – Anurie

15.1 Welche Aussage trifft zu?

Bei einem 80jährigen Patienten in sehr schlechtem Allgemeinzustand mit einer Prostatahyperplasie mit hohen Restharnvolumina ist folgendes Behandlungsverfahren am wenigsten belastend:

(A) Dauerkatheterbehandlung
(B) intermittierender Katheterismus
(C) kryochirurgische Behandlung
(D) Anlegen einer suprapubischen Blasenfistel
(E) transurethrale Resektion

15.2 Welche Aussage trifft **nicht** zu?

Als wichtige und bedrohliche Komplikationen des akuten Nierenversagens gelten:

(A) Hypomagnesiämie
(B) gastrointestinale Blutungen
(C) Hyperkaliämie
(D) bakterielle Infektionen
(E) Überwässerung

15.3 Ursache(n) für ein postrenales Nierenversagen ist (sind):

(1) extrarenaler Flüssigkeitsverlust
(2) Tubulusnekrose
(3) doppelseitige Harnleiterblockierung
(4) chronische Blasenentleerungsstörung

(A) nur 3 ist richtig
(B) nur 1 und 3 sind richtig
(C) nur 3 und 4 sind richtig
(D) nur 2, 3 und 4 sind richtig
(E) 1–4 = alle sind richtig

15.4 Welche Folge eines akuten Nierenversagens ist für einen Patienten vital am bedrohlichsten?

(A) Hyperkaliämie
(B) Ketoazidose
(C) Hyperosmolarität
(D) Hypernatriämie
(E) Azotämie

15.5 Die wichtigste Maßnahme zur Unterscheidung der akuten Harnverhaltung von einer durch Nierenversagen bedingten Anurie ist:

(A) Sequenzszintigraphie
(B) bimanuelle rektale Untersuchung
(C) Katheterisierung
(D) Ausscheidungsurographie
(E) Retrograde Pyelographie

15.6 Sie werden nachts zu einem 73jährigen Patienten mit Herzschrittmacher in die Wohnung gerufen, weil der Patient zwar „einen Druck über der Harnblase" verspürt, aber seit Stunden keinen Urin mehr lassen kann. Es handelt sich am ehesten um folgendes Krankheitsbild:

(A) Nierensteinkolik
(B) Hypernephrom mit Blutung
(C) obstruktive Uropathie
(D) Parasystolie
(E) akute Pyelonephritis

14.7 E | 15.1 A | 15.2 A | 15.3 C | 15.4 A | 15.5 C | 15.6 C

15.7 Welche der folgenden diagnostischen Maßnahmen trägt am ehesten zur Klärung dieser (in Frage 15.6 angeführten) akuten Situation bei?

(A) EKG
(B) Perkussion der Harnblase
(C) Prüfung der Bauchdeckenreflexe
(D) BKS und Blutbild
(E) Rektoskopie

15.8 Typische Befunde bzw. Komplikationen bei akutem Nierenversagen sind

(1) Hyperkaliämie
(2) Überwässerung
(3) gastrointestinale Blutungen
(4) bakterielle Infekte
(5) metabolische Alkalose

(A) nur 1 und 2 sind richtig
(B) nur 3 und 4 sind richtig
(C) nur 1, 2 und 5 sind richtig
(D) nur 1, 2, 3 und 4 sind richtig
(E) 1–5 = alle sind richtig

F 84

15.9 Als Anurie-Ursache(n) kommt (kommen) in Frage:

(1) Knollenblätterpilzvergiftung
(2) Schock
(3) akute Glomerulonephritis

(A) nur 2 ist richtig
(B) nur 1 und 2 sind richtig
(C) nur 1 und 3 sind richtig
(D) nur 2 und 3 sind richtig
(E) 1–3 = alle sind richtig

F 85

15.10 Das Auftreten einer akuten Harnverhaltung bei einem 65jährigen Patienten, bei dem zuvor geringfügige Miktionsstörungen bestanden hatten, erfordert in der Erstversorgung im allgemeinen zunächst welche Maßnahme?

(A) suprapubische Harnableitung
(B) Dauerkatheter
(C) Blasenpunktion
(D) steriler Katheterismus mit Einmalkatheter
(E) Auslösung einer forcierten Diurese

F 85

15.11 Ein 53jähriger Patient klagt über plötzlich einsetzenden rechtsseitigen Flankenschmerz. Es besteht Erbrechen. Eine Temperaturerhöhung liegt nicht vor. Im Sonogramm erweisen sich beide Nieren als nicht gestaut. Im Ausscheidungsurogramm findet sich eine stumme Niere rechts.

An welche Erkrankung ist bei dieser Symptomatik in erster Linie zu denken?

(A) nicht schattengebender Harnleiterverschlußstein
(B) Nierenarterienverschluß
(C) infiltrierender Nierentumor
(D) konstriktive perinephritische Fibrose
(E) Ureterabgangsstenose

15.3 „Hodenschwellung"

15.12 Welches ist die häufigste auslösende Ursache des Symptoms „geschwollener Hoden" bei Kindern?

(A) Varikozele
(B) Epididymitis
(C) Hodentorsion
(D) maligner Hodentumor
(E) Orchitis

15.13 Welche der im Kindesalter akut einsetzenden „Hodenschwellungen" erfordern eine sofortige Klinikeinweisung?

(1) Epididymitis
(2) Orchitis
(3) Hodentorsion
(4) Hydrozele
(5) inkarzerierte Hernie

(A) nur 2 und 3 sind richtig
(B) nur 2 und 5 sind richtig
(C) nur 3 und 5 sind richtig
(D) nur 1, 2 und 3 sind richtig
(E) nur 2, 3 und 4 sind richtig

15.7 B | 15.8 D | 15.9 E | 15.10 D | 15.11 B | 15.12 C | 15.13 C

Die folgenden Angaben beziehen sich auf die Aufgaben Nr. 15.14 und 15.15

15.14 Ein 14jähriger Junge wird in der Nacht von seinen Eltern in die Klinik gebracht. Er gibt an, er sei wegen einer sehr schmerzhaften Schwellung der linken Skrotalhälfte aus dem Schlaf erwacht. Die Schmerzen seien danach zunehmend stärker geworden. Auch habe er Brechreiz gehabt. Befund: Pubertierender Junge mit geschwollener und geröteter linker Skrotalhälfte. Die Palpation ist äußerst schmerzhaft. Der linke Hoden steht etwas höher als der rechte Hoden. Beim Anheben des linken Hodens wird eine Zunahme des Schmerzes angegeben. Im Urinsediment sind keine Bakterien nachweisbar. Fieber hat der Patient nicht.

Welches Krankheitsbild liegt am wahrscheinlichsten vor?

(A) Orchitis
(B) Epididymitis
(C) Hodentorsion
(D) maligner Hodentumor
(E) Hydrozele

15.15 Welche der nachfolgend angegebenen Maßnahmen ist am ehesten angezeigt?

(A) rasche operative Behandlung
(B) Gabe von Kortikoiden
(C) Hodenpunktion
(D) Verabfolgung von Interferon
(E) Eisbeutel, hausärztliche Weiterbehandlung

H 84

15.16 Welche Aussage trifft **nicht** zu?

Hinsichtlich der Hodentorsion gilt:

(A) Ein typisches Symptom bei Hodentorsion ist der Leistenschmerz.
(B) Der betroffene Hoden steht charakteristischerweise höher als im gesunden Zustand.
(C) Zu den möglichen Symptomen bei Hodentorsion zählt: Brechreiz.
(D) Ergibt sich die Verdachtsdiagnose „Hodentorsion", darf eine operative Therapie auf jeden Fall erst dann eingeleitet werden, wenn die Diagnose durch einen deutlich positiven Diaphanoskopiebefund gesichert werden konnte.
(E) Bei der körperlichen Untersuchung läßt sich beobachten, daß sich beim Anheben des betroffenen Hodens die Schmerzen verstärken.

F 85

15.17 Welche der folgenden in Zusammenhang mit intraskrotalen Schmerzen stehenden Aussagen treffen zu?

(1) Der maligne Hodentumor geht in aller Regel mit außerordentlich heftigen Schmerzen im Skrotum einher, sobald er als knotige Vergrößerung des Hodens palpabel wird.
(2) Bei der Epididymitis acuta ist der Nebenhoden typischerweise sehr druckschmerzhaft.
(3) Bei der Orchitis acuta ist der Hoden charakteristischerweise sehr druckdolent.
(4) Die idiopathische Hydrozele ist regelmäßig durch starken Spontanschmerz gekennzeichnet
(5) Bei der Samenstrangtorsion des Jugendlichen ist der Hoden typischerweise äußerst druckdolent.

(A) nur 1 und 5 sind richtig
(B) nur 1, 2 und 3 sind richtig
(C) nur 2, 3 und 5 sind richtig
(D) nur 1, 2, 3 und 5 sind richtig
(E) nur 2, 3, 4 und 5 sind richtig

H 85

15.18 Ein 13jähriger Junge hat nach einer Radfahrt plötzlich sehr heftige Schmerzen rechtsseitig im Unterbauch und im rechten Hoden. Die Schmerzen gehen anfänglich mit Übelkeit und Brechreiz einher. Bei der wenige Stunden später durchgeführten Untersuchung des Skrotums lassen sich folgende Befunde erheben:
Die Skrotalhaut ist ödematös. Der rechte Hoden steht höher als gewöhnlich und ist verdickt und äußerst druckschmerzhaft. Diaphanoskopie: negativ. Erhöhte Temperaturen hat der Patient nicht.

Welche Diagnose ist die wahrscheinlichste?

(A) akute Epididymitis
(B) große traumatische Hydrozele
(C) Hodentorsion
(D) Orchitis
(E) inkarzerierte Skrotalhernie

15.14 C 15.15 A 15.16 D 15.17 C 15.18 C

Folgende Angaben beziehen sich auf die Aufgaben Nr. 15.19 und Nr. 15.20.

Ein 16jähriger Patient wird abends um 20.30 Uhr vom Hausarzt in die Klinik eingewiesen. Der Patient hat heftige Schmerzen im rechten Hoden und rechten Unterbauch. Die Schmerzen haben vor zweieinhalb Stunden nach dem Abendessen plötzlich begonnen. Vorher war ein Waldlauf gemacht worden. Anfänglich gingen die Schmerzen mit Übelkeit einher. Bei der Untersuchung erweist sich der rechte Hoden als stark berührungsempfindlich und etwas angeschwollen; Hoden und Nebenhoden sind nicht voneinander abgrenzbar. Das Urinsediment zeigt einen normalen Befund. Fieber hat der Patient nicht.

F 86

15.19 Die wahrscheinlichste Diagnose lautet:

(A) Epididymitis
(B) Spermatozele
(C) Hodentorsion
(D) Orchitis
(E) Skrotalhämatom

F 86

15.20 Das beste therapeutische Vorgehen bei diesem Patienten ist:

(A) Sie nehmen den Patienten stationär auf zur Antibiotikatherapie bei Bettruhe
(B) Sie veranlassen, daß der rechte Hoden sofort operativ freigelegt wird.
(C) Sie nehmen den Patienten stationär auf und bereiten ihn zur Operation am nächsten Vormittag vor.
(D) Sie verordnen ein Antibiotikum und entlassen den Patienten nach Hause.
(E) Sie verordnen Bettruhe und Tee und entlassen den Patienten nach Hause mit der Auflage, das Skrotum hochzulagern.

15.4 Priapismus

15.21 Der idiopathische Priapismus muß, wenn er nicht innerhalb kurzer Zeit spontan oder durch medikamentöse Maßnahmen verschwindet, innerhalb von 48 h operiert werden,

weil

ein innerhalb von 48 h unbeeinflußter oder später operierter Priapismus durch Thrombose und Fibrosierung der Corpora cavernosa zu einer totalen Impotenz führt.

F 84

15.22 Welche der nachfolgend aufgeführten therapeutischen Maßnahmen bietet bei einem seit 24 Stunden bestehenden Priapismus die besten Aussichten, eine bleibende erektile Impotenz zu verhindern?

(A) therapeutische Periduralanästhesie
(B) alleiniges Anlegen eines elastischen Kompressionsverbandes
(C) Shunt-Operation
(D) Schlaftherapie
(E) alleinige systemische Therapie mit Fibrinolytika

H 85

15.23 Operative Maßnahmen zur Behandlung des Priapismus sind in jedem Fall kontraindiziert,

weil

nur bei operativer, nicht aber bei konservativer Behandlung des Priapismus die Gefahr besteht, daß eine Impotentia coeundi zurückbleibt.

Antwort	Aussage 1	Aussage 2	Verknüpfung
A	richtig	richtig	richtig
B	richtig	richtig	falsch
C	richtig	falsch	–
D	falsch	richtig	–
E	falsch	falsch	–

15.19 C 15.20 B 15.21 A 15.22 C 15.23 E

F 86

15.24 Bei einem 40jährigen Patienten besteht seit ca. 5 Stunden eine Dauererektion des Penis ohne sexuelle Erregung. Es besteht der Verdacht auf Priapismus.

Die Verdachtsdiagnose „Priapismus" muß dann aufgegeben werden, wenn sich zeigt, daß die Miktionsfähigkeit des Patienten erhalten ist,

weil

beim Priapismus in aller Regel die Urethra durch das blutüberfüllte Corpus spongiosum urethrae vollständig komprimiert ist.

15.7 Uroseptischer Schock

15.25 Ein 67jähriger Patient mit rezidivierender Nephrolithiasis erkrankt plötzlich mit Fieber, Schüttelfrost und linksseitigem Flankenschmerz.

Welche Aussage trifft zu?

(A) Unter dem Verdacht der Urosepsis sollte sofort die Klinikeinweisung erfolgen
(B) Diagnostisch führt die Bestimmung der Leukozyten, der BSG und der Harnstoffausscheidung im Urin am ehesten zum Ziel
(C) Falls keine Makrohämaturie besteht, sollte man den spontanen Steinabgang abwarten
(D) Eine i.v. Ausscheidungsurographie ist unter diesen Umständen kontraindiziert
(E) Die perkutane Nierenbiopsie ist die diagnostische Methode der Wahl.

15.26 Die Urosepsis ist eine potentiell tödliche Erkrankung,

weil

Patienten mit obstruktiven Uropathien zur bakteriellen Besiedlung der ableitenden Harnwege neigen.

15.27 Der uroseptische Schock wird häufig durch Proteusarten hervorgerufen,

weil

Proteusarten typische Hospitalkeime sind.

F 86

15.28 Welche der nachfolgend aufgeführten Befunde passen zum Krankheitsbild des uroseptischen Schocks?

(1) Schüttelfrost
(2) arterielle Hypotonie im großen Kreislauf
(3) Azidose
(4) Thrombozytopenie

(A) nur 1 und 3 sind richtig
(B) nur 1 und 4 sind richtig
(C) nur 3 und 4 sind richtig
(D) nur 1, 3 und 4 sind richtig
(E) 1–4 = alle sind richtig

15.24 E | 15.25 A | 15.26 B | 15.27 A | 15.28 E

Lerntexte, Kommentare und richtige Lösungen

1 Pathomechanismen, allgemeine Symptomatologie und Prinzipien der Therapie

1.1 Niereninsuffizienz

Unter **Niereninsuffizienz** versteht man die eingeschränkte Fähigkeit der Nieren, ihre Aufgaben zu erfüllen. Dazu zählen die Regulation des Wasser- und Elektrolythaushaltes, des Säure- und Basenhaushaltes und die Ausscheidung harnpflichtiger Substanzen.
Über die Ursache der Niereninsuffizienz erlaubt der Begriff keinerlei Rückschlüsse.
Die Ursache kann
prärenal (z. B. Blutdruckabfall oder Gefäßschaden),
renal (Glomerulonephritis, Pyelonephritis) oder
postrenal (Harnwegsobstruktionen) sein.
Der Verlauf kann akut sein wie beim akuten Nierenversagen: Schockniere oder häufiger als chronische Niereninsuffizienz, die oft lange nicht erkannt wird.
Den Urologen beschäftigen meist die postrenalen Formen der Niereninsuffizienz. Meist liegen Obstruktionen der ableitenden Harnwege vor, die allmählich über die Rückstauung zur Mitbeteiligung, also Schädigung des Nierengewebes führen.
Typisch sind z. B. beim Mann das Prostataadenom, aber auch Steine oder Tumoren können zur zunehmenden Stenosierung in den ableitenden Harnwegen führen.
Ein einfacher und wichtiger Parameter ist das Serumkreatinin, das einen Anhalt für die glomeruläre Filtrationsrate darstellt: die GFR sinkt entsprechend dem Anstieg des Kreatinin.
Eine einzige gesunde Niere kann alle Funktionen ohne Veränderungen der Laborparameter erfüllen.
Beim akuten Nierenversagen (ANV) unterscheidet man 3 Stadien:

1. die Oligo/Anurie, meist bedingt durch Kreislauffaktoren wie Schock mit Blutdruckabfall
2. die kompensatorische Polyurie ohne Konzentrationsfähigkeit
3. die allmähliche Normalisierung der Nierenfunktion.

Frage 1.1: Lösung B

Der Kreatininwert ist von allen Angaben am wenigsten abhängig von der Nahrungsaufnahme (Proteine). Normalerweise wird Kreatinin schnell durch glomeruläre Filtration ausgeschieden. Kreatinin- und Inulinclearance werden als Maßstab für die Filtration der Niere benutzt.

Frage 1.2: Lösung D

Restharn entsteht z. B. durch ein Prostataadenom: Dies Beispiel kann zu einem **post**renalen Nierenversagen führen durch chronischen Harnstau mit daraus folgender Druckatrophie des Nierenparenchyms. **Prä**renales Nierenversagen entsteht allgemein durch mangelndes Blut-/Sauerstoffangebot an die Niere.

Frage 1.3: Lösung C

Hypertonie, Anämie durch mangelnde Erythropoetinproduktion, Mikrohämaturie sowie ADH-refraktäre Isosthenurie sind typische Zeichen der chronischen Niereninsuffizienz, wie sie bei der chronischen Pyelonephritis vorkommt.

Die Proteinurie von mehr als 5 g/24 h ist ein Kennzeichen des nephrotischen Syndroms, sie kommt in dieser Höhe bei der chronischen Pyelonephritis nicht vor.

Frage 1.4: Lösung E

Der Normalwert des Serumkreatinin liegt bei etwa 0,7–1,3 mg% (62–133 µmol/l).
Eine Erhöhung des Serumkreatinin findet sich bei Nierenfunktionsstörungen entsprechend der Einschränkung der glomerulären Filtrationsrate. Bei Niereninsuffizienzen und bei Harnwegsverlegungen steigt der Kreatininspiegel.
Auch Vitamin-C-haltige Medikamente oder Barbiturate führen zu einer Erhöhung des Kreatinins.
Kreatinin wird nicht rückresorbiert.
Die PAH-Clearance beträgt normalerweise ca. 600 ml/min.

Frage 1.5: Lösung C

Wir unterscheiden 3 Formen des Nierenversagens: **prärenal, renal und postrenal.**
Das **prärenale** Nierenversagen entsteht durch mangelndes Volumenangebot an die Niere bzw. mangelndes Sauerstoffangebot wie
Zu (1)
z. B. beim Schock
Renales Nierenversagen entsteht durch Schäden an der Niere, wie z. B. bei Vergiftungen, Glomerulonephritis, Sepsis.
Postrenales Nierenversagen entsteht bei Verlegung der **ableitenden** Harnwege:
Zu (2)
das Prostatakarzinom kann in Blase und Harnleiter infiltrieren.
Zu (4)
beim Morbus Ormond werden die Ureteren durch die zunehmende Fibrosierung von außen abgeklemmt.
Zu (3)
die Crush-Niere zählt zu den prärenalen Formen: sie entsteht, wenn die Nierentubuli verlegt werden aufgrund von größeren Weichteilverletzungen oder nach Verbrennung, wenn Hämo- oder Myoglobin frei wird.

Frage 1.6: Lösung E

Gefragt wurde nach den Ursachen des **akuten** Nierenversagens. (1) und (2) führen zwar auch zum Nierenversagen, es handelt sich hierbei jedoch um ein progredientes Leiden, das in der **terminalen** Niereninsuffizienz endet. Bei (3), (4) und (5) handelt es sich um **akute** Kreislaufzusammenbrüche, es liegt also ein **akutes** Nierenversagen durch eine **prärenale** Ursache vor.

Frage 1.7: Lösung D

Die angegebene isosthenurische Polyurie findet sich beim reversiblen **akuten** Nierenversagen, die Flüssigkeitsausscheidung ist erhöht, die Konzentrierungsfähigkeit fehlt noch.
Im **terminalen** Nierenversagen fehlt sowohl die Konzentrierungsfähigkeit als auch die Menge: isosthenurische Oligurie.
Durch die Polyurie im letzten Stadium des akuten Nierenversagens kann es zu erheblichem Salz- und Wasserverlust kommen, also zu
Zu (1)
Hypokaliämie
Zu (3)
Hyponatriämie und
Zu (4)
Exsikkose.
Beim nephrotischen Syndrom findet sich insbesondere eine
Zu (5)
Hypoalbuminämie.

Frage 1.8: Lösung A

Die zunehmende Hyperkaliämie kann zu Herzstillstand führen, daher ist sie vital am bedrohlichsten. Die bei Nierenversagen auftretende Azidose (nicht gleich Ketoazidose) verstärkt die Hyperkaliämie (Austausch von K^+ gegen H^+).
Die Ketoazidose entsteht durch Ketosäuren (entgleister Diabetes). Im weiteren Verlauf des akuten Nierenversagens kommt es zunächst zur Überwässerung, später bei einsetzender Polyurie kann es zur Exsikkose kommen.

Frage 1.9: Lösung E

Der Morbus Ormond = retroperitoneale Fibrose schnürt durch zunehmende Fibrosierung die Ureteren von außen ab.
Die Ureteren liegen ja auch retroperitoneal. Es kommt zur zunehmenden **post**renalen Abflußstörung: die Ursache der Abflußstörung liegt also distal der Niere.
Endzustand ist die postrenale Anurie.
Zu (A)
Der Morbus Cushing wirkt wie
Zu (C)
der Morbus Addison und
Zu (D)
das adrenogenitale Syndrom über Verschiebungen des Elektrolythaushaltes und des Flüssigkeitvolumens **prä**renal.
Zu (B)
Beim Kimmelstiel-Wilson-Syndrom ist es zum Schaden an den Nieren gekommen.

1.2 Störungen des Harntransports

Wichtig zu diesem Kapitel ist es, sich die Anatomie des harnableitenden Systems vor Augen zu halten.
Jede denkbare anatomische Veränderung kann zu Störungen führen. So führt beispielsweise eine Stenose im Bereich der Ureteren oder der Harnröhre zum Rückstau in die Nieren, was unbehandelt zu Nierenparenchymschäden führt.
Zusätzlich wird durch den Auf- bzw. Rückstau des Urins die Infektion des Harntraktes gebahnt, was zu Steinbildung (Infektsteine) und so wiederum zu weiteren Abflußstörungen führen kann: circulus vitiosus.
Zu den angeborenen Stenosen kommen die erworbenen Formen, z.B. Tumoren, Infektionen, Steinbildung, Ormond-Syndrom (retroperitoneale Fibrose). Typisch ist bei Männern das Prostataadenom.
Wird der Schaden nicht behoben, enden alle angegebenen Veränderungen in der **Hydronephrose** (Wassersackniere).
Leider wird das Krankheitsbild oft lange nicht erkannt, da nicht unbedingt Beschwerden vorliegen müssen.
Eine Ausscheidungsurographie bringt meist einen wichtigen Hinweis auf die Ätiologie.

Frage 1.10: Lösung E

Zu beachten gilt, daß sich eine Harntransportstörung auf nur eine Niere oder auf beide Nieren auswirken kann, je nachdem, wo die Obstruktion liegt: oberhalb der Blase (nur eine Niere betroffen) oder in Blasenhöhe bzw. tiefer (beide Nieren betroffen).

Frage 1.11: Lösung E

Eine prävesikale Harnleiterstenose liegt oberhalb der Harnblase. Oberhalb der Stenose ist der Harnleiter erweitert.
Eine Hydronephrose ist bereits Spätfolge eines nicht beseitigten Staus mit erfolgter Nierenparenchymschädigung. Durch den Druck des aufgestauten Urins wird das Nierenmark sukzessive zerstört.
Die Infektneigung erklärt sich aus der Harnstase.

Frage 1.12: Lösung E

Alle 4 Ursachen führen über einen Harnrückstau bis in die Niere zu einer Druckatrophie des Nierenparenchyms.

Frage 1.13: Lösung B

Durch den Parenchymuntergang bei der chronischen Niereninsuffizienz kommt es zu Störungen des Elektrolyt- und Säure-Basen-Haushaltes wie/

- Hyperkaliämie,
- Hyponatriämie,
- **metabolische Azidose.**

Durch mangelnde Erythropoetinproduktion kommt es zur Anämie.

Aussage 2 ist zwar richtig, jedoch in der Verknüpfung zur metabolischen Azidose bei chronischer Niereninsuffizienz nicht Ursache, sondern mit eine der Folgen der Azidose.

Frage 1.14: Lösung E

Alle Angaben können Ursachen eines vesikorenalen Refluxes sein. Zuerst kommt es zum vesikoureteralen Reflux. Ist die **Muskelkontraktion des Trigonums** während der Miktion **insuffizient,** oder der **Harnleiterabschnitt** in der Blasenwand (intramuraler Harnleiterabschnitt) **zu kurz,** so kann bei geringfügiger Druckerhöhung bereits ein Reflux auftreten. **Nicht normotop mündende Ureteren** und **Innervationsstörungen** sind ebenfalls Ursache eines Refluxes.
Durch den vesikorenalen Reflux kommt es zur Keimansiedlung aus dem unteren Urogenitaltrakt (aszendierende Infektion), was häufig zu chronisch rezidivierenden Infektionen mit Schädigung des Nierenparenchyms führt (interstitielle bakterielle Nephritis).
Heute stellt man die Bedeutung der aszendierenden Infektion mehr und mehr in Frage und spricht dem hämatogenen Infektionsweg größere Bedeutung bei.
Die Hypothese von Stephens und Steckel geht davon aus, daß nicht der Reflux die Ursache der chronischen Pyelonephritis ist, sondern ein **minderwertiges Nierengewebe.**

Frage 1.15: Lösung E

Obstruktive Uropathien treten auf allen Abschnitten zwischen der Niere und der äußeren Harnöffnung auf. Sinnvollerweise werden angeborene und erworbene Störungen unterschieden. Je nach Höhe der Obstruktion wird eine Einteilung in **supravesikal, vesikal und infravesikal** vorgenommen. Liegt eine **supravesikale** Obstruktion vor, so kommt es zur Rückstauung in **nur eine Niere.**
Supravesikal und vesikal liegen häufig Steine vor.
Infravesikale Störungen sind z.B. Blasenhalsstenose, Harnröhrenklappen, Harnröhrenstenose (angeboren), Harnröhrenstriktur (erworben), Prostataadenom und -karzinom (vgl. Frage 1.10 und 1.12).

Frage 1.16: Lösung C

Die retroperitoneale Fibrose ist eine seltene Erkrankung. Sie kann primär ohne erklärbare Ursache auftreten (Ormond-Syndrom bzw. M. Ormond) oder sekundär nach bestimmten Medikamenten, z.B. dem bei therapierefraktärer Migräne verordneten Methysergid.
Bei der Erkrankung kommt es zu einer zunehmenden bindegewebigen **Ummauerung der retroperitoneal gelegenen Ureteren.** Die zunehmende postrenale Abflußstörung mit Rückstau in die Nierenbecken bis hin zur Anurie erklärt das Krankheitsbild.
Die operative Behandlung besteht in Befreiung der Harnleiter und Verlegung nach intraperitoneal.
Auch begleitende Gefäße und Nerven können in Mitleidenschaft gezogen werden.
(vgl. bitte auch Frage 1.5)

1.3 Renale Hypertonie

Die **renale Hypertonie** gehört zu den sekundären Hypertonien. Diese Formen können u. U. operativ behandelt werden.
Es können **prärenale, renale** und **postrenale** Faktoren für die renale Hypertonie unterschieden werden.
Prärenal:
Nierenarterienstenose, meist durch Arteriosklerose bedingt, aber auch durch Dysplasien, Aneurysmata, Thrombosen oder Embolien. Durch die verminderte Nierendurchblutung wird der Renin-Angiotensin-Aldosteron-Mechanismus aktiviert.
Renal:
Durch Parenchymschädigung wiederum erhöhte Reninausschüttung bei chronischer Pyelonephritis, chronischer Glomerulonephritis, Phenazetinniere, d.h. chronische interstitielle Nephritis, Kimmelstiel-Wilson-Syndrom (entspricht diabetischer Glomerulosklerose) und bei Zystennieren, die im Verlauf dekompensieren. Auch bei Kollagenosen und Tumoren kann es zur Hypertonie kommen.
Postrenal:
Auch bei etwa ⅓ der chronischen (unbehandelten) Abflußstörungen kommt es zur Hypertonie; vgl. bitte Kapitel 1.2: Störungen des Harntransportes.

Frage 1.17: Lösung A

Bei einer Nierenarterienstenose wird durch die mangeldurchblutete Niere vermehrt Renin in die Nierenvene abgegeben. Dies führt zur Umwandlung von Angiotensin I in die blutdruckwirksame Form Angiotensin II.
Die operative Beseitigung einer festgestellten, funktionell wirksamen Stenose soll nicht verzögert werden, da später nur die Entfernung der geschädigten Niere den Hochdruck kausal beseitigen kann. Wird nicht rechtzeitig operiert, so kann es später auch zur Schädigung der kontralateralen gesunden Niere kommen.

Frage 1.18: Lösung E

Die einseitige Nephrektomie kann zur Beseitigung eines Hochdruckes beitragen. Die gesunde Niere hypertrophiert und übernimmt die Arbeit der entfernten Niere.

Frage 1.19: Lösung E

Chronisch arterielle Hypertonien sind zu 15–20% renal bedingt.

I. renoparenchymale Hypertonie 13%
   chronische Glomerulonephritis
   chronische Pyelonephritis
   Zystennieren
   einseitig kleine Nieren
   diabetische Glomerulosklerose, Gichtniere, Nierenamyloidose, Periarteriitis nodosa
   Hydro- und Pyonephrose, Nephro- und Urolithiasis
II. renovaskuläre Hypertonie 5%
   Nierenarterienstenose

Bei der **Nierenarterienstenose** kommt es durch die Minderdurchblutung der stenosierten Niere zur Aktivierung des juxtaglomerulären Apparates. Die Aktivierung der Reninproduktion führt zur Angiotensin-II-Aktivierung, welches auf Grund seiner vasopressorischen Wirkung und der Stimulation von Aldosteron den Blutdruck erhöht. Hauptursache der Nierenarterienstenose ist mit 70% die Arteriosklerose gefolgt von den **fibromuskulären Dysplasien** mit 23%. Seltenere Ursache sind Aneurysmen. Bei der **„Page"-Niere** kommt es durch ein subkapsuläres Hämatom mit ischämischer Infarzierung von Nierenparenchym über vermehrte Reninproduktion zur Hypertonie. Bei ca. 60% der Kranken mit **chronischer Pyelonephritis** ist ein Hochdruck vorhanden. Der Blutdruck steigt erst an, wenn die Nierenfunktion auf ⅓ der Norm eingeschränkt ist.

Frage 1.20: Lösung B

Die hypertone Dehydratation ist die klassische Exsikkose: Es fehlt an freiem Wasser. Dadurch steigt
Zu (A)
die Serumosmolalität;
Zu (B)
das Serumkalium **steigt** ebenso wie
Zu (C)
das extrazelluläre Volumen abnimmt.
Zu (D)
Auch Serumnatrium und
Zu (E)
Hb sind entsprechend erhöht.

2 Urologische Leitsymptome

2.1 Veränderte Harnausscheidung und Miktionsstörung

Es folgt eine Auflistung der Veränderungen in alphabetischer Reihenfolge:

Algurie: Schmerzen beim Wasserlassen (Infekte, Steine)
Anurie: weniger als 100 ml Urin pro Tag
Bakteriurie: signifikant ab 10^5 Keime pro ml Urin (Infekt)
Dysurie: erschwertes Wasserlassen (Obstruktion)
Enuresis: Ein- bzw. Bettnässen (psychisch oder organisch)
Erythrozyturie: mehr als 2 Erythrozyten pro Gesichtsfeld im Mikroskop
Fäkalurie: Stuhl im Urin (Fistel, Tumor)
Hämaturie: Blut im Urin (Stein, Entzündung, Tumor)
Harninkontinenz: nicht kontrollierbares Wasserlassen (psychisch, neurologisch, anatomisch oder durch Infekte)
Harnverhaltung: trotz voller Blase kein Wasserlassen möglich
Imperative Miktion: starker Harndrang (meist Zystitis)
Leukozyturie: mehr als 4 Leukozyten pro Gesichtsfeld (Infekt)
Nykturie: gehäuftes nächtliches Wasserlassen (Prostataadenom)
Oligurie: weniger als 500 ml Urin pro Tag
Pneumaturie: Luft im Urin (Darmverbindung)
Pollakisurie: häufiges Wasserlassen (Prostataadenom, Harnwegsinfekt)
Polyurie: mehr als 2000 ml Urin pro Tag (Diabetes)
Proteinurie: mehr als 150 mg Protein pro Tag im Urin
Restharn: mehr als 30 ml verbleiben nach der Miktion in der Harnblase (Prostataadenom, neurogene Harnverhaltung)
Strangurie: krampfartige Blasenschmerzen beim Wasserlassen

Die Angaben in Klammern sind lediglich Hinweise auf Ursachen ohne Anspruch auf Vollständigkeit.

Frage 2.1: Lösung C

Die **Pollakisurie** tritt häufig bei einer Erkrankung der Mukosa, Submukosa oder auch Muskularis der **Blase** auf, wobei die Kapazität der Blase drastisch abnimmt. Schon eine leichte Blasendehnung verursacht Schmerzen, die zu einem Harndrang führen.
Das **nephrotische Syndrom** ist gekennzeichnet durch Ödeme, Proteinurie, Hypoproteinämie und Hypercholesterinämie, es besteht kein Hypertonus.
Das **prärenale Nierenversagen** führt über die Verminderung des Glomerulumfiltrates zur **Oligo-Anurie** mit Azotämie und Urämie.
Bei einer **Anurie** muß immer abgeklärt werden, ob es sich um ein prärenales, renales oder postrenales Nierenversagen durch **Obstruktion** handelt.

Frage 2.2: Lösung A
Frage 2.3: Lösung C

Gemeinsamer Kommentar

Eine **Polyurie** bedeutet eine erhöhte Harnmenge. Diese Beschwerde wird von Diabetikern gegenüber dem Arzt häufig geäußert.
Dysurie bedeutet schmerzhaftes und erschwertes Wasserlassen. Dies kommt häufig bei entzündlichen Erkrankungen der Blase vor. Eine leichte Dysurie findet sich oft als erstes Zeichen einer Gonorrhoe.
Eine akute Glomerulonephritis, ein Hypernephrom und eine Nierenzyste (nicht infiziert) führen weder zu Polyurie noch Dysurie.

Frage 2.4: Lösung D

Die sog. sterile Leukozyturie ist typisch für eine Nierentuberkulose. Es werden Tuberkelbakterien ausgeschieden, die jedoch auf den üblichen Nährböden nicht angehen oder in der Färbung nicht erkannt werden. Daher muß nach Ziehl-Neelsen gefärbt werden und eine Spezialkultur angelegt werden.
Bei Divertikulitis, Prostatitis und Blasenpapillom findet sich Blut im Urin. Mehr als 10^5 Keime/ml Urin beweisen einen Harnwegsinfekt (signifikante Bakteriurie).
Die chronische Pyonephrose ist eine infizierte Hydronephrose.

Frage 2.5: Lösung B

Die physiologische Proteinurie liegt bei 20–100 mg/24 h. Die Proteinurie beim **nephrotischen Syndrom** beträgt mindestens 5 g/24 h und kann im Extremfall eine tägliche Eiweißausscheidung von 50 g/24 h erreichen.
Ursache ist die erhöhte Durchlässigkeit der Glomerulummembran für Eiweiß.
Die Nephrolithiasis führt zu einer Hämaturie, die Pyelonephritis zur Leukozyturie, Bakteriurie, mäßiggradiger Proteinurie und seltener Zylindrurie.

Frage 2.6: Lösung D

Obstruktionen unterhalb der Blase, wie bei **Urethrastrikturen** und **Prostataadenom** führen häufig zur **Restharnbildung.** Bei der **Detrusorschwäche** kann sich die Blase nicht vollständig entleeren (mangelnde Blasenkontraktion), sodaß Restharn verbleibt.
Der **Uterus myomatosus** kann durch Blasenobstruktion ebenfalls zur Restharnbildung führen.
Ureterstenosen oder Steine führen zu einer **Harnstauungsniere.**

Frage 2.7: Lösung D

Die „sterile Leukozyturie" muß den Verdacht auf die **Urogenitaltuberkulose** lenken, deren Hauptmanifestationsalter um das 5.–6. Lebensjahrzehnt liegt.
Dazu paßt auch die vom Hodengewebe gut abgrenzbare prallelastische Resistenz.
Im Gegensatz zum Hoden ist der Nebenhoden bei einer Urogenitaltuberkulose oft mitbetroffen.
Die Tuberkulose führt meist zu ausgedehnten Verkäsungen und typischen Granulomen.
Im Zusammenhang mit diesen Entzündungen kann es durch Verlegung der Samenwege zu **Spermienretentionen** kommen.
Es entstehen Retentionszysten (Spermatozelen) mit Spermienflüssigkeit oder Spermiengranulome (Entzündungsherde um ausgetretene Spermien).
Eine **Spermatozele** ist glatt begrenzt und gut vom Hodengewebe abzugrenzen.
Die positive Diaphanoskopie spricht für die Zyste und gegen den differentialdiagnostisch abzugrenzenden Nebenhodentumor.
Ein **Hodentumor** fällt durch die schmerzlose derbe Vergrößerung des Hoden auf. Die Diaphanie ist negativ.
Die **Tumoren des Samenstrangs** sind sehr selten, in der Mehrzahl sind es benigne Tumoren.
Die **Diagnose** Tuberkulose läßt sich mittels spezifischer Kultur (Hohn-Kultur) oder durch Tierversuche absichern.

Lösung 2.8: Lösung D

Die hier beschriebene **Pneumaturie** ist oft das erste Symptom einer **vesiko-intestinalen Fistel,** meist zwischen Blase und Colon sigmoideum.
Die Ursache kann entzündlich (z. B. Morbus Crohn), tumorbedingt oder radiogen bedingt sein.
Durch die Kommunikation können Keime (E. coli) in die sonst sterile Blase gelangen und Ursache einer chronisch-rezidivierenden Harnwegsinfektion sein.
Seltener als Fisteln können auch akute Harnwegsinfekte und Pyelonephritiden mit **gasbildenden** Erregern Ursache der Pneumaturie sein.
Bei Gärungsprozessen (alkoholische Gärung mit CO_2-Freisetzung bei diabetischem Urin) oder ammoniakalischem Urin (NH_3-Freisetzung) ist ebenfalls eine Pneumaturie möglich.

H 84

Frage 2.9: Lösung E

Unter **Pollakisurie** versteht man vermehrtes Wasserlassen.
Normal sind 3–5 Miktionen mit jeweils 300–400 ml Urin/Tag.
Zu (A)
Beim Prostataadenom kommt es zur Restharnbildung, die Blase kann nicht mehr vollständig entleert werden. Die Miktionshäufigkeit nimmt zu, weil die Blase bereits bei relativ geringer zusätzlicher Urinproduktion wieder voll ist. Das Prostataadenom neigt zur Begünstigung von Harnwegsinfektionen.
Zu (B)
Bei Harnwegsinfektionen wie Zystitis oder
Zu (C)
Urethritis liegt fast immer Pollakisurie vor.
Zu (D)
Ein ausgedehnter Blasentumor benötigt wie das Prostataadenom zusätzlichen Raum, der an Blasenkapazität verlorengeht.
Zu (E)
Bei Glomerulonephritis kommt es häufig zur **Oligurie.** Die Angabe „Pollakisurie" ist hier falsch.
Vergleiche bitte auch Frage 2.1.

2.3 Hämaturie

Mikrohämaturie: mikroskopisch mehr als 2 Erythrozyten pro Gesichtsfeld
Makrohämaturie: mit bloßem Auge sichtbar
Die Hämaturie kann initial, terminal oder vollständig sein.

Makrohämaturie

schmerzhaft

mit Kolik:	Stein (häufig)
	Koagel
	abgestoßenes Gewebe
	Harnleitertumor
mit Dysurie:	Zystitis (terminale Hämaturie)
	Urethritis (initiale Hämaturie)
	Prostatitis und Prostatakarzinom
	Pyelonephritis
	Blasenstein
	Blasentumor
	traumatisch
	iatrogen

schmerzlos
immer tumorverdächtig, z. B.

Tumor von	Niere
	Nierenbecken
	Harnleiter
	Blase
anderes:	Nierenzyste
	Zystenniere
	Ausgußsteine
medikamentös:	Phenprocoumon
	Cyclophosphamid

Pseudohämaturien treten auf nach Genuß von z. B. roten Beeten, anderen Farbstoffen und nach Einnahme von Nitrofurantoin. Wichtig ist die sofortige Abklärung der Hämaturie durch Urethrozystoskopie (Blasenblutung, Seitenlokalisation einer höhergelegenen Blutung).
Bei stärkerer Blutung kann es zu Blutkoageln in der Harnblase kommen bis hin zur Harnverhaltung durch Blasentamponade.

Frage 2.10: Lösung E

Bei einer Hämaturie sollte immer abgeklärt werden, woher die Blutung stammt.
Mit der Zystoskopie läßt sich feststellen, ob die Blutung aus der Harnblase stammt oder von einer höheren Lokalisation ausgeht (seitengetrennte Beobachtung der Ureterostien).

Frage 2.11: Lösung C

Bei einem Patienten mit einer schmerzlosen Hämaturie ist immer nach einem **Tumor der Nieren** und ableitenden Harnwege zu fahnden, da dessen führendes (Früh)Symptom die schmerzlose Mikro- und Makrohämaturie darstellt.
Nephrolithiasis, Urethraverletzungen und gelegentlich auch die Zystitis können eine **schmerzhafte** Hämaturie erzeugen.

Frage 2.12: Lösung A

Der Nierenbeckenausgußstein verursacht Symptome wie **Hämaturie** durch Irritation der Schleimhaut und **Leukozyturie.**
Subjektiv besteht ein unbestimmtes Druckgefühl in der Flanke.

Frage 2.13: Lösung E

Alle Angaben können eine Makrohämaturie verursachen. An Steine und Tumoren ist genauso zu denken wie an Zystitiden. Eine Zystitis zeigt sich oft durch terminale Hämaturie. Dies gilt auch für die Bilharziose.
Merke: Bei jeder Hämaturie sollte mittels Zystoskopie, Urographie, Harnstatus und Dreigläserprobe sowie bei begründetem Verdacht mittels Angiographie die Ursache abgeklärt werden.

Frage 2.14: Lösung C

Bei der angegebenen Kombination von Hypertonie, Hämaturie und nephrotischem Syndrom ist zuerst an eine (ungünstige Verlaufsform einer) Glomerulonephritis zu denken (z. B. membrano-proliferative **Glomerulonephritis).** Beim nephrotischen Syndrom ist die Basalmembran so geschädigt, daß mehr als 5 g Protein pro Tag verlorengehen.
Sind die „Löcher" in der Basalmembran groß, so werden nicht nur Albumine, sondern auch größere Eiweißkörper durch die Basalmembran treten (unselektive Proteinurie).
Eine Hämaturie ist typisch bei Glomerulonephritis (s. o.). Bei bakterieller Besiedlung ist (primär) keine Hämaturie zu erwarten, sondern Leukozyturie.

F 84

Frage 2.15: Lösung E

Von den angegebenen Erkrankungen verursacht nur die Harnröhrenstriktur per se keine Hämaturie.
Zu (1)
Die hämorrhagische Zystitis geht mit Dysurie und terminaler Hämaturie einher,
Zu (2)
das Nierenbeckenkarzinom verursacht eine schmerzlose Hämaturie,
Zu (3)
die Harnröhrenstriktur kann zwar durch Verletzung entstehen, verursacht aber selbst keine Hämaturie.
Zu (4)
Harnblasenkarzinome können mit schmerzhaften oder schmerzlosen Hämaturien einhergehen.

H 85

Frage 2.16: Lösung E

Die Frage ist bis auf (4) identisch mit der Frage 2.13.
Zu (1)
Häufig handelt es sich um einen Harnleiterstein.
Zu (2)
Die Bilharziose ist in unseren Breitengraden selten. Besonders in Ägypten kommt sie sehr häufig vor.
Zu (3)
Die akute hämorrhagische Zystitis trifft gelegentlich auch junge Männer, jedoch überwiegt der Anteil der Frauen (kürzere Harnröhre sowie hormoneller Einfluß).
Zu (4)
Sowohl Nierenzysten als auch Zystennieren können eine Hämaturie bewirken.
Zu (5)
Insbesondere schmerzlose Hämaturien sind auf Tumor abzuklären.

F 86

Frage 2.17: Lösung E

Alle Angaben können eine Erythrozyturie oder Hämaturie verursachen.
Zu (1)
Vergleiche bitte das Kapitel 5.1 Nierenanomalien.
Zu (2)
Bei Urolithiasis bestehen meist zusätzlich Schmerzen.
Zu (3)
Papillennekrosen führen häufig zu kolikartigen Schmerzen beim Abgang derselben. Die Erkrankung beruht meist auf einem Diabetes mellitus, seltener auf chronischer Nephritis oder Pyelonephritis.
Zu (4) und (5)
Bei der Urotuberkulose und beim Nierenkarzinom bestehen meist keine Schmerzen. Bei der Urotuberkulose findet sich die sog. sterile Leukozyturie. Beim Nierenkarzinom kann Erythrozyturie das einzige Symptom sein.

2.4 Schmerz

Nieren- und Ureterkoliken beginnen plötzlich ohne Vorwarnung und können ebenso abrupt enden.
Steinkolik im oberen Ureter: Ausstrahlung in den Hoden
im mittleren Teil: gleichseitige Skrotalhaut empfindlich, bei Frauen große Schamlippen betroffen.
im unteren Ureter: Ausstrahlung in Harnröhre oder Glans, bei Frauen Klitoris (DD Blasen- bzw. Harnröhrenentzündung).
Der Kolikpatient ist unruhig! Durch Peritonealreiz kommt es zu Übelkeit und Erbrechen, evtl. Ileussymptome (sekundärer paralytischer Ileus).
Die Pyelonephritis zeigt eher einen Dauerschmerz in der Nierenloge mit typischer Klopfschmerzhaftigkeit.
Nierentumoren sind eher uncharakteristisch.
Blasenschmerzen gehen meist mit Beschwerden beim Wasserlassen einher.
Das Prostatakarzinom verursacht selbst keine Beschwerden.
Orchitis: deutlicher Berührungsschmerz.
Epididymitis: Nebenhoden druckschmerzhaft, Mitreaktion der Skrotalhaut.
Kreuzschmerzen: im Vordergrund stehen urologische und gynäkologische Erkrankungen, häufig jedoch auch „psychisch überlagert" oder einfach Haltungsschwäche.

Frage 2.18: Lösung A

Der **N. iliohypogastricus** (D12, L1) verläuft über der Dorsalfläche der Niere, versorgt den M. transversus abdominis und den M. obliquus internus und sendet einen R. cutaneus lateralis und einen R. cutaneus medialis zur Haut von Hüfte und Leiste, womit sich der typische **Flankenschmerz** erklären läßt.

Frage 2.19: Lösung D

Bei der Anamnese des 83jährigen Patienten ist zuerst an eine **obstruktive Uropathie** durch ein Prostataadenom zu denken. Die rektale Untersuchung ergibt eine vergrößerte Prostata, die Harnblasenperkussion ergibt eine prallvolle Blase. Katheterisieren bringt Erleichterung für den Patienten und stellt außer einer Absicherung der Diagnose (Erhöhung des Restharns) die wichtigste primäre Therapie dar.

3 Urologische Diagnostik

3.1 Bakteriologische und klinisch-chemische Untersuchungen

Die **Urinuntersuchung** steht ganz im Vordergrund. Bei Männern genügt meist **Mittelstrahlurin,** bei Frauen wird durch Einmalkatheter Urin gewonnen. So erhält man **Blasenurin,** der frei von Erregern sein soll. Ab 10^5 Keime pro ml Urin liegt eine signifikante Bakteriurie vor.
Das Urinsediment kann zur Untersuchung der Zellen (Erythrozyten, Leukozyten, Epithelien, Zylinder) herangezogen werden.
Wichtig ist die **sterile Leukozyturie** bei Tuberkulose, der Erreger läßt sich nur mit Spezialverfahren nachweisen: Ziehl-Neelsen-Färbung, Hohn-Kultur oder am besten durch Tierversuch am Meerschweinchen.
Außer der Urinuntersuchung kann **Urethralausfluß, Prostatasekret** und **Ejakulat** untersucht werden, ebenfalls mikroskopisch, nach Anfärbung oder durch Bakterienkultur.
Die **Serumdiagnostik** ergänzt diese Untersuchungen (BSG, Kalium, Kreatinin, rotes und weißes Blutbild mit Differentialblutbild usw., je nach Verdacht oder Indikation).

F 84

Frage 3.1: Lösung D

Zum Nachweis einer floriden Entzündung wird klinisch die Keimzahl bestimmt.
Bei einer akuten Pyelonephritis beträgt sie über 10^5 Keime/ml. Werte unter dieser Richtzahl lassen auf Kontaminationen mit apathogenen Keimen oder Verunreinigungen schließen.

3.3 Radiologische Verfahren

Leeraufnahme: Sie entspricht der Abdomenübersichtsaufnahme. Es lassen sich schattendichte Steine, Nierenform und -größe, Veränderungen am Skelett, Verkalkungen (im Prostatabereich Verdacht auf Tuberkulose), und Weichteilgrenzen (Leber, Psoasmuskel) beurteilen.
Das **Ausscheidungsurogramm** gehört in der Urologie zur Routine. Nach Kontrastmittelgabe stellt sich zuerst das Nierenparenchym, dann das Nierenbeckenkelchsystem, danach Ureteren, Blase usw. dar. Routinemäßig werden Aufnahmen nach 7, 14 und 20 min gemacht. Bei Nichtdarstellung der Niere(n) werden Spätaufnahmen angefertigt. Frühaufnahmen werden zur Hypertonieabklärung (Nierenarterienstenose) angefertigt.
Die Untersuchung der ableitenden Harnwege kann auch retrograd durchgeführt werden, wenn die Niere stumm bleibt oder nicht genug Kontrastmittel ausscheidet **(retrogrades Pyelogramm).**
Die **Urethrographie** kann ebenfalls prograd oder retrograd durchgeführt werden; sie dient der Beurteilung der Harnröhre: Fisteln, Stenosen, Tumoren und Verletzungen können erkannt werden.
Die **Computertomographie** ist eine aufwendige Methode, die jedoch auch den ansonsten nur schwer zugänglichen Retroperitonealraum darstellbar macht und im Gegensatz zur Sonographie auch Knochen und (Darm-)Luft durchdringt. Die Strahlenbelastung wird hierbei in Kauf genommen.
Die **Sonographie** wird in zunehmendem Maße eingesetzt. Sie ist ohne Strahlenbelastung und wirklich harmlos und kaum belästigend für den Patienten. Nierengröße, Dicke des Parenchyms, Verhältnis Parenchym zu Pyelon sind schnell, sicher und bequem zu beurteilen. Zysten lassen sich kinderleicht erkennen (die DD zu Tumoren ist mit anderen Methoden schwierig). Auch Steine können ab einer bestimmten Größe (ab ca. 5 mm) erkannt werden. Gestaute Nierenbecken werden ebenfalls leicht erkannt. Die Sonographie eignet sich auch zur Beurteilung der Harnblase: Füllungszustand, Restharn, Berandung, Steine, Tumoren können beurteilt werden.
Alle Untersuchungen erhalten bei Beurteilung von erfahrenen Ärzten eine hohe Aussagekraft.

Frage 3.2: Lösung A

Das Ausscheidungsurogramm ist indiziert bei Verdacht auf Nierenzysten, Nierentumoren, Tuberkulose, Pyelonephritis, Hydronephrose und Steine.
Paranephritische Abszesse sind mit der Urographie **nicht** zu erfassen, jedoch ist beim Veratmungspyelogramm die Niere nicht verschieblich und der Psoasrandschatten verstrichen. Bei polyzystischen Nieren sieht man eine Abdrängung und Abplattung der Nierenkelche.

F 84

Frage 3.3: Lösung E

Das Hypernephrom zeigt im Urogramm eine Verdrängung mit typischer Spreizung und Abdrängung der Nierenkelchgruppen. Alle anderen zeigen typische Aussparungen im Nierenbecken.
Im Gegensatz zu den anderen Lösungen ist der Oxalatstein schon in der Röntgenleeraufnahme **schattengebend** (siehe Kommentar 8.27). Er liegt praktisch immer als Calcium-Oxalat-Stein vor.

Frage 3.4: Lösung ~~A~~ E

Mit dem Ausscheidungsurogramm lassen sich Füllungsdefekte durch **Tumoren, Steine** und Blutkoagel, Harnstauungen wie bei der **Hydronephrose,** Harnleiteranomalien sowie Kelchveränderungen bei chronischer **Pyelonephritis** nachweisen.
Die akute Glomerulonephritis verursacht keine Veränderung im Nierenbecken und läßt sich im Urogramm nicht darstellen. Die akute Glomerulonephritis zeigt bereits frühzeitig eine eingeschränkte Clearance. Die Diagnose erfolgt durch die Untersuchung des Urinsedimentes (Erythrozytenzylinder). Der Antistreptolysintiter steigt an.

Frage 3.5: Lösung E

Alle 4 Erkrankungen zeigen typische Veränderungen im Urogramm:
Nierenbeckenkonkremente: Füllungsdefekte,
chronische Pyelonephritis: Kelchdeformitäten,
Harnstauungsniere: kolbig deformierte Kelche, Parenchymrarefizierung,
Nierentumor: Kelchabbruch, Füllungsdefekte.

Frage 3.6: Lösung C

Man erkennt im Urogramm eine regelrechte Blasenfüllung sowie 2 Strikturen im Bereich der **vorderen** Harnröhre. Die Pars bulbosa ist prästenotisch weitgestellt.
Ein Spasmus des Sphincter externus würde zu einer Striktur der **hinteren** Harnröhre führen.
Bei einer Harnröhrenklappe sieht man eine dilatierte Harnblase mit ringförmiger Einschnürung des Blasenhalses als Folge der Hypertrophie des Sphincter externus.

Frage 3.7: Lösung A

Bei der Ausscheidungsurographie wird das Kontrastmittel i.v. injiziert.
Bei der angegebenen Anamnese ist an Steine zu denken. Diese können u. U. schon auf der Leeraufnahme gesehen werden. Im Ausscheidungsurogramm läßt sich die Lage des Steins im ableitenden Harnsystem deutlich gegen Verkalkungen etc. abgrenzen.

Frage 3.8: Lösung A

Zeigt sich nach 20 min immer noch keine Kontrastmittelausscheidung, so liegt eine Abflußstauung vor. Häufig handelt es sich um einen Harnleiterstein.

Frage 3.9: Lösung D

Man erkennt eine starke Dilatation der Nierenkelche mit kolbiger Deformierung sowie eine starke Rarefizierung des Nierenparenchyms. Der Ureter läßt sich nicht in seinem Verlauf bis zur Blase verfolgen.
Es handelt sich um den Befund einer ausgeprägten **Harnstauungsniere,** verursacht durch eine Abflußbehinderung, vermutlich infolge eines Uretersteins oder einer Ureterstenose.

Frage 3.10: Lösung E

Man erkennt eine gut gefüllte Blase, beidseitig sich gut darstellende Ureteren, links ein zartes Nierenkelchsystem, rechts eine leichte Verplumpung des Nierenbeckens.
Der Übertritt des Kontrastmittels über das Sigma ins Colon descendens sowie die leichte Deformierung des Blasendachs sprechen für eine **Fistel zwischen Blase** und **Sigma.**

Frage 3.11: Lösung C

Die rechte Niere stellt sich regelmäßig dar, das Nierenkelchsystem ist unauffällig, der Ureterverlauf ist gut zu erkennen. Die linke Niere liegt im Bereich des kleinen Beckens und verdrängt das Blasendach, das Kelchsystem ist verändert.
Es handelt sich um eine (höchstwahrscheinlich) angeborene Dystopie der linken Niere **(Beckenniere).**

Frage 3.12: Lösung B

Die Nierentuberkulose geht meist von einem **Lungenprimärherd** aus. Das Manifestationsalter liegt zwischen dem 50. und 60. Lebensjahr. Typische Frühsymptome fehlen. Verdachtssymptome sind persistierende Beschwerden wie Pollakisurie, Nykturie mit Mikrohämaturie sowie Koliken ohne Steinnachweis.
Bei der Diagnosesicherung nimmt die **Ausscheidungsurographie** den ersten Rang ein. Man sieht typische Kelchdestruktionen mit kavernösen Kelchveränderungen.
Das vorliegende Urogramm zeigt typische Veränderungen im Sinne einer klein- bis großkavernösen Organtuberkulose am oberen Pol links mit verplumpten Kelchabschnitten, wobei schwer zu sagen ist, was Verplumpung und was tuberkulöser Hohlraum ist. Die mittlere und untere Kelchgruppe sind gestaut, der Ureter ist nicht zu erkennen, so daß die Stauungsursache eine narbige Ureterabgangsstenose sein könnte.
Es handelt sich um eine ulzerokavernöse Form der **Nierentuberkulose** des Stadiums II.

Frage 3.13: Lösung A

Man erkennt 2 normal große Nieren mit gleicher Füllungsstärke und gleicher Kontrastierung mit zarten Papillenspitzen, normalen Nierenkelchen und regelrecht geformten Nierenbecken. Die beiden Ureteren zeigen einen normalen Durchmesser und lassen sich gut verfolgen. Die Psoasschatten sind gut abgrenzbar.
Es handelt sich um einen **Normalbefund.**

Frage 3.14: Lösung B

Die Infusionsurographie bringt bei terminaler Niereninsuffizienz in der Regel keine zu verwertende Kontrastmitteldarstellung. Die verwendeten trijodierten Kontrastmittel sind i. allg. gut verträglich, es können jedoch allergische Reaktionen vorkommen, die vom flüchtigen Exanthem, bis zu schwersten anaphylaktischen Zwischenfällen mit tödlichem Ausgang reichen.

Frage 3.15: Lösung E

Im Frühstadium der Urotuberkulose zeigt das Angiogramm keine Veränderungen, erst im Spätstadium lassen sich gefäßarme Bezirke nachweisen. Die wichtigere Untersuchung stellt das Ausscheidungsurogramm dar. Nierengefäßveränderungen, Nierentumoren und Parenchymdestruktionen lassen sich im Angiogramm nachweisen.
Der prävesikale Ureterstein läßt sich (nur) im Ausscheidungsurogramm nachweisen.

Frage 3.16: Lösung D

Man sieht an der linken Niere einen runden Tumor mit zahlreichen Gefäßneubildungen. Dieses gefäßreiche Bild ist typisch für ein Hypernephrom.
Die Nierenzyste stellt sich als rundliche, glatt begrenzte Aussparung dar.
Ein primär organunabhängiger, retroperitonealer Tumor sowie eine Milzzyste hätten keinen Anschluß an das Nierenarteriensystem. Die Doppelniere hätte eine andere Gefäßverteilung, Form und Lage.

Frage 3.17: Lösung B

Die **Renovasographie** ist für die Differentialdiagnose raumfordernder Prozesse eine wichtige Untersuchungsmethode.
Nierentumoren weisen typische **pathologische Gefäßneubildungen** mit arteriovenösen Shunts und Blutseen auf.
Nierenzysten zeigen charakteristische gespannte Gefäßverläufe mit rundlich-glatt begrenzten Aussparungen.
Aber auch durch die Sonographie, die zunehmend als Erstuntersuchung durchgeführt wird (keine Strahlenbelastung, einfach durchzuführen und beliebig wiederholbar), kann die Nierenzyste häufig als harmloser Nierenbefund diagnostiziert werden. Eine noch bessere Untersuchungsmethode ist die Computertomographie. Hier besteht jedoch neben den erheblich höheren Kosten für die Untersuchung auch der Nachteil der Strahlenbelastung. Das CT gilt heute immer noch als Referenzmethode.

Frage 3.18: Lösung D

Normalerweise ist ca. 7 min nach intravenöser Injektion des Kontrastmittels das Nierenparenchym und das Nierenbeckenkelchsystem dargestellt. Erfolgt dann keine Darstellung der ableitenden Harnwege auf der routinemäßigen 15-min-Aufnahme, versucht man mittels **Spätaufnahmen** (6-Stunden-Intervall bis 48 h) die ableitenden Harnwege sowie die Höhe des vermeintlichen Stops darzustellen.
In Zweifelsfällen klärt die retrograde Pyelographie die Situation. Wegen der Gefahr der Keimverschleppung ist die Indikation streng zu stellen.

Frage 3.19: Lösung D

Durch eine Angiographie sind Ausmaß und Sitz einer Parenchymläsion eindeutig zu definieren.
Man erkennt auf dem vorliegenden Angiogramm eine **Ruptur am linken oberen Nierenpol** mit **subkapsulärem Hämatom;** die untere Nierenarterie stellt sich dar. Bei einem Nierenstielabriß kommt es zum diffusen freien Austritt von Kontrastmittel ohne Darstellung der Niere.

Frage 3.20: Lösung B

Auf der vorliegenden Abbildung erkennt man mehrere **Urethrastrikturen** im Bereich der Pars pendulans der Harnröhre (distaler Abschnitt). Sie sind meist Folge von Entzündungen (Gonorrhoe) oder Harnröhrenverletzungen (20–50%).
Urethralklappen liegen meist im Bereich der proximalen Harnröhre.
Prostatische Harnröhrenverengungen liegen ebenfalls im proximalen Anteil (Pars prostatica).

Frage 3.21: Lösung B

Zur Abklärung von Nierenfunktionsstörungen dienen u. a. die Nierenleeraufnahme, die Ausscheidungsurographie, das Nierenangiogramm und die **Nierenszintigraphie** sowie das Isotopennephrogramm. Zur Nierendiagnostik werden meist die oben angegebenen Verfahren gemeinsam angewandt. Auch die Sonographie ist eine geeignete Methode zur Nierenuntersuchung.
Der nachgefragte Begriff „Nierenfunktionsszintigraphie" soll wohl für Nierensequenzszintigraphie stehen.
Die **Nierenszintigraphie** erlaubt eine morphologische Aussage (Größe, Lage), eine Funktionsaussage kann eigentlich nicht gemacht werden.
Dargestellt wird die Verteilung funktionstüchtigen Gewebes.
Die **Nierensequenzszintigraphie** hat eine bessere Aussagekraft: so kann z. B. eine unterschiedliche Durchblutung der Nieren erkannt werden. Auch hier ist jedoch keine Aussage über die tubulosekretorische Funktionsstörung möglich. Es können jedoch von erfahrenen Untersuchern Aussagen über die Höhe einer Ausscheidungsstörung gemacht werden (renal oder postrenal). Wichtig bleibt festzuhalten, daß ein seitengleich konfiguriertes, normales Szintigramm nicht bedeutet, daß die Niere auch wirklich gesund ist. So können durchaus Parenchymschäden vorliegen, wie z. B. eine Glomerulonephritis. Auch eine Pyelonephritis kann erst dann erkannt werden, wenn es bereits zu größeren Veränderungen gekommen ist, da das Auflösungsvermögen der Methode nur gering ist.
Das **Isotopennephrogramm** (ING) hat praktisch die umgekehrte Aussagekraft: hier wird die tubulosekretorische Funktion geprüft, es ergibt sich keine Aussage über die Morphologie.

Frage 3.22: Lösung C

Bereits auf der Leeraufnahme erkennt man im Bereich des kleinen Nierenschattens rechts eine kalkdichte Verschattung, die in dieser Projektion auf die Niere am ehesten einem Nierenstein entspricht. Bei Leeraufnahmen wäre eine zweite Ebene zu fordern, bei der der Stein sich wiederum in der Niere darzustellen hätte. Die Steinentwicklung wird bei entzündlichen Prozessen gefördert: umgekehrt unterhält eine Steinbildung rezidivierende Harnwegsinfekte. Dies kann über eine chronische Pyelonephritis in der Schrumpfniere enden.

Die Schichtaufnahme nach Kontrastmittelgabe ist die geeignete Aufnahme zur Abklärung von pyelonephritischen Veränderungen. Bei chronischer Pyelonephritis kommt es zu zunehmender Verplumpung der Nierenkelche und Schrumpfung des Parenchyms (vgl. Frage 3.4, 3.5, 3.9, 3.13).
PS: Zur Abklärung von Nierenveränderungen wird in letzter Zeit zunehmend die Sonographie durchgeführt, die bei vergleichbarer Aussagekraft ohne Strahlenbelastung und ohne Kontrastmittelgabe auskommt.

F 84

Frage 3.23: Lösung E

Durch die **Skelettszintigraphie** kann man Knochentumoren, Knochenmetastasen (besonders von Prostata- und Mammakarzinomen), entzündliche Knochenerkrankungen und Aktivitätsanreicherung durch Kallusbildung nach Frakturen erkennen.
Bevorzugt wird **^{99m}Tc** (metastabiles Technetium) verwendet. Die Anreicherung in den beschriebenen Erkrankungsherden ist jedoch unspezifisch.
Auch zur Verlaufsbeurteilung eignet sich die Methode. Bei Prostatakarzinom bzw. bei Verdacht auf die Erkrankung werden außerdem die saure und alkalische Phosphatase, das CEA (Carzino-embryonales Antigen) bestimmt und Röntgenaufnahmen des Skeletts, insbesondere des Beckens und der Lendenwirbelsäule angefertigt. Die Skelettszintigraphie zeigt Knochenmetastasen jedoch früher als die Röntgenaufnahmen des Skeletts.

H 84

Frage 3.24: Lösung E

Alle Aussagen treffen zu.
Zu (1)
Ein kontrastarmes Konkrement, z. B. ein Harnsäurestein, macht ebenso eine Kontrastmittelaussparung wie ein
Zu (2)
Blutkoagel oder
Zu (3)
Detritus.
Auch Nierenbeckentumoren können als Kontrastmittelaussparung „imponieren".
Achtung: ein spontan schattengebendes Konkrement, z. B. ein Kalzium-Oxalatstein, ist auf der Leeraufnahme gut zu erkennen, „verschwindet" aber bei Kontrastmittelgabe, weil der sich weiß darstellende Stein dann im sich ebenfalls weiß darstellenden Kontrastmittel kaum oder nicht mehr abzugrenzen ist.
Vgl. bitte Frage 3.3.

H 84

Frage 3.25: Lösung C

Die schmerzlose Makrohämaturie ist solange tumorverdächtig, bis das Gegenteil bewiesen ist.
Da Tumoren im höheren Lebensabschnitt gehäuft auftreten, weist bereits die Anamnese der Frage auf eine Raumforderung hin. Zur Abklärung dient u. a. das Ausscheidungsurogramm (vgl. bitte dazu den Lerntext Radiologische Diagnostik).
Eine Zystoskopie kann eine Blutung aus einem Ureterostium nachweisen: Seitenlokalisation.
Auf der Abbildung erkennt man am rechten oberen Nierenpol eine runde Verschattung, die nach lateral die Nierengrenze überschreitet und das Nierenbekkenkelchsystem verdrängt. Am ehesten ist an ein hypernephroides Nierenkarzinom zu denken. An weiterer Diagnostik empfehlen sich die Sonographie, ein Angiogramm, ggf. die Computertomographie. Die Differenzierung Zyste oder Tumor sollte sonographisch ohne weiteres möglich sein.
Für Interessierte sei das Buch von Löhr et al. erwähnt (s. Literaturverzeichnis).

Frage 3.26: Lösung C

Die **Skelettszintigraphie** ist eine nuklearmedizinische Methode: Eine radioaktive Substanz wird verabreicht, die sich in dem zu untersuchenden Organ anreichert, z. B. 99^{m} Tc. Durch die veränderte Anreicherung im Knochen können Metastasen nachgewiesen werden, die auf einer Röntgenleeraufnahme noch nicht zu erkennen sind.
Allerdings sollte die Methode nicht überbewertet werden, weil die Differenzierung zwischen Tumor und Entzündung nicht möglich ist.
Das Auflösungsvermögen der Röntgennegative liegt heute sehr hoch: feinkörniges Filmmaterial und relativ kurze Belichtungszeiten, kombiniert mit großem Format liefern gute Ergebnisse. Auch millimetergroße Strukturen können erkannt werden. Die Skelettszintigraphie liefert dagegen eher primitive Abbildungen.
Die beiden Methoden ergänzen sich.

H 85

Frage 3.27: Lösung D

Zu Kontrastmittelaussparungen im Nierenbecken führen Tumoren, Steine und Blutkoagel. Alle sind „solide" Raumforderungen im weiteren Sinn, weil sich in ihrem Bereich das Kontrastmittel nicht anreichern kann. Ab einer Größe von wenigen Millimetern läßt sich dann die Kontrastmittel**aussparung** erkennen.
Zu (4)
Die Nierenbeckenruptur führt nicht zur Kontrastmittelaussparung, sondern zum Kontrastmittel**austritt,** siehe bitte Abbildung 8 zur Frage 3.19. In der Vorgeschichte muß ein Trauma vorliegen.

F 86

Frage 3.28: Lösung E

Zu (A) bis (E)
Die Strahlenexposition bei Röntgenaufnahmen liegt heute dank des Einsatzes von Verstärkerfolien pro Aufnahme nur noch im Bereich um 1 mrad (entspricht mit hinreichender Genauigkeit 1 mrem).
Ohne Verstärkerfolie läge die Dosis um den Faktor 10 höher. Selbst ohne Verstärkerfolie läge die Dosis von 5 Aufnahmen lediglich bei etwa 50 mrem.
Laut Strahlenschutzverordnung liegt die höchstzulässige Dosis für weibliche Personen im gebärfähigen Alter bei 1,5 rem im Vierteljahr (sog. Quartalsdosis), bzw. bei 5 rem/anno. Die Indikation zur Röntgenaufnahme muß jedoch in jedem Fall gewahrt bleiben, unnötige oder wiederholte Strahlenexposition gilt es zu vermeiden wegen der sich im Laufe des Lebens addierenden Strahlenwirkung.
Eine Frau in der ersten Zyklushälfte hätte bei stabilem Zyklus ihre Ovulation erst etwa zwischen dem 12. und 14. Tag. Erst danach kann ja die Konzeption erfolgen.
Wichtiger bei Röntgenaufnahmen erscheint mir der Gonadenschutz, dieser wird recht häufig vernachlässigt.

F 86

Frage 3.29: Lösung B

Bei einem Patienten mit akuter oder abgeklungener Nieren-/Harnleiterkolik würde ich zuerst eine Sonographie machen. Mit dieser Methode läßt sich die Stauung der betroffenen Seite, ggf. der Stein im Nierenbecken oder am pyeloureteralen Übergang nachweisen.
Hat der Patient Temperatur und eine Stauung, so muß er aufgenommen werden, um Komplikationen zu vermeiden. Ein Zuwarten kann katastrophale Folgen haben: z. B. Urosepsis.
Zu (A)
Die **Ausscheidungsurographie (AUG)** sollte nicht erst bei Wiederauftreten von Beschwerden durchgeführt werden, da das Leiden in der Zwischenzeit ja nicht beseitigt ist.
Zu (B)
Eine möglichst umgehende Untersuchung durch **AUG** zeigt den Stein entweder bereits auf der „Leeraufnahme" (besser: Abdomen-Übersichtsaufnahme), oder durch die Aufstauung des Kontrastmittels bis zum Stein und das anschließende Abbrechen des Kontrastmittels.
Gelegentlich wird durch das **AUG** der Stein auch ausgetrieben.
Zu (C)
Die Szintigraphie der Nieren wäre in diesem Fall die unsinnigste Untersuchung, sie gibt z. B. Information über die Lage der Niere.
Zu (D) und (E)
Beide Methoden eignen sich zwar auch zur Steinlokalisation, sind aber zu aufwendig. Das CT kann selbstverständlich Steine und Stauungen nachweisen. Die retrograde Pyelographie wird erst dann eingesetzt, wenn das normale AUG kein verwertbares Ergebnis erbringt, wie es z. B. bei einem Harnleitertumor geschehen kann.

3.4 Transurethrale Diagnostik

Die **Urethrozystoskopie** erlaubt die Beurteilung der Harnröhre (Weite, Strikturen), der Blase (Entzündung, Steine, Tumoren) und die Lokalisation von Blutungen.
Die Ureterostien können aufgesucht werden (Blutung von supravesikal, ggf. Einführen eines Ureterkatheters).
Zystoskope sind 15–16 Charrière stark (1 Charrière = ⅓ mm).
Zu diesem Kapitel gehört auch das **Katheterisieren** der Harnblase. Streng aseptisches Vorgehen wird gefordert, um Keimverschleppen zu vermeiden. Die Indikation ist strenger zu stellen als dies mancherorts üblich ist, wenn Patienten aus Bequemlichkeit mit einem Dauerkatheter versorgt werden.
Merke: Nach wenigen Tagen bereits kommt es zum Harnwegsinfekt. Weitere Komplikationen sind Verletzungen der Harnröhrenschleimhaut oder via falsa.
Indikationen können z. B. sein: Harnverhaltung (Adenom), Restharnbestimmung (Einmalkatheter) sowie nach Operationen in diesem Bereich.
Durchschnittliche Kathetergrößen sind 14–20 Charrière.

Frage 3.30: Lösung C

Der Katheterismus muß absolut **steril** durchgeführt werden. Es werden Katheter mit **16–18 Charrière** angewandt.
Ablauf:
Anziehen steriler Handschuhe,
Reinigung und **Desinfektion der Glans penis** und des Meatus urethrae,
Instillation eines **Gleitmittels** mit **Schleimhautanästhetikum,**
Einführen des Katheters mit der sterilen Hand oder mit einer **sterilen Pinzette** und Vorschieben in gleitenden Zügen.

Frage 3.31: Lösung C

Regelmäßige Blasenspülungen verhindern das Angehen von Infektionen. Lokal desinfizierende Maßnahmen sind der systemischen Anwendung von Antibiotika vorzuziehen (Nebenwirkungen, Resistenzzüchtung).

Frage 3.32: Lösung C

Zur Abklärung eines Blasentumors ist die **Zystoskopie** unerläßlich. Die endoskopische Beurteilung erfolgt als prograde Urethrozystoskopie, um eine mögliche tumorale Aussat zu erkennen.

H 84

Frage 3.33: Lösung C

Unter **Urethro**graphie versteht man die Darstellung der **Harnröhre.** Beim retrograden Urethrogramm wird das Kontrastmittel vorsichtig in die äußere Harnröhrenöffnung gegeben, z. B. nach der Methode von Sparwasser. Unter Durchleuchtung stellt sich zuerst der distale Harnröhrenanteil dar, dann geht es weiter in Richtung Harnblase, die sich so ebenfalls retrograd darstellen läßt.
Mit dieser Methode lassen sich also beurteilen:
Zu (A)
Harnröhrenstrikturen (vgl. bitte dazu die Fallbeispiele 3.6 mit der Abb. 1 und 3.20 mit Abb. 9).
Zu (B)
Harnröhrenverletzungen erkennt man am Austritt des Kontrastmittels. Bei Verdacht auf Harnröhrentrauma soll nicht gleich katheterisiert werden, da eine weitere Beschädigung resultieren kann.
Zu (E)
Harnröhrendivertikel lassen sich leicht erkennen.
Zu (D)
Die Prostata liegt zwischen Harnblase und Harnröhre. Im Rahmen einer Urogenitaltuberkulose kann auch die Prostata befallen werden. Im Urethrogramm kommt es zur Füllung der Prostatakavernen.
Zu (C)
Die **Harnleiter**stenose (**Ureter**stenose) läßt sich nicht mit der **Urethro**graphie (s.o.) abklären.

4 Urologische Therapie

4.1 Nierenentfernung

Teilresektionen der Niere sind möglich, weil die Niere von der Blutversorgung her in 4 Segmente untergliedert ist, die jeweils von einem Ast der A. renalis versorgt werden. Ist ein Nierenprozeß nun auf ein Segment lokalisiert, kann dieses reseziert werden und die Niere dennoch erhalten bleiben. Dies ist wichtig bei Einnierigkeit und lokalisiertem Tumor.
Die **Entfernung einer Niere** kann erforderlich werden bei
1. renaler Hypertonie
2. Verletzungen und Rupturen der Niere
3. Tumoren
4. Infektionen, die zur Generalisation neigen
5. Ausgußstein mit rezidivierendem Infekt und/ oder Funktionsverlust.

Die Funktion der zu entfernenden Niere soll möglichst schlecht sein im Vergleich zur gesunden, verbleibenden Niere.
Immer muß die Funktion der Restniere bekannt sein.
Bei Entfernung einer Niere hypertrophiert die Restniere kompensatorisch und übernimmt so die Aufgabe der entfernten Niere.
Selten muß die beidseitige Nierenentfernung durchgeführt werden, z. B. bei
1. beidseitiger chronisch progredienter Pyelonephritis mit rezidivierender Generalisation und zunehmender Funktionseinschränkung
2. bei beidseitigem Nierenschaden durch/bei Hypertonie
3. bei beidseitigen Tumoren.

Frage 4.1: Lösung C

Wenn bei einem jungen Patienten nach einer Nephrektomie wegen Nierentrauma die Restniere intakt ist, stellt sich durch eine **kompensatorische Hypertrophie** der Restniere wieder eine normale Nierenfunktion mit unauffälligen Laborwerten ein.
Der erhöhte Kreatininspiegel von 2,1 mg-% spricht daher für eine Nierenfunktionseinschränkung, deren Ätiologie abgeklärt werden sollte.

4.3 Harnableitung

Die **Ableitung des Urins** kann von **supravesikal** (z. B. Ureterosigmoidostomie), **vesikal** (Blasenpunktion) oder **subvesikal** (Dauerkatheter) erfolgen.
Die Ableitung wird entweder nur vorübergehend (nach Operationen) oder ständig benötigt.
Bei Abflußstörungen unterhalb der Niere kann die **Nephrostomie** durchgeführt werden: Ableitung nach außen direkt aus dem Nierenbecken, oder die **Ureterostomie:** Ableitung aus dem Ureter.
Die Harnableitung kann desweiteren in ausgeschaltete Darmabschnitte erfolgen, z. B. in das Ileum (Nebenwirkung Infekte und Steinbildung im Harntrakt) oder in das Sigma (hier weniger Nebenwirkungen). Es kommt hier so zur **kontinuierlichen** Ableitung durch die Hautoberfläche. Ein Urinbeutel sammelt den Urin **(Ileumconduit, Sigmaconduit).**
Auch die Einpflanzung der Harnleiter in das Sigma ohne Ausschaltung des Darmabschnittes ist möglich: Kloakenbildung. Stuhl und Urin gehen hier gemeinsam ab. An Komplikation kommt es durch Resorption von Urinbestandteilen leicht zur **hyperchlorämischen Azidose,** wie bei allen Urinableitungen in den Darm.
Auch hier besteht die Gefahr der aszendierenden Infektion mit Pyelonephritis.
Das Sigma oder das Rektum können auch als Blase benützt werden. Dann muß der proximale Darmabschnitt durch Anlage einen Anus praeternaturalis nach außen gelegt werden **(Sigma- oder Rektumblase).**
Die bekannteste Art der Harnableitung ist der Blasenkatheter **(Dauerkatheter).** Auch hier kommt es sehr leicht zu Infektionen. Der Dauerkatheter soll regelmäßig gewechselt werden.

4.4 Endoskopische Eingriffe

Durch Weiterentwicklung des **Zystoskops** wurden verschiedene Eingriffe möglich:

1. Die **t**rans**u**rethrale **R**esektion der Prostata (TUR),
2. ebenfalls mit einer transurethral eingeführten Schlinge kann ein Blasentumor abgetragen werden,
3. mit einer Steinzange können Blasensteine zerkleinert werden,
4. mittels Ultraschall können Steine ebenfalls zertrümmert werden,
5. schließlich können Harnröhren- oder Blasenhalsengen mit einem transurethral eingeführten Messer aufgeschlitzt werden.

Die transurethrale Resektion (TUR) ist in der Hand des Erfahrenen relativ schnell und unkompliziert durchzuführen. Adenome werden hier scheibchenweise abgetragen.
An Nebenwirkungen kann es zu Blutungen und Perforationen kommen. Gefürchtet ist bei länger dauernder TUR das sogenannte **TUR-Syndrom,** wobei es durch vermehrte Resorption von Spülflüssigkeit zur hypotonen Hyperhydration mit Gefahr des Lungenödems kommen kann. Auch Harnröhrenverletzungen können auftreten, ebenso, wie bei allen transurethralen Eingriffen, Infektionen. Bei Verletzung des Sphincter internus am Blasenhals kann es zur Inkontinenz kommen. Die Letalität des Eingriffes liegt bei etwa 1% und entspricht in etwa dem Ergebnis des chirurgischen Vorgehens.

Frage 4.2: Lösung A

Wird der Harnleiter in den Darm implantiert, so erfolgt eine Resorption von Urinbestandteilen, insbesondere von Natrium, Chlor und Harnstoff. Im Austausch dazu verliert der Organismus Kalium und Bikarbonat. Es kann also zu einer hyperchlorämischen Acidose kommen. Daher: regelmäßige Kontrollen des Säure-Basen-Haushalts nach Anlegen einer Ureteroenteroanastomose.

Frage 4.3: Lösung D

Kommt es bei einer transurethralen Resektion (TUR) zur Einschwemmung von Aqua destillata, so entsteht eine hypotone Hyperhydratation: Kalium- und Natriumkonzentration sind im Serum erniedrigt. Sinnvollerweise werden daher heute isotone Spülflüssigkeiten benutzt.

Frage 4.4: Lösung D

Die Nierenbeckenplastik wird bei Stenosen am Übergang vom Nierenbecken zum Harnleiter durchgeführt.
Bei der **pyeloureteralen Stenose** ist das Nierenbecken meist ektatisch vergrößert. Bei der Nierenbeckenplastik wird dieser ektatische Bereich reseziert, der Ureter gespalten und am tiefsten Punkt mit dem eröffneten Nierenbecken vernäht.
Die unkomplizierte **Hufeisenniere** wird regelmäßig beobachtet. Treten Komplikationen in Form von Ureterabgangsstenosen oder Steinbildungen auf, wird eine Brückendurchtrennung mit Ureterolyse und Nierenbeckenplastik durchgeführt. Liegt dem **Megaureter** eine Obstruktion im Bereich des Ureters zugrunde, wird das stenosierte Segment reseziert und der Ureter mittels Antirefluxplastik wieder in die Blase eingepflanzt.

Frage 4.5: Lösung D

Unter **Ileum conduit** versteht man die **Harnableitung** über ein vorher ausgeschaltetes **Ileum**segment. Die noch intakten Harnleiter werden in das Ileumsegment eingepflanzt. Der Urin wird durch das Ileostoma nach außen (durch die Bauchwand) abgeleitet.
Die Methode wird angewandt, wenn es bei Tumoren zu Infiltration bzw. Stenose im Bereich der distalen ableitenden Harnwege mit Rückstau und Schädigung der Niere kommt. Die palliative Operation leitet den Urin **kontinuierlich** ab. Der Urin wird dann mit einem Urinal (sieht ähnlich aus wie ein Kondom) sauber aufgefangen.
Zu (A)
Die Enteroanastomose ist die Verbindung zweier Darmabschnitte. Im Falle des Ileum conduit wäre dies nach Ausschaltung des Ileumabschnitts ebenfalls erforderlich.
Zu (B)
Es handelt sich nicht um eine Blasenerweiterungsplastik, vielmehr wird beim Ileum conduit die Blase umgangen bzw. ausgeschaltet.
Zu (C)
Eine Osteotomie (Knochendurchtrennung) ist nicht erforderlich.
Zu (E)
Eine ileokolische Invagination ist eine Einstülpung des Ileums in das Kolon. Es besteht Ileusgefahr.

F 86
Frage 4.6: Lösung C

Erfolgt die Harnableitung in einen Darmabschnitt, so muß mit der Resorption von Urinbestandteilen gerechnet werden. Besonders **Natrium, Chlor und Harnstoff** sind betroffen.
Im Austausch zum vermehrt aufgenommenen Natrium kann der Körper Kalium verlieren. Durch das verstärkt aufgenommene Chlor besteht eine Neigung zur **hyperchlorämischen Azidose**, die durch Verlust von Bikarbonat verstärkt wird.
Daher sollte der Säure-Basen-Haushalt regelmäßig kontrolliert werden, wenn eine Harnableitung in den Darm erfolgte.
Die Frage entspricht vom Lerninhalt der alten Frage 4.2, jedoch wurde der zweite Teil der Frage verändert. Die Aussage „hypochlorämische Alkalose" ist falsch, richtig ist hyperchlorämische Azidose.
Vergleiche bitte auch den **Lerntext 4.3** Harnableitung.

F 86
Frage 4.7: Lösung C

Die Operation sollte sobald wie möglich durchgeführt werden, damit das Nierenparenchym nicht weiter geschädigt wird, da die Ursache, die kongenitale Stenose, operativ beseitigt werden kann. Meist handelt es sich bei den Patienten um Kinder.
Im späteren Alter muß geprüft werden, ob die Nierenfunktion nicht schon so mangelhaft geworden ist, daß sich der erhaltende Eingriff nicht mehr lohnt. Statt dessen ist ggf. sogar die Nephrektomie erforderlich.
Der zweite Teil des Satzes wäre richtig, wenn das IMPP nicht noch „pyelonephritisch" vor die Schrumpfniere gesetzt hätte.
So wurde aus einem schönen kausalen Zusammenhang leider eine Falle. Die Schrumpfniere entsteht auch ohne zusätzliche Pyelonephritis, wenn die Obstruktion (hier angeborene subpelvine Harnleiterstenose) nur lange genug einwirken kann.
Allerdings ist die Niere bei Obstruktion durch rezidivierende Pyelonephritiden zusätzlich gefährdet.

5 Fehlbildungen

5.1 Nierenanomalien

Agenesie oder **Aplasie** der Niere finden sich relativ selten.
Die **Beckenniere** zählt zu den renalen Dystopien.
Doppelnieren haben keinen echten Krankheitswert, wenn keine zusätzlichen Komplikationen vorliegen.
Die **Hufeisenniere** kann operativ behandelt werden: Durchtrennung des Mittelstücks.
Es gibt außer den erworbenen Formen auch die angeborene **Hydronephrose.**
Die **Nephroptose** (Senk- oder Wanderniere) findet sich eher bei mageren Patienten. Durch Bindegewebsschwäche sackt die Niere beim Stehen ggf. bis in das Becken ab. Es kann beim Stehen zu Beschwerden im Kreuz kommen. Der Nachweis erfolgt durch das Urogramm im Liegen und im Stehen. Eine operative Fixation der wandernden Niere ist meist nicht erforderlich.
Die **Nierenzyste** ist eine meist nur einzeln vorliegende, relativ harmlose Veränderung. Nur selten kommt es zur Entartung oder bei großer Zyste durch Raumforderung zu Beschwerden.
Differentialdiagnostisch muß aber ein Tumor ausgeschlossen werden. Dazu eignet sich insbesondere die Sonographie. Eine operative Behandlung ist meist nicht erforderlich.
Die **Zystenniere** (polyzystische Nierendegeneration) ist eine erbliche Erkrankung, die meist beide Nieren ergreift und durch langsames Wachstum der Zysten das Nierenparenchym rarefiziert. Es kommt daher zur chronisch progredienten Niereninsuffizienz. Hypertonie und **Hämaturie** sind weitere klinische Zeichen. Zur Diagnose eignet sich wiederum besonders die Sonographie, die viele unterschiedlich große echofreie Bezirke in beiden Nieren zeigt.
Eine kausale Therapie existiert leider nicht.
Fehlbildungen im Urogenitalbereich sind insgesamt recht häufig. Bei **rezidivierenden Harnwegsinfekten** im Kindesalter muß eine Fehlbildung z. B. durch ein Urogramm ausgeschlossen werden.

Frage 5.1: Lösung A

Bei einer Nephroptose (Senkniere) liegt eine Bindegewebsschwäche bei leptosomem Konstitutionstyp vor. Durch Zug am Gefäßstiel kommt es zu ziehenden Schmerzen, bei Ureterabknickung zu Druck- und Spannungsgefühl. Bei Verdacht auf Vorliegen einer Senkniere erfolgt die Diagnose durch ein **Urogramm** im **Liegen** und **Stehen,** wobei die Lageverschieblichkeit deutlich wird.

Frage 5.2: Lösung D

Der makroskopische Befund der Niere, deren Oberfläche von kleinen und großen Zysten durchsetzt ist, spricht für eine **Zystenniere** vom Typ Potter III.
Bei den Zystennieren, die zu 95% **beidseitig** auftreten, handelt es sich um eine **autosomal-dominant** vererbte polyzystische Nierendegeneration mit Manifestationsalter nach dem 40. Lebensjahr.
Die charakteristischen Symptome sind Abdominal- und Flankenschmerzen, Anämie, Urämie, Proteinurie sowie Mikro- und Makrohämaturie, ein **Bluthochdruck** ist meist vorhanden.
Die Erkrankung führt wegen destruierender Kompression des noch gesunden Nierenparenchyms zur **terminalen Niereninsuffizienz.**
Eine chirurgische Therapie gibt es nicht, nur bei Spontanrupturen ist ein chirurgischer Eingriff indiziert.

H 85

Frage 5.3: Lösung B

Die polyzystische Nierendegeneration ist eine erbliche, fast immer **doppelseitig** auftretende Mißbildung. Es kommt mit fortschreitender Degeneration des Parenchyms zur chronischen Niereninsuffizienz, Blutdrucksteigerung und **Hämaturie.**
Die Polyglobulie mit erhöhtem Erythropoetinspiegel ist bei Zystennieren recht häufig.

Frage 5.4: Lösung D

Im Gegensatz zum autosomal-rezessiven Erbgang des Kindes ist dieser beim Erwachsenentyp **autosomal dominant.**
Die Nieren nehmen im Laufe des Lebens an Größe zu und können schließlich ein Gewicht von mehreren Kilogramm erreichen. Der Parenchymschwund führt zur Niereninsuffizienz mit Urämie sowie zum Hypertonus.
Bei tuberöser Hirnsklerose treten zwar, wie an anderen inneren Organen auch, Nierenzysten auf, eine Assoziation mit der polyzystischen Nierendegeneration ist jedoch nicht bekannt.

Frage 5.5: Lösung E

siehe Kommentar 5.3

Ein Diabetes insipidus kommt weder als Symptom noch als Komplikation von Zystennieren vor.

Frage 5.6: Lösung A

Die Niere ist pathologisch vergrößert tastbar bei folgenden Nierenanomalien:
- Hydronephrose,
- polyzystische Nierendegeneration,
- Wilms-Tumor,
- Neuroblastom.

Frage 5.7: Lösung E

Der **Urachus** ist normalerweise nur während der Embryonalzeit vorhanden: er verbindet Kloake und Allantois. Die Urachusfistel ist eine Verbindung zwischen Blase und Nabel (persistierender Urachus). Dies kann zu hartnäckigen Infektionen führen.
Doppelnieren ohne Reflux machen keine Beschwerden, jedoch kann es bei Harnabflußstörungen auch hier zu Infektionen kommen. **Blasendivertikel** werden meist durch eine Harnabflußstörung erworben (z. B. Prostataadenom), was zu Infektionen prädisponiert.
Bei der **Blasenekstrophie** besteht eine Verbindung zwischen Bauchwand und Blase (Spaltblase). Die Infektion führt leicht zu Nierenschädigung.

Frage 5.8: Lösung D

Bei einer solitären Zyste handelt es sich nicht um eine vererbbare Erkrankung. Der Befund ist relativ harmlos. Die Differentialdiagnose „Tumor" muß abgeklärt werden. Bei den Zystennieren (polyzystische Degeneration) liegt ein vererbbares Leiden vor. Da die Zysten beidseits vorkommen und das Nierenparenchym schädigen, kommt es im Lauf der Zeit zur Niereninsuffizienz.

Frage 5.9: Lösung D

siehe Kommentar 5.1

Durch die Ausscheidungsurographie lassen sich auch Lageanomalien erkennen, die man in der Leeraufnahme nicht verifizieren kann, z. B. eine Malrotation.
Eine Nephroptose kann auch durch Leeraufnahmen erkannt werden (Stehend- u. Liegendaufnahme).

Frage 5.10: Lösung D

Die Lösungen (A), (B), (C) und (E) sind richtig.

Kommentar siehe Fragen 5.2–5.4

Frage 5.11: Lösung C

Man erkennt über das gesamte Nierenparenchym verteilte, multiple Aussparungen. Die Niere ist vergrößert und zeigt eine gebuckelte Oberfläche. Die Gefäße werden von den Zysten jeweils verdrängt. Diese Abbildung ist charakteristisch für eine **Zystenniere.** Weiteres über die Zystennieren siehe Kommentar 5.2–5.4.
Maligne **Nierentumoren** sind durch die Darstellung pathologischer Gefäße charakterisiert.
Bei der **Harnstauungsniere** würde man je nach Ausmaß und zeitlichem Bestehen bis zu einem schmalen kontrastierenden Randsaum reduziertes Nierenparenchym erkennen. Die Nierenparenchymreduktion ist Folge der ektatischen Erweiterung des Nierenbeckenkelchsystems.

F 84

Frage 5.12: Lösung E

Alle Angaben treffen zu:
Zu (1)
Die Kuchenniere ist eine angeborene Fehlbildung. Die Niere liegt im Becken und hat eine atypische Form mit Verlagerung des Nierenpols nach kranial.
Zu (2)
Die Hufeisenniere hat an den kaudalen Polen eine Parenchymbrücke, die Achsen der Niere stehen so, daß sie an den kaudalen Polen nach medial aufeinander zulaufen.
Zu (3)
Zystennieren oder polyzystische Nierendegeneration stellt ein vererbbares Leiden dar, es gibt sowohl eine rezessive als auch die häufigere autosomal-dominante Form, bei der die Nieren im Laufe des Lebens zunehmend dekompensieren.
Zu (4)
Die Beckenniere ist angeboren, liegt im kleinen Becken, kann wie eine Kuchenniere aussehen.
Zu (5)
Die Markschwammniere stellt eine angeborene zystische Fehlbildung der Tubuli dar, das Nieren**mark** sieht ähnlich wie ein Schwamm aus. Typischerweise finden sich kleinste Kalziumsteinchen in den Zysten, die sich dann röntgenologisch außerhalb des Nierenbeckens darstellen.

F 84

Frage 5.13: Lösung B

Die Frage läßt sich im Gegensatz zu den anderen Fragen mit Farbabbildungen durchaus beantworten.
Zu (B)
Die makroskopische Aufnahme zeigt ein nierenförmiges Gebilde, das vollständig aus unterschiedlich großen Zysten besteht. Die Zystenwände sind glatt begrenzt. Das Nierenparenchym wurde durch die Zystenbildung weitestgehend rarefiziert und kann nur noch histologisch dargestellt werden. Die runden, glatt begrenzten Zysten lassen sich auch hier unschwer überall erkennen. Es handelt sich um eine dekompensierte Zystenniere eines Erwachsenen ohne makroskopisch nachweisbares Nierengewebe. Leider fehlt in beiden Abbildungen eine Zentimeterangabe bzw. eine Maßstabsangabe. Damit sind die Grundanforderungen an eine Abbildung nicht erfüllt.
Zu (D)
Die Markschwammniere befällt nicht die gesamte Niere, sondern beschränkt sich auf das Nierenmark. Hier sind nur die Tubuli von der Zystenbildung betroffen. Diese sind wesentlich kleiner als die hier abgebildeten.
Zu (E)
Bei der Hydronephrose (Wassersackniere) kommt es ebenfalls zur zunehmenden Parenchymrarefizierung, jedoch nicht in Form generalisierter Zystenbildung.

F 85

Frage 5.14: Lösung C

Dies ist die zehnte Frage seit März 1977 über die autosomaldominant vererbte Form der Zystennieren.
Sie werden etwa im 5. Lebensjahr**zehnt** manifest, das heißt, es kommt zur zunehmenden Niereninsuffizienz, weiterhin sind die volumenmäßig stark vergrößerten Nieren gut tastbar, vorausgesetzt, der Patient ist nicht zu adipös.
Sie treten in der Regel beidseitig auf und meistens findet sich ein renaler Hypertonus.

5.2 Harnleiter

Es ist zu unterscheiden zwischen dem Ureter fissus und dem Ureter duplex:
Der **Ureter fissus** ist die unvollständige Doppelanlage des Harnleiters mit Vereinigung der beiden Ureteranteile **vor** der Einmündung in die Harnblase.
Es kann zu Störungen im Urintransport wie bei Obstruktionen kommen. Ständige Harnwegsinfekte sind die Folge durch Stase und Reflux.
Der Nachweis der Veränderung erfolgt im Urogramm. Die operative Korrektur ist möglich.
Der **Ureter duplex** stellt die echte Verdoppelung des Harnleiters dar mit 2 getrennt aus 2 Nierenbecken kommenden Ureteren, die getrennt verlaufen und getrennt münden.
Auch hier kann es zum Reflux kommen, ein Harnleiter mündet nicht selten an unphysiologischer Stelle.
Auch hier Nachweis durch Urogramm. Bei bereits geschädigtem Parenchym der betroffenen Nierenhälfte kommt es hier zur verzögerten Ausscheidung.
Der Ureter duplex muß nur bei einer zusätzlichen Komplikation operativ korrigiert werden.
Beim Ureter fissus und beim Ureter duplex liegen jeweils **Doppelnieren** vor mit 2 Nierenbecken pro Ureter fissus/duplex.

Frage 5.15: Lösung E

Der Ureter duplex ist eine echte Verdopplung des Harnleiters mit jeweils eigenem Ostium in der Blase, während beim Ureter fissus pro Seite nur ein Ostium vorliegt.
Der Ureter duplex und der Ureter fissus haben ihren Ausgang jeweils von einem gedoppelten Nierenbekken.

Frage 5.16: Lösung D

Die isolierte Nierenzyste ist in der Regel einseitig. An sich ist sie **harmlos,** kann aber in extremen Fällen Beschwerden und Verdrängungserscheinungen verursachen. Da bei der Patientin keine Verdrängungserscheinungen bestehen ist **keine** Therapie erforderlich!
In Zweifelsfällen sollte eine angiographische Abgrenzung gegenüber malignen Nierentumoren erfolgen. In 2–3% der Fälle kann sich in der Zyste eine maligne Geschwulst entwickeln.
Allgemeine Bemerkung: In den letzten Examina hat sich die „aggressive" Medizin des IMPP zu einer „kostendämpfenden" Medizin entwickelt, das IMPP will nun in den Fragenkombinationen zeigen, daß man nicht alle diagnostischen Mittel braucht, um eine Diagnose zu stellen. Bei unklaren Kombinationen sollte man das berücksichtigen.

Frage 5.17: Lösung D

Unter Hydronephrose versteht man die Wassersackniere. Diese entsteht nicht akut, sondern stellt ein Spätstadium dar mit Verschmälerung des Parenchymsaumes und Erweiterung des Nierenbeckenkelchsystems.
Zu einer Hydronephrose kann es kommen durch bleibende oder zunehmende Verlegung der ableitenden Harnwege. Hierzu zählt:
Zu (A)
das erworbene Ureterkarzinom (Stenosierung),
Zu (B)
der retrokavale Ureter (Lageanomalie mit behindertem Abfluß),
Zu (C)
die Ureterozele, der „Harnleiterbruch" in die Harnblase, der durch eine Stenose der Harnleitermündung bedingt ist, sowie
Zu (E)
die retroperitoneale Fibrose (Ormond-Syndrom): die zunehmende Fibrosierung imprimiert auch die Ureteren.
Eine **akute** Einklemmung eines Harnleitersteins kann zwar zu einem Rückstau führen. Eine Nierenschädigung tritt jedoch erst später ein, falls das Abflußhindernis nicht beseitigt werden kann.

5.3 Blase und Harnröhre

Frage 5.18: Lösung B

Harnblasendivertikel sind meist hernienartige Ausstülpungen der Blasenschleimhaut zwischen den Detrusorbündeln.
Ursache ist ein erhöhter Auslaßwiderstand infolge Harnröhrenklappen, Strikturen oder Harnröhrendivertikel.
Das **kongenitale** Divertikel tritt meist solitär auf und ist Folge mangelhafter Detrusorentwicklung.
Multiple Divertikel treten bei der fortgeschrittenen Balkenblase und bei infravesikaler Obstruktion oder bei der neurogenen Blase (Pseudodivertikel) auf.
Paraureterale kleine Divertikel (Hutch-Divertikel) wölben sich in den Ureterabschnitt vor und begünstigen einen vesikoureteralen Reflux.
Die **Blasenekstrophie** geht häufig mit Epispadie, Analinsuffizienz und Fisteln einher. Blasendivertikel werden nicht aufgeführt.

6 Entzündungen

6.1 Niere und Nierenhüllen

Die **Pyelonephritis** ist eine Entzündung der Niere und nicht nur des Nierenbeckens. Die Pyelonephritis (PN) kann hämatogen, lymphogen oder aszendierend entstehen. Letztere ist für den Urologen interessant, weil durch Behandlung der Ursache (z. B. Obstruktion durch Prostataadenom) eine dauerhafte Heilung ermöglicht wird. Bei Obstruktion kommt es zum Circulus vitiosus durch Stase, Infektneigung, Steinbildung und vice versa.
Prädisponierende Faktoren der PN sind:
jede Art der Harnabflußstörung, Urolithiasis, iatrogen durch Katheterisieren, Stoffwechselstörungen wie Diabetes mellitus und Gicht (Uratbildung), Gravidität und Phenazetinabusus.
Die Klinik zeigt steilen Temperaturanstieg, Schmerzen im Nierenlager, Krankheitsgefühl.
Wichtig bei Verdacht ist die Urinuntersuchung (Leukozyturie und Bakteriurie).
Die akute PN heilt bei richtiger Behandlung (Untersuchung des Urins auf Erreger und Resistenztestung und entsprechendes Antibiotikum, bis der Patient 3 Tage fieberfrei bleibt) in der Mehrzahl der Fälle aus, sie kann jedoch chronifizieren, wenn unzureichend behandelt wird oder die Ursache nicht beseitigt wird. Spätfolgen sind Anämie, Hypertonie und Urämie durch das chronisch progrediente Nierenversagen.
Bei der chronischen PN fehlt die Akutsymptomatik, es kommt zu Müdigkeit und Appetitlosigkeit.
Im Urogramm zeigen sich Veränderungen an den Nierenkelchen.
Der **paranephritische Abszeß** ist die Entzündung der Nierenhüllen durch Einschmelzung eines Infektionsherdes und Fortleitung in die die Nieren umgebende Fettkapsel. Es kann weiter zum Senkungsabszeß kommen.
Die Klinik ähnelt der akuten PN, es kommt zur Schonhaltung des gleichseitigen Beines (Psoasreizung?). Bei größerem Abszeß kommt es zur tastbaren Raumforderung. Die Atemverschieblichkeit der betroffenen Niere ist herabgesetzt.
Therapie: Drainage des Abszesses unter Antibiotikaschutz.

Frage 6.1: Lösung A

Zu (A)
Die akute Pyelonephritis ist ein typisches Beispiel einer **aszendierenden bakteriellen Infektion** über die Ureteren ins Nierenbecken.
Zu (B)
Die Nierenbeteiligung bei der **Leptospirose** zeigt ein charakteristisches Bild. Es liegen vergrößerte, ikterische Organe mit einer interstitiellen Nephritis und einer starken Nephrose vor, deren Ursache offenbar in der **Cholämie** liegt.
Zu (C)
Die **Phenazetinniere** ist eine interstitielle Nephritis, bei der in den Papillenspitzen der Niere Ablagerungen eines braunen lipofuszinähnlichen Pigments vorliegen.
Zu (D)
Die polyzystische Nierendegeneration zeigt im Typ des Kindesalter einen autosomal-rezessiven, beim Erwachsenentyp einen **autosomal-dominanten** Erbgang.
Zu (E)
Die Nephrosklerose tritt bei 80% aller essentiellen Hypertonien auf. Es kommt zur Hyalinisierung der Gefäßwand mit **Einengung des Gefäßlumens,** es resultiert eine „Renalisierung des Hochdrucks“.

Frage 6.2: Lösung E

Die akute Pyelonephritis ist eine destruktive, **bakterielle,** interstitielle Nephritis.
Die Ursache besteht häufig in einer aszendierenden Infektion durch eine **Harnwegsobstruktion.** Die Infektion breitet sich keilförmig in den befallenen Segmenten von der Papille zur Rinde hin aus. Es kommt zur Granulozyteninfiltration mit **Mikroabszeßbildung.**
Eine infektallergische Nephritis stellt die Poststreptokokkenglomerulonephritis dar, welche wahrscheinlich auf einer Antigengemeinschaft zwischen Nierengewebe und Streptokokkenantigenen basiert.

Frage 6.3: Lösung C

Meist ist die Nierenregion druckschmerzhaft.
Eine Hämaturie gehört nicht zu den Symptomen eines paranephritischen Abszesses, da der Prozeß sich in den Nierenhüllen abspielt. Bei entsprechender Größe kann der Prozeß palpiert werden. Das Zwerchfell steht auf der betroffenen Seite hoch und ist wenig atemverschieblich.
Es findet sich keine Zone verminderter Strahlenintensität, da das Parenchym nicht betroffen ist.

Frage 6.4: Lösung E

Zu den prädisponierenden Faktoren zählen Harnwegsobstruktionen, Abwehrschwäche (auch durch Stoffwechselstörungen) und Gravidität.

Frage 6.5: Lösung C

Die Glomerulonephritis muß antibiotisch behandelt werden, mit Penizillin (β-hämolysierende Streptokokken) oder anderen Antibiotika. Aufgrund der eingeschränkten Nierenfunktion mit Oligurie muß die Eiweißzufuhr reduziert (Harnstoffanstieg!) werden, jedoch ist eine eiweißfreie Kost nicht erforderlich. Ebenso ist eine Einschränkung der Kochsalzzufuhr wegen der Gefahr einer Bluthochdruckentstehung indiziert.
Bis zur Normalisierung von Blutdruck und Harnstoffwerten sowie Besserung des Urinbefundes (Kontrolle von Eiweiß, Leukozyten und Erythrozytenzylindern) ist strikte Bettruhe angezeigt.

Frage 6.6: Lösung C

Bei **reinem** Phenazetinabusus findet sich in einer Minderzahl eine Veränderung in Form einer chronischen interstitiellen beidseitigen Nephritis mit Papillennekrose (siehe Kommentar 6.1 C).
Von verschiedenen Autoren wird der reine Phenazetinschaden abgelehnt.

Frage 6.7: Lösung E

siehe Kommentar 6.3.

Die BSG ist durch die Infektion beschleunigt. Auch Fieber und Leukozytose sind zu finden.

Frage 6.8: Lösung D

Wir unterscheiden die **unspezifische** Pyelonephritis (typischer Erreger z. B. E.coli) von der **spezifischen** (Mycobacterium tuberculosis). Bei der spezifischen finden sich also Tuberkelbakterien im Urin = säurefeste Stäbchen, die nicht auf normalen Nährböden nachzuweisen sind, daher spricht man auch von der **sog. sterilen** Leukozyturie. Spezielle Nährböden sind z. B. die Hohn-Kultur.

Die unspezifische Pyelonephritis zeigt u. a.
Zu (A)
Fieber, in schwereren Fällen Schüttelfrost (Urosepsis),
Zu (B)
eine meist geringere Proteinurie als bei Glomerulonephritis,
Zu (C)
Leukozyturie (wie bei allen akuten Harnwegsinfekten),
Zu (E)
ab 100 000 Keime pro ml Urin liegt ein Harnwegsinfekt vor (signifikante Bakteriurie). Nach neueren Vorschlägen soll bereits ab 10 000 Keimen pro ml Urin behandelt werden.

H 84

Frage 6.9: Lösung E

Es handelt sich praktisch um eine Wiederholungsfrage, sie ist weitgehend identisch mit der Frage 6.7.
Vgl. bitte auch Frage 6.3.
Zu (1)
Der Druckschmerz nimmt unbehandelt bei Abszedierung zu, kann bei frühzeitiger Antibiotikagabe jedoch verschleiert sein. Bei größerem Abszeß wird der Palpationsbefund deutlicher, die Sonographie bestätigt den Befund.
Zu (2)
Die erhöhte Senkung ist durch die Infektion verursacht; meist entsteht der paranephritische Abszeß hämatogen aus einem Primärherd, z. B. einem Furunkel oder Karbunkel.
Zu (3)
Das Zwerchfell steht auf der betroffenen Seite hoch und ist wenig atemverschieblich.
Zu (4)
Im Veratmungsurogramm erkennt man die verminderte Atemverschieblichkeit der Niere, der Psoasrand ist nicht scharf abgegrenzt.

F 85

Frage 6.10: Lösung D

Der paranephritische Abszeß entsteht typischerweise durch hämatogene Streuung einer lokalen Staphylokokkeninfektion.
Er stellt eine erhebliche und lebensbedrohliche Komplikation dar.
Die hochdosierte Antibiotikagabe ist erforderlich. Um den im perirenalen Gewebe befindlichen Abszeß unter Kontrolle zu bringen, ist die Inzision und Drainage erforderlich. Ein Abstrich für die Untersuchung auf Erreger und für den Resistenztest ist ebenfalls auf diese Weise zu gewinnen.

Zu (A)
Analgetika und Bettruhe sind durchaus indiziert, genügen zur Behandlung dieses schweren Krankheitsbildes aber nicht. Es gilt, die Niere und das Leben des Patienten zu erhalten. Die Kurzwellenbehandlung ist bei akuten infektiösen Erkrankungen kontraindiziert.
Zu (B)
Der Antibiotikaschutz dient einer Abschirmung vor weiterer Streuung des Erregers während der Inzision und Drainage. Die alleinige Antibiotikagabe bringt das Geschehen meist nicht unter Kontrolle.
Zu (C)
Eine intensive Wärmebehandlung würde einer weiteren Erregerausbreitung Vorschub leisten und ist kontraindiziert. Als Zeichen der körpereigenen Infektabwehr hat der Patient ohnehin Fieber.
Zu (E)
Die perkutane Punktion des Abszesses ist zwar möglich, hat aber keinen kurativen Charakter, da der Prozeß nicht streng begrenzt ist. Eine breite Abszeßspaltung bringt noch die größte Aussicht auf Erfolg, jedoch kann die Niere nicht immer erhalten werden.
Vergleiche bitte auch den Lerntext 6.1 zum paranephritischen Abszeß sowie die Fragen 6.3, 6.7 und 6.9.

F 86

Frage 6.11: Lösung D

Die Dosierung von Gentamycin liegt bei 1–1,5 mg/kg KG und Tag, eine normale Nierenfunktion vorausgesetzt. Wegen der Ototoxizität sollte die Dosierung nicht überschritten werden. Die angegebene Dosierung von 5 mg/kg KG wäre also auch beim Gesunden zu hoch. Da das Kreatinin 8fach über der Norm liegt, müßte die Dosis wesentlich reduziert werden.
Eine Gesamtdosis bei einem 75 kg schweren Mann von 50 mg/Tag läge bereits wiederum im Bereich der Toxizität.
Ich würde statt Gentamycin übrigens **Tobramycin** vorziehen wegen der etwas geringeren Toxizität und der stärkeren Wirksamkeit gegen Pseudomonas. Aber auch Gentamycin hat seine Berechtigung gegenüber diesem Problemkeim.
Bei einer chronisch-rezidivierenden PN mit solch erhöhtem Kreatinin kann durch seitengetrennte Clearance festgestellt werden, welche Niere in ihrer Funktion besser oder schlechter als die andere ist.
Meist liegt ein Abflußhindernis oder ein vesikoureteraler Reflux vor, der die chronische PN unterhält.
Durch längerfristige Antibiotikatherapie über ca. 3 Wochen kann versucht werden, die Erreger zu eliminieren. Ohne ursächliche Therapie bleibt die Niere nicht lange ohne Rezidiv.

6.2 Blase

Die **Zystitis** kann akut oder chronisch verlaufen. Der Infektionsweg kann von oberhalb (Pyelonephritis) oder von unterhalb (z. B. Katheter) der Blase ausgehen.
Meist handelt es sich um eine bakterielle Infektion, in abnehmender Häufigkeit sind E.coli, Enterokokken oder Proteus die Ursache. Auch Pilze oder Viren (meist bei Kindern) kommen in Frage, sie sind jedoch eher selten, ebenso die allergische Form der Zystitis.
Bei Männern liegt häufig zusätzlich Restharnbildung vor, z. B. beim Prostataadenom, auch andere Abflußstörungen und Reflux begünstigen die Blasenentzündung.
Bei Frauen liegt durch die kurze Harnröhre und die anatomisch ungünstige Lage der Urethra mit Mündung in den Genitalbereich ohnehin eine Neigung zur Zystitis vor.
Weitere fördernde Faktoren für eine Zystitis sind:
iatrogen durch transurethrale Eingriffe einschließlich Katheter, Geschlechtsverkehr (ebenfalls Keiminvasion), Klimakterium: durch Östrogenmangel Schleimhautabnahme, Verminderung der Abwehrkräfte in der Blase, z. B. im Senium. Weiterhin gibt es die radiogene Zystitis (physikalischer Schaden), auch Antimetaboliten wie Cyclophosphamid verursachen als chemische Noxe eine Blasenentzündung, schließlich ist die psychische Komponente zu erwähnen: „Frauen weinen mit der Blase".
Klinisch finden sich Blasenbeschwerden, gehäuftes, schmerzhaftes Wasserlassen, auch Nykturie. Die Urinuntersuchung zeigt Bakteriurie, Leukozyturie und Erythrozyturie.
Die Therapie besteht in Antibiotikagabe nach Austestung, reichlich Flüssigkeitsgabe zum Spülen, ggf. Schmerzbehandlung und Ansäuern des Urins, um Infektsteinbildung zu vermeiden.
Eine Abklärung einer vorliegenden Abflußstörung im beschwerdefreien Intervall muß erfolgen, um einer chronischen Entzündung vorzubeugen.
Bei **chronischer Zystitis** können die Symptome uncharakteristisch sein. Die Behandlung muß hier über mehrere Wochen erfolgen, um die Erreger zu eliminieren. Falsch behandelt kann es zur Schrumpfblase und zur chronischen Urogenitalinfektion kommen.

Frage 6.12: Lösung C

Die Patienten mit einer akuten Zystitis klagen über Symptome wie **Pollakisurie, Nykturie,** gelegentlich terminale Hämaturie, Schmerzen beim Wasserlassen (Dysurie) und imperativen Harndrang. Dies bedeutet oft, daß es (offenbar im Gegensatz zu der Auffassung des IMPP) zu einer Urge-Inkontinenz kommt.
Ein allgemeines Krankheitsgefühl ist selten. Im Urin findet man **Leukozyten,** Erythrozyten, diskrete Eiweißvermehrung sowie eine meist signifikante **Bakteriurie.**
Eine Temperaturerhöhung spricht immer für eine Beteiligung der oberen Harnwege.

Frage 6.13: Lösung A

Erreger der Bilharziose ist das Schistosoma haematobium. Im Gewebe verursachen die Nematoden eine chronisch-rezidivierende Schleimhautläsion mit beginnender Infektion. Auf dem Boden einer chronisch-rezidivierenden Entzündung kommt es in der Harnblase, den Harnleitern und im Nierenbecken zu Narbenbildungen und bei jahrzehntelangem Bestehen zu **malignen Neubildungen.**
Therapeutisch führen heute Antimonpräparate, z. B. Miracil D, zum Erfolg.
Besonders in Ägypten ist die Erkrankung häufig. Der Erreger durchdringt aktiv die intakte Haut.

Frage 6.14: Lösung D

Die häufigsten Erreger der Harnwegsinfektionen sind:
Kolibakterien ~ 55%,
Enterokokken ~ 20%,
Proteus ~ 20%.
Streptokokken und Staphylokokken sind selten Erreger von Harnwegsinfektionen.

Frage 6.15: Lösung D

Die häufigste Ursache einer Harnwegsinfektion beim Mann ist die durch ein Prostataadenom verursachte **Blasenhalsobstruktion** mit Harnrückstauung und **Restharn.**

Frage 6.16: Lösung C

Eine signifikante Bakteriurie liegt vor, wenn mehr als 10^5 Keime/ml Urin nachgewiesen werden. Bei der asymptomatischen Bakteriurie finden sich weder Fieber noch BSG-Erhöhung. Es handelt sich also nur um einen lokal begrenzten Vorgang, nicht jedoch um eine generalisierte Sepsis.

Frage 6.17: Lösung A

Durch den chronischen Entzündungsreiz (chronische Zystitis) kommt es allmählich zur Schrumpfblase. Die permanente Reizung bei einer chronischen Entzündung kann gelegentlich auch eine karzinomatöse Entartung zur Folge haben.
Mikro- und auch Makrohämaturie sind ebenfalls zu finden. Röntgenologisch können Verkalkungen der Blase nachweisbar sein.
(Weiteres über die Bilharziose siehe Kommentar 6.13).

Frage 6.18: Lösung C

Etwa 50% der Harnwegsinfektionen werden durch E. coli verursacht. Es folgen Enterokokken mit etwa 25% sowie Proteus mirabilis mit 15–20%. Pseudomonas aeruginosa findet sich in etwa 10% der Harnwegsinfektionen. Klebsiella pneumoniae ist mit knapp unter 10% nicht allzu selten, Staphylococcus aureus liegt bei knapp unter 5% (vgl. Frage 6.14).

F 86

Frage 6.19: Lösung B

Die akute (bakterielle) Zystitis ohne Nierenbeteiligung ist ein lokales Geschehen.
Zu (1)
Die Patienten müssen ständig Wasser lassen bzw. haben ein brennendes Gefühl, Wasser lassen zu müssen.
Zu (2)
Hohes Fieber gehört nicht zu einem lokalen Prozeß. Nur bei Nierenbeteiligung wäre dies zu erwarten.
Zu (3)
Die bakterielle Infektion der Harnblase führt zu Leukozyturie.
Zu (4)
Mikro- oder auch Makrohämaturie gehören zu den Symptomen der Zystitis.
Zu (5)
Eine stark erhöhte BSG gehört ebensowenig zu den Symptomen wie hohes Fieber.

6.4 Prostata, Samenblasen und Harnröhre

Die **Prostatitis** wird durch distal von der Prostata liegende Harnwegsobstruktionen begünstigt. Häufig liegt gleichzeitig eine Zystitis, fast immer eine gleichzeitige Mitreaktion der **Samenblasen** vor. Die Symptomatik entspricht sich. Es finden sich die üblichen Erreger des Harnwegsinfekts. Klinisch findet sich bei der rektalen Untersuchung eine schmerzhafte Prostata, auch beim Stuhlgang bestehen Schmerzen. Es kommt zu Fieber, Leukozytose und Leukozyturie, desweiteren liegen Dysurie und Pollakisurie vor, evtl. findet sich **Blut** im Urin oder Sperma.
Die Therapie umfaßt Antibiotika, bevorzugt **Tri**methoprim mit Sulfamethoxazol (TMP-SMZ als Bactrim®) sowie Analgetika. Die akute Prostatitis kann einschmelzen. Der Abszeß kann dann bei der rektalen Untersuchung ggf. als Fluktuation getastet werden.
Die chronische Prostatitis entsteht nach nicht ausgeheilter akuter Erkrankung, es liegen eher uncharakteristische Beschwerden vor. Eine isolierte Samenblasenentzündung kommt kaum vor.
Bei der **Urethritis** kann der Ausfluß auf Erreger untersucht werden. Die Therapie richtet sich nach der Austestung.
Die Symptome Juckreiz und Brennen beim Wasserlassen sind bekannt. Nicht selten liegt eine **Gonorrhöe** vor. Auch Trichomonaden und Mykoplasmen finden sich recht häufig bei Urethritis.
Der **Morbus Reiter** mit Urethritis, Konjunktivitis und Arthritis ist jedoch eher selten.

Frage 6.20 Lösung C

Bei einer Urethritis soll auch nach den Zeichen eines Morbus Reiter gefahndet werden. Die Erkrankung findet sich bevorzugt bei jungen Männern, oft nach Geschlechtsverkehr oder vorausgegangener Diarrhoe (infektallergische Reaktion).
Die Arthritis findet sich typischerweise symmetrisch an Knie- und/oder Sprunggelenken.

Frage 6.21: Lösung A

Bei Gonorrhoe findet sich rahmiger, gelber, zäher Ausfluß. Der Gelenkbefall (eitriges Gelenkpunktat) ist eine typische Komplikation der Gonorrhoe. Da sie wieder im Zunehmen begriffen ist, sollte sie auch bei Gelenkaffektionen differentialdiagnostisch immer in Erwägung gezogen werden.
Die Gonorrhoe ist wesentlich häufiger als der Morbus Reiter (siehe Kommentar 6.20).

Frage 6.22: Lösung B

Die Mykoplasmen sind einer der Erreger der unspezifischen Urethritis. Sie werden etwa in 5% der Urethritiden angetroffen. Der Ausfluß bei der Mykoplasmenurethritis ist blaßgrau.
Der Nachweis erfolgt durch spezielle Kulturverfahren, die einem Speziallabor vorbehalten bleiben.
Die Behandlung von nicht harnstoffspaltenden Mykoplasmen erfolgt mit **Tetrazyklinen** (Doxycyclin®), die bei harnstoffspaltenden mit Erythromycin.
Da der Erreger meist durch Geschlechtsverkehr übertragen wird, ist der Partner mit zu behandeln, da es sonst zu Rezidiven kommt.

Frage 6.23: Lösung D

Die anamnestischen Angaben dürfen als geradezu klassisch für einen Prostataabszeß angesehen werden:
Diabetes mellitus erleichtert das Angehen der Infektion bzw. ermöglicht die Komplikation der akuten Prostatitis, nämlich die Abszedierung. Der Abszeß wird als Fluktuation getastet. Die Harnverhaltung erklärt sich aus der entzündlichen Schwellung der Prostata mit Verlegung der prostatischen Harnröhre. Die septischen Temperaturen weisen auf generalisierten bakteriellen Infekt hin (Urosepsis).
Die Krämpfe des Analsphinkters erklären sich als Mitreaktion, bedingt durch die Nachbarschaft zu einer komplizierten Prostatitis. Anmerkung: die rektale Untersuchung ist sicher extrem schmerzhaft.
Die tuberkulöse Prostatakaverne wäre eine Spätfolge einer Nierentuberkulose. Die Kavernenbildung erfolgt jedoch nicht mit der geschilderten Akutsymptomatik. Prostatakavernen imponieren bei der Palpation als Knoten.

Frage 6.24: Lösung B

Wir unterscheiden die gonorrhoische Urethritis, die in bis zu ⅓ der Urethritiden vorkommt, von der nichtgonorrhoischen. Bei der letzteren handelt es sich meist um die üblichen Bakterien wie **E. coli,** Staphylokokken, Pseudomonas oder Proteus.
In etwa 10% der Fälle ist mit Trichomonaden zu rechnen, worauf der helle, wäßrige Fluor hinweist. Trichomonaden lassen sich im Nativpräparat an ihrer Eigenbeweglichkeit erkennen, die jedoch nach kurzer Zeit endet.
Mykoplasmen machen einen grauen Ausfluß.
Während bei Gonorrhoe immer noch Penizillin G Mittel der Wahl ist, sollte dies bei den nicht gonorrhoischen Formen nicht ohne entsprechende Austestung verwendet werden, da die Versagerquote zu hoch ist mit der Gefahr des Übergangs in einen chronisch fortschreitenden Infekt.
(vgl. bitte auch Fragen 6.22 und 6.18)

F 84

Frage 6.25: Lösung E

Der Prostataabszeß stellt eine Komplikation der Prostatitis dar. Die Einschmelzung kann entstehen bei Abwehrschwäche, durch massive Infektion oder durch virulente Erreger (es handelt sich um zur Abszeßbildung neigende Erreger, z. B. Staphylokokken, E. coli etc.). Während die unkomplizierte Prostatitis durch Antibiotika und Antiphlogistika beherrscht wird, **soll der Prostataabszeß gespalten werden.** Dies kann transurethral erfolgen.

F 85

Frage 6.26: Lösung C

Unter **Strangurie** versteht man krampfartige Blasenschmerzen beim Wasserlassen.
Pollakisurie bedeutet zu häufiges Wasserlassen.
Beide Symptome gehören zu den urologischen Leitsymptomen (vgl. bitte Lerntext 2.1).
Die Beschwerden lassen zuerst an eine **Zystitis** denken, auch das Alter der Patientin spricht dafür, z. B. kommt es durch regelmäßigen Geschlechtsverkehr gerne zur Honeymoon-zystitis. Condyloma acuminata sind durch Viren verursacht, die Erkrankung wird durch Geschlechtsverkehr übertragen.
Das gerötete Orificium urethrae externum spricht ebenfalls für eine Entzündung. Der gelb-grünliche Fluor deutet auf eine bakterielle Entzündung hin: **Vaginitis,** Zervizitis und/oder Endometritis.
Die Abklärung des bakteriellen Infektes erfolgt durch einen Abstrich aus Urethra **und** Zervix, wobei auch eine Gonorrhoe ausgeschlossen werden sollte.
Zu (D)
Mittelstrahlurin alleine reicht hier nicht aus, da zusätzlich Fluor vaginalis vorliegt.
Zu (A) und (E)
Urogramm und Zystoskopie können zur Abklärung von rezidivierenden Zystitiden durchgeführt werden, zur Diagnose wird hier jedoch die Erreger- und Resistenzbestimmung benötigt.
Zu (B)
Condylomata acuminata sind an ihrem Aussehen relativ leicht zu erkennen, sie dürfen nicht mit den größeren Condylomata lata bei Lues verwechselt werden.

6.5 Hoden und Nebenhoden

Eine **Hodenentzündung** geht meist mit einer Nebenhodenentzündung einher. Bei Orchitis handelt es sich eher um eine Virusinfektion, aber auch Bakterien können die Ursache sein. Gefürchtet ist die Mumps, weil sie durch Schädigung des Hodens zur Sterilität führen kann. Die Orchitis entsteht übrigens eher hämatogen als kanalikulär über den Ductus deferens, im Gegensatz zur Epididymitis.
Der betroffene Hoden zeigt die typischen Entzündungszeichen. Die Schmerzhaftigkeit bringt Hinweise zur Differentialdiagnose eines Hodentumors, der eher mit einer schmerzlosen Vergrößerung des Organs einhergeht. Im Zweifelsfall muß der Hoden operativ freigelegt werden. Eine Nebenhodenentzündung kann manchmal durch den Tastbefund nicht von einer Hodenentzündung unterschieden werden, bedingt durch die Anschwellung.
Der Urinbefund kann unauffällig sein, wenn es sich um einen hämatogenen Infektionsweg handelt.
Sind Bakterien die Ursache, so helfen Antibiotika, sonst Schmerzbekämpfung, Antiphlogistika, Hochlagern des Hodens. Bei der **Epididymitis** liegt häufiger eine Harnabflußstörung vor, z. B. ein Prostataadenom. Durch Stase kommt es zum Infekt, der sich über den Ductus deferens den Weg zum Nebenhoden bahnt. Typisch ist die Fortleitung von einer Prostatitis aus.
Bei der Untersuchung finden sich Dolor, Rubor und Tumor des Nebenhodens, Fieber und Leukozytose. Die Patienten können über Schmerzen in der Leiste klagen. Das Skrotum erscheint geschwollen und gerötet. Differentialdiagnostisch muß eine Hodentorsion (meist Jugendliche oder Kinder) ausgeschlossen werden. Bei Hodentorsion bringt das Hochlagern keine Erleichterung, negatives Prehn-Zeichen. Bei Epididymitis empfindet der Patient das Hochlagern, z. B. mit einem Hodenbänkchen, als Erleichterung.
Die Therapie besteht in Antibiotikagabe, nach Erhalt des Austestungsergebnisses wird ggf. umgesetzt. Außerdem antiphlogistische Therapie. Bei einschmelzendem Prozeß muß der Abszeß drainiert werden, sonst besteht die Gefahr des Übergreifens auf den Hoden.
Eine Gonorrhöe sollte immer ausgeschlossen werden.

Frage 6.27: Lösung A

Die akute Epididymitis entsteht kanalikulär über den Ductus deferens.
Symptome sind die akute, **sehr schmerzhafte** Schwellung des Nebenhodens mit **Rötung der Skrotalhaut** und Skrotumödem. Die Patienten klagen über starke Schmerzen, die in die **Leiste** und ins Abdomen ausstrahlen. Außerdem besteht **Fieber,** Schüttelfrost und allgemeines Krankheitsgefühl.
Das Hochlagern des Hodens ist schmerzlindernd (positives Prehn-Zeichen).
Eine schmerzlose Schwellung des Hodensacks ist immer tumorverdächtig.

Frage 6.28: Lösung B

Meist liegt einer akuten Hodenschwellung ein Harnwegsinfekt zugrunde. Die Infektion aszendiert über den Ductus deferens und erreicht so den Nebenhoden.
Die hämatogene Streuung findet sich selten (z. B. Tuberkulose). Nicht die akute Blasenentzündung ist Ursache einer Epididymitis, sondern vielmehr Passagehindernisse unterhalb (infravesikal) der Harnblase (Anatomie).

Frage 6.29: Lösung E

Alle Angaben begünstigen die Entstehung der Epididymitis. Ein Adenom der Prostata führt wie eine Harnröhrenstriktur über die obstruktive Uropathie zur Infektneigung.
Ein bereits vorhandener Infekt (z. B. Zystourethritis) oder Infekte durch Verletzungen der Harnröhre (z. B. durch Katheterisieren) können sich über den Ductus deferens zum Nebenhoden ausbreiten.

Frage 6.30: Lösung B

Die Anamnese spricht eindeutig für eine akute Epididymitis. Die Entzündungszeichen Dolor, Rubor, Tumor sowie erhöhte Temperatur sind vorhanden, die Differentialdiagnose
Zu (A)
Orchitis wird durch die Angabe „**wurstförmige,** stark druckschmerzhafte **Schwellung hinter dem Hoden**" (also Nebenhoden) erleichtert. Oft sind Hoden und Nebenhoden nicht so einfach abzutrennen bei akuter Nebenhodenentzündung.
Zu (C)
Differentialdiagnostisch ist außerdem an eine Hodentorsion zu denken. Hier findet sich meist in der Vorgeschichte (bei Erwachsenen) ein Trauma. Bei Adoleszenten kann sich eine Torsion auch spontan entwickeln. Das Hochlagern des Hodens bringt bei der Hodentorsion keine Erleichterung (negatives Prehn-Zeichen), jedoch bei der Epididymitis.
Zu (D)
Der Hodentumor zeigt typischerweise keine ausgeprägte Schmerzhaftigkeit. Oft imponiert die schmerzlose Größenzunahme.
Zu (E)
Eine **akute** Hydrozele wäre ebenfalls zu erwägen, nicht jedoch eine **genuine** Form. Bei der Hydrozele findet sich ein prall-elastischer Tumor. Die Diaphanoskopie ist positiv (bei Tumor negativ). Diagnose durch Sonographie.

Frage 6.31: Lösung E

Alle Angaben sind richtig. Ausführlicher Kommentar vgl. Frage **6.27** und 6.29.

F 86

Frage 6.32: Lösung D

Zu (1)
Im Gegensatz zur schmerzhaften akuten Epididymitis ist die tuberkulöse Nebenhodenvergrößerung meist indolent. Näheres vergleiche bitte das Kapitel Urogenitaltuberkulose.
Zu (2)–(4)
Meist ist die Epididymitis entstanden durch kanalikuläre Fortleitung einer Prostatitis oder auch Urethritis.
Die Harnröhrenstriktur fördert das Angehen von Infektionen und dadurch auch von Nebenhodenentzündungen via Urethritis oder Zystitis oder auch Prostatitis.
Zu (5)
Ein Ureterstein ist ein Stein des Harnleiters, nicht der Harnröhre. Ein Ureterstein fördert durch Obstruktion eine Pyelonephritis. Der Abfluß unterhalb der Obstruktion bleibt unbeeinträchtigt.

6.6 Urogenitaltuberkulose

Ausgehend von einem Primärherd in der Lunge kann es über den Blutweg zu einer **Nieren**tuberkulose kommen.
Von den Nieren kann dann ein deszendierender Befall des Urogenitalsystems erfolgen: **Prostata** und **Nebenhoden** sind hier besonders zu erwähnen.
Bei chronisch progredientem Verlauf der Nierentuberkulose kann es zur **Kittniere** kommen.
Die Prostata wird durch Kontakt mit dem infizierten Harn befallen. Bei der rektalen Untersuchung kann hier ggf. eine Knotenbildung in der Prostata getastet werden (DD Prostatakarzinom u. a. durch Urethrographie, wo ggf. Kavernen nachgewiesen werden).
Merke: Der Befall des Urogenitalsystems geht meist mit uncharakteristischen Beschwerden einher, z. B. kann eine therapierefraktäre **Zystitis** imponieren mit steriler Leukozyturie (Zystoskopie!). Bei Mitbefall des Nebenhodens ist dieser schmerzlos vergrößert.
Insbesondere beim Nachweis von alten spezifischen Infiltraten in der Lunge und beim Vorliegen einer therapierefraktären „Pyurie" muß eine Urogenitaltuberkulose ausgeschlossen werden, am besten durch Anfertigen einer Urinkultur und durch Tierversuch.
Die Therapie erfolgt durch Einsatz der bekannten Kombinationspräparate, z. B. INH/RMP/EMB.
Die Operation läßt sich bei rechtzeitiger Behandlung vermeiden. Funktionslose Kittnieren werden entfernt.
Bei Prostatabefall ist die TUR möglich, besonders bei schlechtem Ansprechen auf die medikamentöse Therapie.

Frage 6.33: Lösung B

Von einem **pulmonalen,** selten intestinalen Primärherd kommt es im Rahmen der primären Frühstreuung hämatogen zum beidseitigen Befall der Nierenrinde.

Frage 6.34: Lösung C

Die weitere Aussaat der Nierentuberkulose ruft eine Tuberkulose von Prostata, Samenblase, Epididymis und Testis hervor. In der Prostata kommt es zur verkäsenden Entzündung, **Kavernenbildung** und evtl. zur Abszeßbildung.
Die Schistosomen verursachen die Blasenbilharziose. Prostatakarzinom und Gonorrhoe verursachen Harnröhrenstrikturen.

Frage 6.35: Lösung D

Bei einer Nierentuberkulose wird heute zuerst medikamentös mit der üblichen Dreierkombination behandelt. Damit gelingt in der Mehrzahl der Fälle eine Ausheilung. Erst bei konsekutiver Sepsis oder bei völliger Zerstörung des Nierenparenchyms (Kittniere) wird die betroffene Niere entfernt.

Frage 6.36: Lösung A

Die Urotuberkulose verläuft nur anfänglich relativ symptomlos. Eine chronische Zystitis kann das einzige Symptom sein.
Die Urotuberkulose spielt auch heute noch eine wichtige Rolle, sie muß rechtzeitig erkannt werden.
Sie wird mit den üblichen Tuberkulostatika behandelt. Die Prognose ist nur dann gut, wenn rechtzeitig und erfolgreich behandelt wird. Im Stadium der Kittniere wird nephrektomiert.
Ein Befall des Urogenitalsystems tritt normalerweise erst nach einer Latenz von mindestens 5 Jahren nach einem Primärkomplex auf.

Frage 6.37: Lösung D

Persistierende therapieresistente zystitische Beschwerden, besonders, wenn mit Mikrohämaturie und „steriler Leukozyturie" verbunden, müssen an Urogenitaltuberkulose denken lassen.
Verkalkungen können hierbei nicht immer nachgewiesen werden.
Oft verursacht die Tuberkulose nur vage Symptome.
Wird bei einem Patienten eine Tuberkulose eines anderen Organes festgestellt, so muß eine Beteiligung des Urogenitalsystems ausgeschlossen werden (u. a. Färbung auf säurefeste Stäbchen).

Frage 6.38: Lösung A

Bei der Nierentuberkulose unterscheidet man 3 Stadien:
das **parenchymatöse** Stadium,
das **ulzerokavernöse** Stadium (Befall der Kelche) und
das Stadium der **Zerstörung** der Niere (Destruktion).
Durch den Befall der Nierenkelche im Stadium II kommt es zur Papillendestruktion.
Bei den heute gängigen sehr gut wirksamen Antituberkulotika erübrigt sich die chirurgische Intervention in den meisten Fällen.
Der Befall der Niere(n) erfolgt meist aus einem Lungenherd, die Erreger gelangen hämatogen zur Niere. Findet der tuberkulöse Prozeß Anschluß an das Nierenbeckenkelchsystem (offene Nierentuberkulose), gelangen die Mykobakterien in das Hohlraumsystem und **deszendieren** in die unteren Organe des Urogenitalsystems.

Frage 6.39: Lösung E

Zu (1)
Hinter einer sog. therapieresistenten Zystitis kann sich eine Urogenitaltuberkulose verbergen, da Tuberkelbakterien auf unspezifische Antibiotika nicht ansprechen.
Zu (2)
Mikrohämaturie ist ein weiterer Hinweis auf Tb, wenn sich keine anderen Ursachen finden (Stein, Entzündung).
Zu (3)
Schmerzlose Nebenhodenverdickung kann entstehen, wenn von einer Nierentuberkulose die Erreger über Harnleiter und Blase Anschluß an den Ductus deferens erhalten.
Zu (4)
Eine Prostatainduration kann Hinweis auf Prostatakavernen sein.
Zu (5)
Eine Skrotalfistel kann traumatischer oder entzündlicher Genese sein oder durch einen Tumor bedingt sein.

Frage 6.40: Lösung D

Eine Nierentuberkulose entsteht in der Regel durch hämatogene Streuung aus einem Herd im Respirationstrakt (vgl. Wortlaut der Frage 6.33). Im weiteren Verlauf kann es auch zur Tuberkulose der Prostata kommen.
Zum Nachweis einer kavernösen Prostatatuberkulose wird Ejakulat und/oder Prostatasekret untersucht. Die Kavernen lassen sich durch Röntgen nachweisen. Man findet entweder Verkalkungen im Bereich der Prostata oder bei der retrograden Urethrographie füllen sich die Prostatakavernen mit Kontrastmittel.
Ein positives Ergebnis bei der Untersuchung des Urinsedimentes z. B. durch Ziehl-Neelsen-Färbung beweist zwar das Vorliegen einer Urogenitaltuberkulose, erbringt jedoch nicht den Nachweis des Prostatabefalls.
Die Uricult-Untersuchung eignet sich nicht zum Nachweis von Tuberkelbakterien, sondern dient dem Nachweis unspezifischer Erreger im Urin (Keimzahl).

F 84

Frage 6.41: Lösung E

Die Frage ist weitgehend identisch mit der alten Frage 6.39. Es wurde lediglich die Aussage (3) variiert: statt „schmerzloser Nebenhodenverdickung" wird jetzt „palpable indolente Nebenhodeninfiltrate" angeboten. Bei beiden wird die Urogenitaltuberkulose in Erwägung gezogen, insbesondere, wenn noch die anderen angegebenen Punkte hinzukommen.
Vergleiche bitte den Kommentar zur Frage 6.39 und den Lerntext 6.6 Urogenitaltuberkulose.
Es zeigt sich immer mehr, daß das IMPP gerne alte Fragen leicht variiert, daher wurde diese Frage nochmals mit aufgenommen. Also – in der Prüfung die Fragen bis zum Ende durchlesen, auch bei scheinbar alten Fragen jede Aussage einzeln prüfen.
Auch die Frage 6.37 ist ähnlich.
Merke: Der Nebenhoden liegt **dorsolateral** vom Hoden.

H 85

Frage 6.42: Lösung C

Zu (C)
Nur funktionslos gewordene Kittnieren sollen entfernt werden. Eine einseitige Nierentuberkulose stellt keine Indikation zur Operation dar.
Vielmehr steht die konservative Therapie (INH, RMP, EMB) im Vordergrund.
Zu (A)
Siehe bitte 6.40.

F 86

Frage 6.43: Lösung E

Bei der Nierentuberkulose unterscheidet man 3 Stadien:
1 – das **parenchymatöse** Stadium,
2 – das **ulzero-kavernöse** Stadium und
3 – das Stadium der **Destruktion** der Niere.
Erst im letzten Stadium, wenn die Niere zerstört ist (Kittniere), wird die Niere operativ entfernt.
Im Stadium 1 und 2 genügt die konservative organerhaltende Behandlung mit den sehr gut wirksamen Antituberkulotika **INH, RMP, EMB.**

7 Tumoren

7.1 Nierenparenchym

Bei Kindern steht der **Wilms-Tumor** im Vordergrund, bei Erwachsenen das **Hypernephrom.** Der Ausdruck ist etwas unglücklich, es handelt sich nicht um einen Tumor der Nebennieren.
Andere Bezeichnungen sind **hypernephroides Nierenkarzinom, Nierensarkom, Nierenzellkarzinom, Grawitz-Tumor.**
Wichtigstes Symptom ist die schmerzlose Hämaturie, die bei Patienten ab etwa dem 50. Lebensjahr an Hypernephrom denken lassen muß.
Leider kann es bereits bei Diagnosestellung zur Metastasierung gekommen sein. Die Hämaturie tritt erst auf, wenn der Tumor ins Nierenbecken durchbricht. Der hämatogene Metastasierungsweg überwiegt. Lungen-, Knochen- und Hirnmetastasen können entstehen. An **paraneoplastischen Syndromen** können vorkommen: Polyglobulie durch Anstieg des Erythropoetins, Hypertonie durch Anstieg des Renins, Leberfunktionsstörungen (Stauffer-Syndrom mit Veränderung der Albumin-/Globulin-Relation, Anstieg der alkalischen Phosphatase, Verlängerung des Quick-Werts) und Hyperkalzämie. Beschleunigte Senkung, unklares Fieber und Anämie sind unspezifisch.
Es kann linksseitig zur **symptomatischen** Varikozele kommen, wenn Tumorzapfen in der V. renalis die V. testicularis verlegen.
Ein palpabler Tumor, Flankenschmerzen und Gewichtsabnahme treten erst relativ spät auf.
Zur Diagnostik eignet sich die Sonographie, die insbesondere die Differenzierung Zyste/Tumor erbringt, weiterhin Größe und Lage des Prozeßes. Auch Leeraufnahme (Größe, Verschattung) und Ausscheidungsurogramm zur Beurteilung des Kelchsystems sind anzufertigen. Die Kavographie kann den Einbruch des Tumors in die Vena renalis nachweisen. Der Tumor kann regelrechte Zapfen ausbilden, die bis in die Vena cava reichen können. Therapie: radikal, wenn noch keine multiplen Metastasen entstanden sind, zusätzlich Entfernung der regionalen Lymphknoten. Prä- und postoperative Strahlentherapie wird empfohlen, einschließlich der entsprechenden Lymphknoten.

Frage 7.1: Lösung D

Das Hypernephrom ist primär symptomlos.
Symptomatologie:
Trias:
- **schmerzlose Makrohämaturie,**
- (Schmerzen),
- (tastbare Resistenz).

sowie:
- subfebrile Temperaturen,
- linksseitige Varikozele.

Laborbefunde:
- **Mikro-, Makrohämaturie,**
- Polyglobulie mit erhöhten Erythropoetinspiegeln (2–7% der Patienten),
- erheblich erhöhte BSG.

Durch Nierenkarzinome kann eine Leberinsuffizienz hervorgerufen werden, die sich nach Tumornephrektomie wieder normalisiert.

Frage 7.2: Lösung C

Die häufigsten Befunde sind die schmerzlose Mikro- und Makrohämaturie (65% der Patienten) mit massiv erhöhter BSG (55% der Patienten).
Alle anderen Symptome sind nur selten zu finden.
Die klassische Trias findet sich nur bei 10% der Patienten (siehe Kommentar 7.1).

Frage 7.3: Lösung D

Das häufigste Symptom des Hypernephroms ist die **schmerzlose** Makrohämaturie.
Die Nierenfunktion ist normalerweise nicht gestört.
Reversible Leberfunktionsstörungen mit Hypalbuminämie und Ödemen können beim Hypernephrom auftreten, normalisieren sich jedoch nach Nephrektomie wieder.
Kalkschatten im Lungenröntgenbild können der erste Hinweis für ein Hypernephrom sein (Lungenmetastasen).

Frage 7.4: Lösung D

Man erkennt am linken oberen Nierenpol einen runden verdrängenden Prozeß mit vielen pathologischen Gefäßneubildungen. Es handelt sich um das typische Bild eines malignen Nierentumors, dem **Hypernephrom.**
Das Alter des Patienten sowie das typische Symptom der **schmerzlosen Hämaturie** unterstreichen die Verdachtsdiagnose.
Die Nierenzyste zeigt keine Gefäßneubildungen, sie ist gefäßarm und führt zur Gefäßverdrängung.
Die Kaverne zeichnet sich ebenfalls durch Gefäßverdrängung aus.
Der perinephritische Abszeß führt zu einer Nierenverdrängung mit Psoasverschattung.
Ein Nebennierentumor führt nicht zur Verdrängung intrarenaler Arterien.
Die Trefferquote für eine richtige Diagnose liegt bei weit über 90%.

Frage 7.5: Lösung E

siehe Kommentare 7.1 und 7.3 und Lerntext

Eine Hämaturie sollte immer abgeklärt werden.
Beim Hypernephrom ist zu Beginn unklares Fieber oft das einzige Symptom.
Die linksseitige Varikozele kann auf einen Nierentumor hinweisen (venöse Abflußstörung). Andere Autoren wiederum geben nur die beidseitige Varikozele als verdächtig an.
Zu beachten gilt, daß ein Hypernephrom manchmal über Erythropoetinproduktion zu Polyglobulie führen kann, jedoch ist die Anämie wesentlich häufiger (Hämaturie).

Frage 7.6: Lösung E

Keine der Angaben **beweist** einen Nierentumor.
Eine schmerzlose **Hämaturie,** auch eine schmerzhafte, sind jedoch typisch.
Die Diagnose kann radiologisch gestellt werden, jedoch ist die Unterscheidung zwischen Tumor und Zyste mitunter schwierig.

Frage 7.7: Lösung E

Das Hypernephrom zählt zu den bösartigen Tumoren des Nieren**parenchyms** (Hypernephrom bedeutet eigentlich Tumor der Nebenniere, dafür wird der Ausdruck jedoch nicht gebraucht, vgl. Punkt 6).
Das Angiomyolipom ist ein gutartiger Tumor.

Frage 7.8: Lösung C

Das Hypernephrom metastasiert in die Lungen, die Leber und das Skelett (Röhrenknochen). Das Hypernephrom metastasiert hämatogen.
Das Chorionkarzinom gehört zu den hormonproduzierenden (HCG) und früh metastasierenden Hodentumoren. Es metastasiert ebenfalls hämatogen. Das Chorionkarzinom ist selten.

Frage 7.9: Lösung A

Man erkennt einen großen verdrängenden Tumor am oberen Nierenpol, der bereits in das Nierenkelchsystem eingebrochen ist.
Das **Hypernephrom** fällt durch sein buntes, graugelblichrotes Aussehen auf. Die rote Farbe kommt durch Blutungen aus den Tumorgefäßen, die graugelbliche durch den Lipoidreichtum zustande.

F 85

Frage 7.10: Lösung E

Das Hypernephrom zeigt u. U. folgende paraneoplastischen Syndrome:
Zu (1)
Polyglobulie durch Anstieg des Erythropoetinspiegels. Dies wird in ca. 5% der Patienten beobachtet (vgl. Frage 7.1).
Zu (2)
Stauffer-Syndrom: diese Leberfunktionsstörung wird auch bei anderen Nierentumoren beobachtet. Erniedrigte Albuminspiegel und Prothrombinwerte normalisieren sich nach Entfernen der erkrankten Niere.
Zu (3)
Die Hyperkalzämie kann Hinweis auf bereits erfolgte Knochenmetastasen sein oder durch eine parathormonartige Substanz entstehen, die vom Tumor gebildet wird.
Zu (4)
Ein Conn-Syndrom kann bei **Neben**nierenrindentumoren auftreten, nicht jedoch beim sog. Hypernephrom. Das Hypernephrom ist ein Nierentumor und kein Nebennierentumor.
Zu (5)
Eine hyperreninämische Hypertonie findet sich bei etwa jedem 5. Hypernephrom.

Frage 7.11: Lösung D

Etwa 80% aller Nierentumoren sind sog. Hypernephrome. Bei bis zu 30% der Hypernephrome findet sich ein **Tumoreinbruch in die Nierenvene** und weiter in die Vena cava, sogar Tumorzapfen bis in den rechten Vorhof kommen vor. Auf der Abbildung erkennt man eine Kontrastmittelaussparung in der V. cava; das Gefäß ist bereits fast völlig verlegt. Ein totaler Verschluß stellt eine Kontraindikation für die Nephrektomie dar, weil der Tumor dann schon zu weit fortgeschritten ist. Hypernephrome metastasieren hämatogen.

Frage 7.12: Lösung D

Typisch und auf Tumor verdächtig, bis das Gegenteil erwiesen wird, sind **schmerzlose** Makrohämaturien. Zwar kann es durch Blutkoagelbildung z. B. bei einem Harnleiterpapillom, auch zu Koliken kommen, meist imponiert jedoch die schmerzlose Hämaturie, die gegen einen infektiösen Prozeß spricht.
Bei Harnwegsinfektion kommt es zu dysurischen Beschwerden, Ausnahmen können chronische Harnwegsinfekte sein, die ohne klinische Symptomatik verlaufen können.

Frage 7.13: Lösung B

Zu (B)
Das Stauffer-Syndrom wird auch bei anderen **Nierentumoren** beobachtet. Unter Stauffer-Syndrom versteht man eine Hypalbuminämie, Erhöhung der $Alpha_2$-Globuline, Erhöhung der alkalischen Phosphatase durch intrinsische Aktivität des Hypernephroms und ein Abfall des Prothrombinspiegels.
Falls der Tumor noch lokalisiert ist, normalisieren sich diese Veränderungen nach Entfernung der erkrankten Niere wieder.
Zu (A)
Das Waterhouse-Friderichsen-Syndrom gehört in die Kinderheilkunde und bedeutet die akute Nebenniereninsuffizienz bei Meningokokkensepsis (Blutungen in beide Nebennierenrinden).
Zu (C)
Das Klinefelter-Syndrom geht u. a. mit Hypogonadismus einher und zeigt bei der Geschlechtschromosomenbestimmung mindestens ein überzähliges X-Chromosom, meist XXY.
Zu (D)
Multiple Nierenzysten unbekannter Ätiologie.
Zu (E)
Angeborene Blasenhalsstenose mit Sphinktermißbildung und Störung der Innervation, meist bei Knaben.

H 84
Frage 7.14: Lösung C

Auf der Abb. 20 sieht man bereits makroskopisch ein **buntes Bild.** Man erkennt eine zentrale Nekrose.
Die ausgeprägte Kapsel spricht
Zu (D)
gegen eine Metastase (Metastasen bilden keine Kapsel).
Auf der Abb. 21 sieht man wasserklare Zellen mit dunklem prominentem Nukleus, die Zellen wirken insgesamt **drüsig (adenoid),** z. T. auch papillär.
Die Diagnose lautet **Adenokarzinom** der Niere (hypernephroides Nierenkarzinom, Hypernephrom).
Vgl. bitte auch Frage 7.9 mit Farbabb. 18.

H 84
Frage 7.15: Lösung E

Eine Frage vom dritten Tag.
Zu (4)
Das Hypernephrom metastasiert **hämatogen** in
Knochen (Serum-Kalzium erhöht, alkalische Phosphatase erhöht, Szintigraphie positiv),
Lunge (Röntgen-Thorax),
Leber (Leberwerte erhöht, LAP erhöht),
Gehirn (CT).

F 86
Frage 7.16: Lösung D

Unter **symptomatischer** Varikozele versteht man das Vorliegen einer Varikozele ein- oder beidseitig beim Nierenkarzinom (Hypernephrom). Die hohe Resektion der Venae testiculares (= spermaticae) wird bei der **idiopathischen** Varikozele durchgeführt (OP nach Bernardi). Bei beiden Formen der Varikozele liegt eine Abflußstörung in die V. renalis vor, bei der symptomatischen Form verlegt der Tumorthrombus, der in das Venensystem eingebrochen ist, die Abflußstrombahn.
Bei der idiopathischen Form ist der relativ lange Verlauf des Gefäßes (V. spermatica) mit fast rechtwinkliger Einmündung in die V. renalis linksseitig anzuschuldigen.
Der Einfluß auf die Fertilität erklärt sich dadurch, daß das erweiterte Venengeflecht (= Varikozele) zur Hyperthermie und Hypoxie führt. Die Erweiterung und Schlängelung des Plexus pampiniformis erfaßt auch die Hodenhüllen. Der negative Einfluß auf die Spermiogenese sollte bekannt sein.

F 86
Frage 7.17: Lösung C

Die Frage entspricht weitgehend der Frage 7.8.
Vergleiche bitte daher Frage und Kommentar 7.8.

7.2 Nierenbecken und Harnleiter

Diese Tumoren sind relativ selten. Sie entstehen u. a. durch **chemische Noxen,** wie Benzolderivate, Anilinfarbstoffe oder Süßstoffe wie Zyklamate. Häufiger wird die Harnblase befallen, da diese als Reservoir der Noxe länger ausgesetzt wird. Es handelt sich meist um **Papillome** (bzw. papilläre Karzinome), seltener um Polypen. Klinisch überwiegt wieder die schmerzlose Hämaturie, es kann jedoch durch Blutkoagel auch zu Koliken kommen, evtl. Flankenschmerz.
In fortgeschrittenen Fällen kann es zu Knochenmetastasen kommen. Verlegt der Tumor den Ureter, kommt es zur Rückstauung in die Nieren.
Zur Diagnose ist das Ausscheidungsurogramm unentbehrlich zur Beurteilung des **N**ieren**b**ecken**k**elch**s**ystems (NBKS) und der Harnleiter. Ein raumfordernder Prozeß im Bereich des NBKS kann jedoch z. B. durch ein Tuberkulom, eine Nierenzyste oder andere Tumoren, wie dem Hypernephrom entstehen oder durch extrarenale Tumoren in anatomischer Nachbarschaft zum Nierenbecken oder Harnleiter, außerdem durch Steine oder Kompression von außen. Achtung: ein Steinnachweis kann bei gleichzeitigem Vorliegen eines Tumors dessen Symptome verschleiern, die Hämaturie und Kolik schließen also den Tumor nicht aus.
Die Darstellung des Hohlraumsystems retrograd über einen Ureterenkatheter erhöht die Chance, den Tumor nachzuweisen.
Bei Verdacht auf Nierenbecken- oder Harnleitertumor kann durch die Zystoskopie die Seite der Blutung und ggf. ein Tumor in der Blase oder im Ureterostium erkannt werden.
Therapie: Vorbestrahlung, Nephroureterektomie, meist mit Blasenwandteilresektion, Nachbestrahlung.
Regelmäßige Kontrollen auf Rezidiv sind erforderlich, z. B. Zystoskopie, Zytologie im Urin auf Tumorzellen, Ausschluß von Metastasen.

Frage 7.18: Lösung A

Die Hämaturie bei papillären Karzinomen tritt früher als bei den Nierentumoren auf. Durch sich bildende Blutkoagel oder bei Sitz des Tumors in der Nähe des Nierenbeckenausgangs kann es durch Verschluß des Harnleiters zu kolikartigen Schmerzen kommen.

Frage 7.19: Lösung A

Das radikale Vorgehen ist erforderlich, da die Unterscheidung gutartig oder bösartig insofern entfällt, als Papillome der Harnleiter als Karzinome eingestuft werden. Die Heilungsrate wird durch das radikale Vorgehen deutlich erhöht.
Zu beachten gilt, daß es sich um ein ausgedehntes Papillom handelt.

Frage 7.20: Lösung E

Am häufigsten findet sich die schmerzlose Hämaturie. Zu Koliken kommt es, wenn z. B. Blutkoagel oder Steine das Lumen verlegen, oder wenn der Tumor selbst das Lumen verengt. Sonst findet sich keine Schmerzsymptomatik, sofern der Tumor nicht in Nachbarorgane infiltriert (Retroperitoneum) oder bereits metastasiert ist.

Frage 7.21: Lösung E

Ein urographisch zu erkennender raumfordernder Prozeß äußert sich als Füllungsdefekt im Urogramm. Ein solcher kann auch durch Kompressionen des Gewebes durch einen extrarenalen Tumor verursacht sein.

Frage 7.22: Lösung D

Eher etwas für den angehenden Pathologen.
Dieser unterscheidet:
urotheliale Tumoren = epitheliale Tumoren = **Papillome**
mesotheliale Tumoren = **Polypen**
Nierenbecken- bzw. Harnleitertumoren sind eher selten.
Erwähnenswert zu den Papillomen sind die durch Anilin verursachten Tumoren bei Farb- und Chemiearbeitern: Papillome finden sich meist in der Blase, also relativ weit distal im Harntrakt. Die Blase erfüllt Speicherfunktion und so können auch Noxen länger auf die Blasenschleimhaut einwirken.
Es folgen in abnehmender Häufigkeit des Befalls der untere, der mittlere und dann der obere Harnleiter.
Symptom ist meist die schmerzlose oder auch kolikartige **Hämaturie,** bei letzterer muß differentialdiagnostisch an Steine gedacht werden.

F 85

Frage 7.23: Lösung E

Die Diagnostik eines Nieren**becken**tumors unterscheidet sich von der eines Nierentumors. Wichtig ist, daß eine Hämaturie immer abgeklärt werden muß, da sie bei einem urologischen Tumor selten als Frühsymptom auftritt.
Meist fällt bei einem **Urogramm** ein **Füllungsdefekt** auf, auch **sonografisch** kann man den Tumor dann erkennen. Die **Urinzytologie** sollte ebenfalls ein positives Ergebnis erbringen.
Die **Nierenangiographie** ist nützlich bei einem Nierentumor, nicht jedoch bei einem Nierenbeckentumor. Beim Nierentumor finden sich die typischen pathologischen Gefäße mit Ausbildung von Blutseen. Beim Nierenbeckentumor würde die Angiographie erst dann einen positiven Befund zeigen, wenn der Tumor das Nierenparenchym mitbefällt.
Leider werden Nierentumoren nur selten im Frühstadium erfaßt. Eine regelmäßige Vorsorgeuntersuchung, z. B. mit Hilfe der Sonographie, wäre wünschenswert.

7.3 Blase

Chemische Stoffe, wie **Anilin** und wahrscheinlich auch andere Benzol- oder Phenolderivate können nach einer Latenzzeit die Entstehung von **Blasenkarzinomen** begünstigen oder verursachen.
Auch andere Faktoren gelten als prädisponierend, wie die **chronische Blasenentzündung,** wie sie insbesondere bei der **Bilharziose** vorkommt, die **Leukoplakie,** die als Präkanzerose gelten kann und **Rauchen.**
Männer erkranken wesentlich häufiger als Frauen.
Bei Verlegung der ableitenden Harnwege, z. B. beim Adenom, haben Noxen mehr Zeit, auf die Blasenschleimhaut einzuwirken.
Wir unterscheiden das seltene gutartige **Papillom** (~ 10% der Blasentumoren) vom Karzinom.
Auch der Befall der Blasenwand in größerem Maße kommt vor: **Papillomatose.**
Papillome sind typischerweise gestielt und können daher transurethral mit der elektrischen Schlinge abgetragen werden. Die Differenzierung der Gut- oder Bösartigkeit des entfernten Papilloms erfolgt histologisch.
Die klinischen Symptome sind **Dysurie** und **Hämaturie,** im Anfang liegen oft kaum Beschwerden vor. Daher ist eine frühzeitige Abklärung erforderlich: Die zytologische Untersuchung des Urins auf Tumorzellen sollte bei Risikogruppen durchgeführt werden, z. B. bei bestimmten Chemiearbeitern, die mit Anilinstoffen umgehen.
Als weitere Untersuchung ist die **Zystoskopie** zu nennen, die zusätzlich die Möglichkeit zur Probeexzision bietet.
Auch die Urographie, das Zystogramm, die Sonographie und die Computertomographie der Blase können einen Füllungsdefekt und/oder einen Aufstau nachweisen oder den Tumor direkt nachweisen.
Die Therapie besteht in Teil- oder Gesamtresektion der Blase. Bei Entfernung der Blase wird eine Harnumleitung erforderlich.
Auch Papillome können entarten und neigen zum Rezidiv. Eine regelmäßige Kontrolle ist erforderlich.
Durch den Blasentumor kann es im weiteren Verlauf zur Harnabflußstörung mit Infektionsneigung und Kreatininerhöhung kommen. Viele Patienten sterben dann an **Urämie,** wenn beide Harnleiterostien infiltriert sind.

Frage 7.24: Lösung D

Anilin und β-Naphthylamin sind bekannte krebserzeugende Stoffe. β-Naphthylamin wird über die Harnwege ausgeschieden. Auch Rauchen ist mit einer erhöhten Inzidenz von Harnblasentumoren verbunden, jedoch steht hier das Lungenkarzinom im Vordergrund.
Auch die anderen angegebenen Möglichkeiten können durch Exposition mit chemischen Stoffen entstehen.
β-Naphthylamin muß als obligates Kanzerogen gelten, da praktisch jeder, der diesen Stoff anreichert, nach einer Latenzzeit einen Harnblasentumor entwikkelt.

Frage 7.25: Lösung D

Typisch bei Blasentumoren ist die schmerzlose Hämaturie. Auch zystitische Beschwerden müssen gegen einen Blasentumor abgeklärt werden (Zystoskopie).

Frage 7.26: Lösung E

siehe Kommentar 7.24

Die chronische Entzündung führt zu erhöhter Karzinomentstehung (maligner Transformation). Auch bei der Bilharziose ist die Entzündung für die Entdifferenzierung anzuschuldigen.
Die Leukoplakie ist per definitionem eine Präkanzerose.

Frage 7.27: Lösung A

Maligne Tumoren des Blasenbodens, also im Bereich zwischen den Einmündungen der Harnleiter, können im entsprechenden Stadium beide Ureterostien infiltrieren. Dies kann zur Hydronephrose mit Urämie und schließlich auch ohne Metastasierung zum Exitus führen.

Frage 7.28: Lösung C

Bei Verdacht auf einen Blasentumor sollte immer eine **Zystoskopie** mit **Probeexzision** durchgeführt werden. Mit ihr lassen sich Diagnose und auch Ausdehnung eines Blasentumors sichern.
Die Zystographie, die Urographie und die bimanuelle rektale Untersuchung gehören ebenfalls zum diagnostischen Programm, insbesondere bei Blasenkarzinomen.
Eine Lymphographie ist angezeigt, um einen eventuellen metastatischen Befall der Lymphknoten aufzuzeigen.

F 84

Frage 7.29: Lösung E

Es handelt sich um eine alte Frage, vgl. bitte 7.24. Es wurde lediglich der Aufgabentyp verändert, statt Einfachauswahl jetzt Zuordnungsaufgabe. Vergleiche bitte den Lerntext 7.3 Blase und den Kommentar zur alten Frage.
Die Frage wurde am vierten Tag gestellt, also im Rahmen der Allgemeinmedizin.

H 85

Frage 7.30: Lösung E

Zu (A)
Die Patienten mit Harnblasenkarzinom sind meist im Rentenalter.
Zu (B)
Die Hämaturie ist das Hauptsymptom bei Blasentumoren. Vergleiche bitte auch Frage 7.25.
Zu (C)
Bei Arbeitern in bestimmten chemischen Betrieben, die z. B. Anilinverbindungen verarbeiten, kann die Urinzytologie als sinnvolle Früherkennungsmaßnahme dienen.
Zu (D)
Bei Verdacht auf Harnblasenkarzinom stellt die Zystoskopie mit **P**robe**e**xzision (PE) die wichtigste diagnostische Maßnahme dar.
Siehe bitte Frage 7.28.
Zu (E)
Je nach Stadium erfolgt die Therapie z. B. durch die
1) **TUR-Blase** = **T**rans**u**rethrale Elektro**r**esektion des **Blasen**tumors und regelmäßiger Instillation eines Chemotherapeutikums, z. B. Adriamycin (die Wichtigkeit regelmäßiger zystoskopischer Kontrollen kann nicht genug betont werden)
2) Zystektomie = Entfernen der Blase, ein schwerwiegender und operativ schwierig durchzuführender Eingriff mit erheblicher Mortalität, der sinnvoll ist, wenn der Patient noch keine Metastasen hat und die TUR-Blase nicht ausreicht, um den Patienten zu heilen.
3) Chemotherapie und/oder Radiatio können bei erfolgter Metastasierung versucht werden.
Merke: Das Harnblasenkarzinom wächst rasch in die Tiefe und neigt zu Rezidiven.

H 85

Frage 7.31: Lösung D

Zu (1)
Harnblasenkarzinome sind sehr bösartige Tumoren, die den Urologen doch sehr stark in Anspruch nehmen. Ein hoher Prozentsatz der alten urologischen Patienten leidet an Blasentumoren.
Früher betrug das Verhältnis Männer zu Frauen mehr als 5:1, heute nur noch 2:1.
Die Zahl der Raucherinnen hat sich in gleichem Maße erhöht. Interessant in diesem Zusammenhang: In den Auspuffgasen der Kraftfahrzeuge findet sich kaum eine Substanz, die es nicht auch im Zigarettenrauch gibt.
Ich selber habe kaum eine Patientin mit Harnblasenkarzinom gesehen, die nicht auch geraucht hat.
Zu (3)
Siehe bitte 7.26.
Zu (1) bis (4)
Vergleiche bitte noch einmal den Lerntext 7.3 Blase.

F 86

Frage 7.32: Lösung E

Zu (1)
Als Zeichen der Malignität gelten mehrfache Kernlagen des Urothels. Zunehmende Kernlagen zeigen eine höhere Entdifferenzierungstendenz, auch die Kern/Plasma-Relation nimmt zu.
Zu (2)
Glücklicherweise liegt der Häufigkeitsgipfel der Harnblasenkarzinome im höheren Lebensalter.
Zu (3)
Im Urin von Rauchern und Raucherinnen finden sich vermehrt karzinogene Stoffe (Phenolverbindungen). Nach Latenzphasen von etwa 30–40 Jahren können die Blasenkarzinome entstehen.
Zu (4)
In den lateralen und posterioren Blasenwandabschnitten finden sich die Mehrzahl der Harnblasenkarzinome. Etwa ⅔ aller Harnblasenkarzinome liegen in den angegebenen Abschnitten.

7.4 Penis

Das **Peniskarzinom** wird begünstigt durch mangelnde Hygiene, chronische Entzündung und die **Phimose.** Bei der Phimose kommt es zur Smegmaretention. Dem Smegma wird sowohl beim Mann (Peniskarzinom) als auch bei der Frau (Uteruskarzinom) eine karzinogene Potenz zugeschrieben.
Bei beschnittenen Männern tritt das Peniskarzinom seltener auf, jedoch kann entsprechende Hygiene das Auftreten ebenfalls reduzieren.
Vom Aussehen ist das Karzinom von Condylomata acuminata und Condylomata lata (Lues) abzugrenzen. Später kommt es zur Nekrose mit Sekundärinfektion.
Das Karzinom metastasiert in die **inguinalen Lymphknoten.** Die Lymphographie dient der Beurteilung der Ausdehnung, Röntgenbilder des Thorax, Leber-, Knochen- und Skelettszintigraphie dienen dem Staging bzw. dem Ausschluß von Fernmetastasen.
Therapie: Das Carcinoma in situ wird exzidiert, alle weiter fortgeschrittenen Fälle werden teil- oder totalamputiert.

Frage 7.33: Lösung D
Frage 7.34: Lösung D

Gemeinsamer Kommentar.

Bei der **Phimose** kommt es zur Smegmaretention und zu chronischen Balanitiden, die das Auftreten von **Peniskarzinomen** begünstigen. Seit der „Beschneidungswelle" in den USA hat dort angeblich die Rate der Peniskarzinome erheblich abgenommen.
Peniskarzinome sehen spitzen Kondylomen oder auch breiten Kondylomen manchmal sehr ähnlich.
Spitze Kondylome können, wenn sie nicht behandelt werden, nach mehrjähriger Latenz entarten.
Auch einem rezidivierenden Herpes progenitalis wird in jüngster Zeit eine Begünstigung des Peniskarzinoms zugeschrieben (Entzündung, Abwehrschwäche).

Frage 7.35: Lösung D

Beim Peniskarzinom finden sich die ersten Metastasen normalerweise in den inguinalen Lymphknoten: lymphogener Metastasierungsweg. Seltener kann es zu Metastasen direkt in die parailiakalen Lymphknoten kommen. Alle anderen Angaben sind falsch und treffen auf Hodentumoren zu. Prostatatumoren metastasieren besonders in das Skelett.

F 84

Frage 7.36: Lösung C

Zu (C)
Das Peniskarzinom metastasiert in die inguinalen Lymphknoten (vgl. bitte den **Lerntext 7.4** Penis). Zum Staging werden routinemäßig mittels Lymphographie die inguinalen Lymphknoten beurteilt. Verdächtige Lymphknoten können dann nach Biopsie weiter beurteilt werden.
Im TNM-System werden die Lymphknoten wie folgt klassifiziert:
N_0 keine Lymphknoten tastbar
N_1 bewegliche Lymphknoten sind **einseitig** tastbar
N_2 bewegliche Lymphknoten sind **beidseitig** inguinal tastbar
N_3 nicht mehr bewegliche Lymphknoten.
Zu (B)
Wesentlich häufiger wird nach der Metastasierung der Hodentumoren gefragt. Diese erfolgt in das testikuläre Lymphzentrum: die paraaortalen Lymphknoten,
Zu (E)
vorher entlang der testikulären Gefäße.

F 84

Frage 7.37: Lösung A

Eine schwierige Frage für Studenten, die nicht schon jahrelang in einer urologischen Klinik gearbeitet haben.
Je nach Stadium erfolgt die Behandlung unterschiedlich:
Zu (1)
Beim Carcinoma in situ genügt die Exzision der betroffenen Haut.
Zu (2)
Im Stadium T_1 kann die Zirkumzision ausreichen, wenn der Tumor auf dieses Gebiet beschränkt bleibt.
In diesen beiden Stadien besteht die Alternative, die befallene Stelle **nur zu bestrahlen,** mit gleich günstigem Ergebnis wie bei der Exzision.
In fortgeschritteneren Stadien muß der Penis teilweise oder vollständig reseziert werden.

F 86

Frage 7.38: Lösung C

Zu (A)
Metastasen in die iliakalen Lymphknoten finden sich beim Peniskarzinom nur äußerst selten als erste Lokalisation.
Zu (B)
Die paraaortalen und parakavalen Lymphknoten sind Zentren für Metastasen des Hodenkarzinoms.
Zu (C)
Das Peniskarzinom, ob es nun von der Glans oder vom Präputium ausgeht, metastasiert lymphogen und zwar zuerst in die inguinalen Lymphknoten. Die Lokalisation ist wegen der späteren Arrosion der inguinalen Gefäße sehr ungünstig für die Prognose: die Patienten können sehr schnell verbluten, die Blutungsquelle ist kaum zu beherrschen.
Zu (D)
Ein mesenterialer Lymphknotenbefall ist am ehesten bei abdominellen Tumoren zu erwarten.
Zu (E)
Das testikuläre Lymphzentrum, also die Hauptmetastasierung der Hodentumoren, umfaßt die paraaortalen und parakavalen Lymphknoten.

7.5 Hoden

Risikofaktoren sind Altersstufen zwischen ca. 20–40 Jahren sowie der nicht deszendierte Hoden: **Kryptorchismus.**
Symptome sind Schweregefühl durch die Größenzunahme, evtl. auch mit Schmerzgefühl, meist jedoch eine **schmerzlose Schwellung** mit derber Konsistenz. Es kann auch zu entzündlichen Veränderungen kommen. Auch eine Hydrozelenentwicklung darf nicht darüber hinwegtäuschen, daß es sich in Wirklichkeit um einen Hodentumor handeln kann. Bei Hormonproduktion kommt es zur Gynäkomastie (HCG beim Chorionkarzinom).
Die häufigste Metastasierungsroute führt zu den **paraaortalen Lymphknoten.** Fernmetastasen entstehen sehr schnell im Skelett, in Leber und Lunge. Das Chorionkarzinom metastasiert meist hämatogen.
Zur Diagnose dienen neben der direkten Untersuchung einschließlich Diaphanoskopie radiologische und szintigraphische Verfahren. Durch den lymphogenen Metastasierungsweg bietet sich die **Lymphographie** an. Alpha-Fetoprotein und Beta-HCG dienen als Tumormarker der Erkennung von Metastasen und besonders der Verlaufskontrolle.
Die Differentialdiagnose Hodentumor muß bei allen entzündlichen oder mit Vergrößerung des Hodens einhergehenden Veränderungen in Betracht gezogen werden. Als Erstuntersuchung dient die Sonographie mit hochfrequenten Schallköpfen. Bei Unsicherheit empfiehlt sich die operative Freilegung.
Die Therapie besteht in Entfernung des befallenen Hodens.
Beim reinen Seminom genügt wegen der guten Strahlensensibilität die Nachbestrahlung der abhängigen Lymphknoten.
Bei anderen Hodenkarzinomen werden die retroperitonealen Lymphknoten zusätzlich entfernt (geringere Strahlensensibilität) und eine Chemotherapie durchgeführt.
Die Prognose ist beim Seminom am günstigsten, beim Chorionkarzinom am schlechtesten.

Frage 7.39: Lösung E

Häufigstes Erstsymptom ist ein derber tastbarer Knoten im Skrotum. Die Anschwellung bzw. Knotenbildung ist schmerzlos. Im Seitenvergleich erscheint der betroffene Hoden schwerer, auch subjektiv besteht ein Schweregefühl im Skrotum. Fieber ist ein Allgemeinsymptom bei Tumoren.

Frage 7.40: Lösung B

siehe Kommentar 7.39

Frage 7.41: Lösung C

Die endokrinologischen Bestimmungen beim Hodentumor sind:
- **β-HCG** im Serum,
- HCG im Urin,
- Testosteronausscheidung im Urin,
- Östrogene im 24-Stundenurin,
- ICSH, FSH sowie Prolaktin im Serum.

Die Hauptbedeutung liegt beim β-HCG, aber auch die anderen endokrinologischen Parameter sind häufig erhöht (positiver Schwangerschaftstest). Das IMPP sieht nur Lösung C als richtig an.

Frage 7.42: Lösung D

Der erste Behandlungsschritt ist die hohe inguinale Semikastration.
Bei allen reinen Seminomen werden nach der Orchiektomie wegen der hohen Strahlensensibilität die iliakalen, paraaortalen, supraklavikulären sowie die mediastinalen Lymphknoten bestrahlt.
Bei allen anderen Tumoren erfolgt eine Lymphadenektomie (RLA = **r**etroperitoneale **L**ymph**a**denektomie) mit chemotherapeutischer Nachbehandlung.

H 85

Frage 7.43: Lösung C

siehe Kommentar 7.42.

Frage 7.44: Lösung B

Abgesehen vom Chorionkarzinom, welches hämatogen metastasiert, erfolgt die Metastasierung der Hodentumoren hauptsächlich auf dem Lymphwege.
Fernmetastasen werden bevorzugt in der Lunge, aber auch in der Leber, im Knochen und Gehirn angetroffen.
Bei ca. 40% aller Patienten sind bei der Erstuntersuchung bereits Metastasen vorhanden.

Frage 7.45: Lösung E

Im jugendlichen Alter sind Seminome und Chorionkarzinome selten. Oberhalb des 60. Lebensjahres wird lediglich das Seminom angetroffen.
Das Seminom metastasiert vorwiegend lymphogen, aber langsam und infiltriert weniger als die anderen histologischen Typen.
Das Seminom besitzt eine hohe Strahlensensibilität.

Frage 7.46: Lösung D

Unter Seminom versteht man im eigentlichen Sinne einen Hodentumor (Germinalzellentumor), zum anderen aber auch das Dysgerminom beim weiblichen Geschlecht, da dieses gewisse Ähnlichkeit mit dem Seminom des Mannes aufweist.

Frage 7.47: Lösung C

Die Teratome zeigen einen Häufigkeitsgipfel zwischen dem 20. und 30. Lebensjahr. Teratome sind nicht hormonabhängig, können aber selbst Hormone produzieren und z. B. eine Gynäkomastie verursachen.

Frage 7.48: Lösung D

Beim Seminom des Hodens ist die Bestrahlung die Methode der Wahl, da dieses sehr strahlensensibel ist. Hier kann auch von einer Lymphdrüsenentfernung (RLA) abgesehen werden, da Seminome desweiteren die am wenigsten malignen Hodentumoren darstellen.

Frage 7.49: Lösung E

Während in der Pubertät eine Größenzunahme des Hodens physiologisch ist, muß später bei einer Volumenzunahme, die zudem noch schmerzlos und hart ist, zuerst an einen Tumor gedacht werden. Eine Entzündung ist meist schmerzhaft, während bei einem Tumor die typische Schmerzempfindlichkeit des Hodens fehlen kann.

Frage 7.50: Lösung A

Seminome haben mit Abstand die beste Prognose, da sie u. a. sehr strahlensensibel sind. Hier werden nach der Orchiektomie die Lymphknoten bestrahlt.

Frage 7.51: Lösung D

Der häufigste Weg der Metastasierung geht entlang den Skrotalgefäßen zu den paraaortalen Lymphknoten. Der Metastasierungsweg erfolgt also auf dem Lymphweg. Weiter werden die mediastinalen und supraklavikulären Lymphknoten befallen.

Frage 7.52: Lösung D

Das Seminom ist vor dem 20. Lebensjahr selten. Danach nimmt die Inzidenz jedoch stark zu und erreicht zwischen dem 30. und 40. Lebensjahr sein Maximum. Auch im hohen Alter kommen Seminome vor, im Gegensatz zu anderen Hodentumoren.

Frage 7.53: Lösung C

Eine Gynäkomastie kann ein Hinweis auf einen hormonproduzierenden Tumor sein. Zu denken ist besonders an das Chorionepitheliom (produziert Choriongonadotropin). Eine schmerzlose Größenzunahme muß immer an einen Tumor denken lassen (Abklärung!). Dasselbe gilt für eine schnelle Hydrozelenentwicklung.
Die Ureterverlagerung entsteht durch Lymphknotenbefall im Retroperitoneum.
Inguinale Lymphknoten sind kein Indiz für einen Hodentumor, da letztere in die tiefen Lymphknoten absiedeln, nicht jedoch in die oberflächlichen (inguinalen) Lymphknoten.
Blutiges Ejakulat (Hämospermie) kann entzündlich oder traumatisch bedingt sein, meist von der Prostata ausgehend.

Frage 7.54: Lösung C

Das reine Seminom ist auch histologisch einheitlich; es gehört zu den Teratomen, kann also auch ein gemischter Tumor sein. Seminome sind strahlensensibel, daher wird nachbestrahlt.
Zwischen dem 20. und 40. Lebensjahr tritt es am häufigsten auf (siehe Kommentar 7.52). Das reine Seminom ist nicht hormonaktiv.

Frage 7.55: Lösung D

Hodentumoren metastasieren primär in die paraaortalen Lymphknoten im Nierenhilusbereich. Die Leistenlymphknoten sind normalerweise nicht befallen, außer, wenn der Tumor bereits das Skrotum erreicht hat (oberflächlicher Lymphabflußweg). Skelett- und Lungenbefall treten erst bei Fernmetastasen auf (siehe Kommentar 7.51).

Frage 7.56: Lösung C

Die Lymphangiographie dient zur Stadieneinteilung des Lymphknotenbefalls beim Hodentumor.
Mit der Lymphangiographie können bereits frühe Lymphknotenmetastasen sichtbar gemacht werden.
Der Ausschluß von Fernmetastasen erfolgt mittels Röntgenthorax, Leber- und Knochenszintigramm.

Frage 7.57: Lösung C

Bei den reinen Seminomen wird generell unabhängig vom Tumorstadium die **Orchiektomie** mit **Samenstrangligatur** und anschließender **Bestrahlung** der iliakalen, paraaortalen, parakavalen, supraklavikulären und mediastinalen Lymphknoten durchgeführt.
Die retroperitoneale Lymphknotenausräumung sowie die Chemotherapie werden bei allen nichtseminomatösen Hodentumoren durchgeführt.

Frage 7.58: Lösung B
Frage 7.59: Lösung A

Gemeinsamer Kommentar.

Die Hodentumoren metastasieren bis auf das Chorionkarzinom vorwiegend lymphogen. Die Fernmetastasierung erfolgt überwiegend in die **Lunge,** aber auch in Leber, Knochen und Gehirn.
Die nichtseminomatösen Hodentumoren metastasieren schneller als die Seminome.
Zum Zeitpunkt der Diagnosestellung haben bereits 40% aller Patienten Metastasen.
Nach der Diagnosestellung sollte mittels Lymphographie, Thoraxröntgen und Urographie sowie Leber- und Knochenscanning das Stadium festgestellt werden. Außer den allgemeinen Laborparametern sollte man die Tumormarker **Alphafetoprotein** und **β-HCG** bestimmen, um den Therapieerfolg (Normalisierung der Werte), bzw. den Verlauf (Anstieg bei Metastasierung) zu beurteilen.
Beide Tumormarker **zusammen** ermöglichen eine gute Verlaufsbeurteilung.
Da sich bei dem Patienten mittels zusätzlicher frontaler Thoraxaufnahme multiple Rundherde nachweisen ließen, reicht der zusätzliche Anstieg **beider** Tumormarker aus, die Diagnose **Lungenmetastasen** eines **Hodenkarzinoms** zu stellen, so daß eine histologische Untersuchung nicht notwendig ist.
Die Metastasen eines nichtseminomatösen Hodentumors werden mit einer kombinierten synchronisierten zyklischen **Chemotherapie** (Cis-Platinum, Bleomycin und Vinblastin) therapiert. Die Überlebensquote kann mit dieser Therapie verbessert werden. Trotzdem liegt die 5-Jahres-Überlebensrate bei Vorliegen von Fernmetastasen nur bei 5%.
Im Anschluß an die Chemotherapie kann eine Immun-Therapie und/oder eine Iscador^{R}-Therapie („Immun-Therapie" mit Mistelextrakten) angeschlossen werden.

Frage 7.60: Lösung A

Das **Alphafetoprotein** ist ein tumorassoziiertes Antigen, welches vor allem bei Leberzellkarzinomen und Teratokarzinomen des Hodens erhöht ist.
Zur Erst- und Frühdiagnose ist die **AFP**-Bestimmung wenig geeignet, bei der Nachkontrolle radikal operierter Hodentumoren zusammen mit der **HCG**-Bestimmung hat das Alphafetoprotein jedoch eine große klinische Bedeutung erlangt (Verlaufskontrolle).

Frage 7.61: Lösung E

Das Teratokarzinom des Hodens unterscheidet sich hinsichtlich des Metastasierungsweges nicht von den anderen Hodentumoren. In der Metastasierungsgeschwindigkeit sind die Teratokarzinome jedoch schneller und wachsen auch aggressiver und infiltrativer in die Umgebung.
Entsprechend den früheren Fragen ist hier der Metastasierungsweg entlang der Hodengefäße zu den **paraaortalen** Lymphknoten in Höhe des Nierenstiels, überwiegend **homolateral,** richtig.
Dort befindet sich das testikuläre Lymphzentrum, welches die erste Filterstation bzw. die erste Metastasierungsblockade darstellt. Bei Durchbruch dieser Blockade kommt es zur Filiarisierung in die Lumbalregion.

Frage 7.62: Lösung D

Beim reinen Seminom ist die Therapie der Wahl die hohe inguinale Semikastration (nur ein Hoden soll erkrankt sein) und die Röntgennachbestrahlung der abhängigen Lymphknoten. Vergleiche hierzu Frage 7.42.
Zu (A)
Eine alleinige Bestrahlung des **Tumors** ist nicht ausreichend.
Zu (B)
Die Zytostatikagabe ist erst bei Metastasen zu erwägen.
Zu (C)
Die retroperitoneale Lymphknotenexstirpation hätte beim reinen Seminom, das besonders strahlensensibel sein soll, weder theoretisch noch praktisch (OP) Vorteile.
Zu (E)
Es fehlt die Angabe Nachbestrahlung der abhängigen Lymphknoten.

Frage 7.63: Lösung A

Das reine Seminom zeigt eine so gute Strahlenempfindlichkeit, daß außer der unumgänglichen hohen inguinalen Semikastration nur eine Bestrahlung der abhängigen Lymphknoten angeschlossen wird. Bei allen anderen Hodentumoren werden die retroperitonealen Lymphknoten entfernt (RLA).
Vergleiche 7.48, 7.50, 7.54, 7.57.

Frage 7.64: Lösung C

Zum typischen Bild eines malignen Hodentumors gehören u.a.
Zu (1)
Schweregefühl im Skrotum, und zwar sowohl subjektiv als auch objektiv bei einer Untersuchung,
Zu (2)
(langsame) Vergrößerung des betroffenen Hodens, die typischerweise schmerzlos ist,
Zu (3)
Knotenbildung im Hoden, eher derb. (vgl. auch Frage 7.39).
Zu (4)
Die Mikrohämaturie gehört **nicht** dazu. Sie läßt zuerst an ein Geschehen im ableitenden Harntrakt denken, z.B. an eine Steinbildung oder auch an einen Tumor.

Frage 7.65: Lösung E

Teratokarzinome metastasieren schneller in die Umgebung.
Die Strahlensensibilität der Teratokarzinome ist entschieden schlechter als die der Seminome.
Bei beiden Tumorformen wird **zunächst der betroffene Hoden entfernt.** Bei Seminomen werden die betroffenen retroperitonealen Lymphbahnen **nachbestrahlt.** Bei allen nichtseminomatösen Hodentumoren erfolgt dagegen die **Entfernung der retroperitonealen Lymphbahnen,** je nach erfolgter Metastasierung unterschiedlich weitreichend. Anschließend wird eine Chemotherapie für 6 Monate durchgeführt, auch wenn noch keine Metastasierung in die Lymphbahnen erfolgte.

Frage 7.66: Lösung D

Hodentumoren zeigen häufig endokrinologische Aktivität. So können **HCG** beim Seminom und beim nichtseminomatösen Hodentumor erhöht sein.
Auch **Östrogen**aktivität kann bei bestimmten Hodentumoren nachgewiesen werden.
Immunologisch findet sich ein Anstieg des **Alphafetoproteins** bei Lebertumoren und bei nichtseminomatösen Hodentumoren, z.B. beim Teratokarzinom.
Alphafetoprotein und HCG dienen als **Tumormarker** sowohl der Diagnosefindung als auch der Verlaufskontrolle.

Frage 7.67: Lösung D

Alle angegebenen Tumoren außer dem Krukenberg-Tumor gehören zu den **Germinalzelltumoren des Hodens.** Sie weisen unterschiedliche Malignitätskriterien auf. Das Seminom gehört zu den relativ günstigen Formen.
Das Teratokarzinom heißt auch **malignes Teratom,** ebenso das embryonale Karzinom und das Chorionkarzinom, die jeweils Untergruppen des Teratoms darstellen.
Der **Krukenberg-Tumor** steht für eine Sonderform von **Ovarialmetastasen** mit Primärtumor im Magen-Darm-Trakt.

Frage 7.68: Lösung B
Frage 7.69: Lösung E

Gemeinsamer Kommentar

Die Anamnese und der Status müssen einen hochgradigen Verdacht auf einen malignen Hodentumor ergeben.
Eine akute Orchitis oder akute Epididymitis sind von Schmerzen und Temperaturerhöhung begleitet.
Bei der Urogenitaltuberkulose wird über den Ductus deferens meist nur der Nebenhoden befallen.
Eine Varikozele kann Hinweis auf einen Nierentumor sein. Bei der Verdachtsdiagnose werden zur weiteren Diagnostik und Stadieneinteilung u. a. durchgeführt: **Ausscheidungsurographie** ergibt Anhalt über Lymphknotenmetastasen durch Verlagerung von Niere und/ oder Harnleiter.
Eine bessere Aufklärung ergibt die Lymphographie, die aber einen wesentlich größeren Aufwand darstellt, von der Belastung des Patienten ganz zu schweigen.
Röntgen-Thorax zur Abklärung von Lungenmetastasen, Lymphknotenbefall des oberen Mediastinums, ggf. Knochenveränderungen. Die Szintigraphie der Leber kann heute ggf. durch die Sonographie ersetzt werden, die keine Strahlenbelastung beinhaltet. Die Knochenszintigraphie klärt Defekte im Skelett.
Zu den Tumormarkern zählen Alphafetoprotein und β-HCG.
Die Sonographie kann Lymphknotenvergrößerungen im Retroperitoneum erkennen lassen. Besser ist das CT.

Frage 7.70: Lösung E

Der Häufigkeitsgipfel maligner Hodenteratome liegt zwischen dem 20. und 30. Lebensjahr.
Zu (A)
Lymphozyteninfiltrate sind Anhalt für ein Geschehen zellulärer Abwehr. Sie sind für das Seminom typisch.
Alle anderen Aussagen sind nicht nur richtig, sondern auch wichtig zu wissen. Diese Aussagen werden ständig in dieser oder ähnlicher Form abgefragt.

F 84
Frage 7.71: Lösung A

Das Chorionkarzinom metastasiert nicht wie die anderen Hodentumoren auf dem Lymphweg, sondern **hämatogen.**
Auch klinisch verhält sich das Chorionkarzinom etwas anders: es täuscht oft eine akute Nebenhodenentzündung vor!
Wegen der hämatogenen Metastasierung der Chorionkarzinome wird hier mit Hilfe der Leber- und Knochenszintigraphie nach Metastasen gesucht.
Die Prognose der metastasierten Hodentumoren kann durch Zytostatika deutlich verbessert werden.
Allerdings liegt die Heilungsrate bei den Chorionkarzinomen sehr niedrig: 5-Jahres-Überlebensrate nur 10%, im Vergleich zum Seminom mit 90%.

F 84
Frage 7.72: Lösung C

Zu (C)
Das maligne Teratom oder embryonale Hodenkarzinom gehört wie das
Zu (A)
Seminom und das
Zu (B)
reife Teratom und das
Zu (E)
Chorionkarzinom zu den **Keimzell**tumoren des Hodens.
Zu (D)
Der Leydigzell-Tumor gehört zu den **nichtgerminalen** Hodentumoren, da nicht die Keimzellen betroffen sind, sondern die interstitiellen Zellen.
Das Alter, in welchem Teratome auftreten, liegt meist zwischen 20 und 30 Jahren (vergleiche Anamnese zu diesem Fall).
Die Teratome bestehen aus unreifem embryonalem Gewebe.
Auf den Abbildungen erkennt man sowohl solide als auch zystische Anteile, die im histologischen Präparat überwiegend von drüsigdifferenziertem (unreifem) Epithel umgeben werden.
Die Zysten sind von unterschiedlicher Größe, z. T. eingeblutet. Insgesamt kann man von einem fast schwammartigen, uneinheitlichen Bild sprechen.
Bei den Teratomen liegen offensichtlich omnipotente oder zumindest pluripotente Zellen vor, die sich in unterschiedliche Zellstrukturen entwickeln können ohne jedoch auszureifen; sie sind entdifferenziert, beim malignen Teratom anaplastisch.

H 84

Frage 7.73: Lösung E

Zu (1) bis (4)
Interessant und wichtig ist, daß beim Seminom unabhängig vom Stadium alle angegebenen Lymphknotengruppen bestrahlt werden.
Seminome sind bekanntlich besonders strahlensensibel. Vgl. bitte auch die Fragen 7.42, **7.43** (in letzter Zeit verstärkt sich der Eindruck, daß auch das IMPP unsere Kommentare liest).

7.6 Prostata

Wir unterscheiden das gutartige Prostataadenom vom Karzinom. Beide sind echte Neubildungen.
Adenom: Bei Männern ab etwa dem 60. Lebensjahr ist mit einem Adenom zu rechnen. Das Adenom geht von den **submukösen, paraurethralen Drüsen** aus. Durch das fortschreitende Wachstum kommt es zur Einengung der prostatischen Harnröhre. Es kann also zu einer Harnabflußstörung mit Urinstase, Rückstau in die Niere, Infektneigung bis hin zur Nierenschädigung kommen.
Symptome erklären sich ebenfalls durch die zunehmende Blasenentleerungsstörung wie z. B. erschwertes Wasserlassen, Abschwächung des Strahls, vermehrtes Wasserlassen tags und nachts als Zeichen der zunehmenden **Restharnbildung** bis hin zur Überlaufblase oder auch der kompletten Harnverhaltung.
Die Diagnose kann durch gezieltes Fragen nach den geschilderten Symptomen vermutet werden. Die rektale Untersuchung erhärtet die Diagnose. Weitere diagnostische Methoden sind die Sonographie (zumindest Erkennen der Restharnbildung), die Zystoskopie und die Ausscheidungsurographie. Die Therapie besteht nur im Stadium 1 ohne Dekompensation der Blase in konservativen Maßnahmen wie Kürbiskernpräparaten und vernünftige Lebensführung, in weiter fortgeschrittenen Fällen ist die operative Behandlung angezeigt und soll nicht weiter verzögert werden.
Es bieten sich insbesondere die **TUR (transurethrale Resektion)** an, die zunehmend eingesetzt wird sowie die herkömmlichen Formen der Prostataadenomektomie.
Karzinom: Das Prostatakarzinom ist ebenfalls eine Erkrankung des höheren Lebensalters. Es entsteht im **äußeren Bereich der Prostata,** kann also bei der rektalen Untersuchung besonders gut getastet werden. Da anfangs bis auf eine umschriebene Verhärtung keine weiteren Symptome vorliegen, kann die Wichtigkeit der Vorsorgeuntersuchung für Männer ab dem 45. Lebensjahr nicht genug hervorgehoben werden.
Später sind Symptome wie beim Adenom zu erwarten. Häufig zeigen erst ischialgiforme Beschwerden (Kreuzschmerzen) die bereits stattgefundene Metastasierung in das Skelettsystem an. Auch Blut im Urin ist ein Spätsymptom, wenn Anschluß an das Hohlraumsystem existiert.
Die Diagnose kann durch die rektale Untersuchung vermutet werden und muß durch eine Biopsie geklärt werden. An Laborwerten sind die alkalische und saure Phosphatase wichtig, desweiteren Röntgen der Lunge und eine Skelettszintigraphie sowie Nachröntgen des verdächtigen Bezirkes. Urographie und Sonographie werden ebenfalls eingesetzt.
Die Differentialdiagnose des Tastbefundes umfaßt Prostatasteine und Verkalkungen (Tbc).
Die Therapie erfolgt beim nicht metastasierten Prostatakarzinom möglichst radikal. Bei Metastasen kommt die gegengeschlechtliche Hormontherapie zum Zuge.
Außer der Prostatektomie und der Entfernung der Hoden kann auch die Bestrahlungstherapie durchgeführt werden.

Frage 7.74: Lösung C

Bei der benignen nodulären Hyperplasie der Prostata kommt es aus ungeklärter Ursache zu einer gutartigen Neubildung, die von den submukösen Drüsen der hinteren Harnröhre ausgeht **(inneres Drüsenfeld).**
Aufgrund der Einengung des Harnröhrenlumens reagiert die Blase auf den erhöhten infravesikalen Widerstand mit einer Hypertrophie → **Balkenblase.**
Bei Dekompensation kommt es zur Überlaufblase; Obstruktion und Restharn begünstigen **Harnwegsinfektionen.**
Die benigne Hyperplasie geht nicht in ein Prostatakarzinom über.
Man spricht von Incidental-Carcinoma, wenn in einer Prostata zufällig Karzinomgewebe entdeckt wird.

Frage 7.75: Lösung D

Die Überlaufblase, Ischuria paradoxa (Überlaufinkontinenz), ist eine Komplikation des Prostataadenoms.
Mit steigendem Auslaßwiderstand wird die Kompensationsfähigkeit des Blasenmuskels überfordert, der Detrusor ist überdehnt, die Blasenwand verdünnt, die funktionelle Kapazität der Blase sinkt mit steigendem Restharn.

Frage 7.76: Lösung B

Bei Fieber mit Flankensymptomatik und anderen Manifestationen einer Allgemeininfektion muß man an eine akute Pyelonephritis denken, die eine ernsthafte Komplikation des Prostataadenoms darstellt. Vordringlich ist der Nachweis der Bakteriurie in der Urinkultur und der Nachweis der Bakteriämie.
Die Primärdiagnose und die Beurteilung des Therapieerfolgs müssen unter Zuhilfenahme der klinischen und röntgenologischen Befunde erfolgen.

Frage 7.77: Lösung A

Ausgenommen bei der perianalen Adenektomie bleibt die Potentia coeundi i. allg. erhalten.
Die Potentia generandi geht verloren, da durch den Wegfall der hinteren Harnröhre der Samen bei der Ejakulation in die Blase abfließt (retrograde Ejakulation). Andere Komplikationen der Prostataoperation sind Urininkontinenz, Dysurie und Harnwegsinfektionen.

Frage 7.78: Lösung E

Das unbehandelte Prostataadenom führt zu einer Reihe von Komplikationen.
Durch den Urinstau besteht die Gefahr der Infektion, die bei Chronifizierung zur Blasensteinbildung führen kann.
Durch die Obstruktion kommt es zur chronischen Überdehnung der Blasenwand, der Blasenmuskel dekompensiert, eine entleerungswirksame Kontraktion ist unmöglich. Folge ist eine **Überlaufblase** (Ischuria paradoxa) mit steigendem Restharn.
Durch den Rückstau kann sich eine Hydronephrose entwickeln.

Frage 7.79: Lösung D

Das innere Drüsenfeld der Prostata hyperplasiert unter Verdrängung des umgebenden eigentlichen Prostatagewebes. Die innere Zone mit den submukösen Drüsen liegt paraurethral.

Frage 7.80: Lösung E

Beim Prostataadenom findet sich nach dem Wasserlassen noch Restharn. Daraus erklären sich Pollakisurie und Nykturie. Das Adenom führt zur Abschwächung des Harnstrahls. Das erschwerte Ingangkommen der Miktion ist hierbei typisch. Die Zeugungsfähigkeit wird primär nicht beeinflußt.

Frage 7.81: Lösung E

Die transurethrale Resektion ist die häufigste (90%) Operationsmethode beim Prostataadenom.
Die bioptische Sicherung des Prostatakarzinoms erfolgt mit der **transrektalen Stanz-** und **Saugbiopsie,** die eine Trefferquote von 90% besitzt. Weniger belastend ist die transrektale Feinnadelbiopsie.

Frage 7.82: Lösung D

Die wichtigste diagnostische Maßnahme zur (Früh)-erkennung des Prostatakarzinoms ist die **rektale Untersuchung.** Jeder brettharte Bezirk oder tastbare Knoten muß bioptisch abgeklärt werden.

Frage 7.83: Lösung C

Das Prostatakarzinom metastasiert oft sehr frühzeitig, besonders in die untere Wirbelsäule und ins knöcherne Becken (Kreuzschmerzen). Die Schmerzen von Seiten der Skelettmetastasen sind erheblich.
Es können osteoplastische und/oder osteoklastische Metastasen vorkommen (saure Phosphatase, alkalische Phosphatase).

Frage 7.84: Lösung C

Vorsorgeuntersuchungen können von Männern ab dem 45. Lebensjahr jährlich einmal in Anspruch genommen werden. Auf Wunsch senden die Kassen die entsprechenden Unterlagen auch früher zu. Die meisten Männer verzichten jedoch auf die angebotene Vorsorgeuntersuchung.

Frage 7.85: Lösung E

Im Anfangsstadium eines Prostatakarzinoms finden sich praktisch keine Symptome.
Eine Hämospermie kommt nur selten, jedoch nicht als Frühsymptom beim Prostatakarzinom vor.
Eine Hämaturie ist zwar tumorverdächtig, nicht jedoch zuerst auf ein Prostatakarzinom.
Die Erhöhung der **sauren** Phosphatase ist **kein** Frühsymptom, sondern findet sich in zunehmendem Prozentsatz beim Überschreiten der Prostatagrenze bzw. bei Metastasen. Kreuzschmerzen bei Prostatakarzinom finden sich erst bei Metastasen.
Die wichtigste diagnostische Maßnahme zur Früherkennung des Prostatakarzinoms ist die rektale Palpation.

Frage 7.86: Lösung E

siehe Kommentar 7.81.

Die Prostatabiopsie dient der Differentialdiagnose Karzinom oder benignes Adenom. Man unterscheidet eine Saugbiopsie von der Stanzbiopsie. Da der Palpationsbefund nur den Verdacht auf ein Karzinom ergibt, muß der verdächtige Bezirk histologisch untersucht werden. Die meisten Prostatakarzinome sind Adenokarzinome.

Frage 7.87: Lösung D

Die Therapie des Prostataadenoms richtet sich nach dem Stadium des Adenoms.
Stadium I:
(Stadium der Kompensation, kein Restharn)
Therapie:
symptomatisch, Gestagene und Antiandrogene.
Stadium II:
(Beginn der Dekompensation mit 100 ml Restharn)
Therapie:
bei Operabilität

1. **Transurethrale Resektion** (90%), geringste Komplikationsrate
2. **Adenomektomie** mit digitaler **Enukleation**
   a) suprapubisch-transvesikaler Zugang
   b) retropubisch-extravesikaler Zugang
3. **Kryotherapie** (ohne Narkose), palliativer Eingriff, wobei nie das gesamte Prostataadenom entfernt werden kann.

Stadium III:
(Überlaufblase, progrediente Niereninsuffizienz)
Therapie:
Drainage der Harnwege durch **Dauerkatheter,** ca. 2–3 Monate, später transurethrale Resektion.
Bei der Adenomektomie kommt es zur Impotentia generandi, weil der Samen bei der Ejakulation in die Blase abfließt (retrograde Ejakulation).

Frage 7.88: Lösung E

Vorsicht bei dieser vermeintlich alten Frage (siehe Frage 7.82).
Es zeigt sich wieder, daß frühere Fragen leicht modifiziert einen anderen Sinn ergeben. Daher sollte man jede Frage gründlich lesen.
Das Prostatakarzinom zeigt im Frühstadium **keine** Symptome.
Die wichtigste Maßnahme zur **Früherkennung** des Prostatakarzinoms ist die rektale Untersuchung. In 50% aller palpablen Knoten werden Tumorzellen gefunden! Die **Sicherung** des Karzinomverdachts erfolgt mit der bioptischen Untersuchung.

1. transrektale Saugbiopsie
2. perineale oder transrektale Stanzbiopsie

Mit 90% Sicherheit kann ein Karzinom nachgewiesen werden.
Die saure Phosphatase ist erst bei Kapseldurchbruch signifikant erhöht.
Die alkalische Phosphatase ist ein Spätsymptom, die bei Knochenmetastasen bis auf das 10fache der Norm erhöht sein kann. Sie ist ein unspezifischer Parameter, der auch bei vielen anderen ossären Erkrankungen nachzuweisen ist.

Frage 7.89: Lösung C

Das Prostatakarzinom gehört zu den sehr schnell metastasierenden Malignomen. Das angegebene Stadium $T_1N_0M_0$ dürfte nicht allzu häufig diagnostiziert werden. Im Stadium T_1 und T_2 ohne Metastasen konkurrieren die radikale Prostatektomie und die Bestrahlung. Beide Methoden sind etwa gleich erfolgreich, die Bestrahlung von den Nebenwirkungen her eher günstiger.
Zu (A)
Die transvesikale Prostata**adenom**enukleation und
Zu (B)
die **tr**ans**u**rethrale Elektro**r**esektion (TUR) werden beim (benignen) Prostata**adenom** durchgeführt.
Zu (D)
Die Kastration wird heute erst bei Metastasierung erwogen.
Zu (E)
Eine Hormonbehandlung wird erst bei Metastasen durchgeführt.

Frage 7.90: Lösung B

Das Prostatakarzinom entsteht glücklicherweise nicht häufig durch maligne Entartung einer nodulären (benignen) Hyperplasie der Prostata (Die Mehrzahl der Männer über 50 Jahren haben oder entwickeln ein benignes Prostataadenom).
Auch benignes Gewebe kann entarten und so ist die Entartung der Hyperplasie möglich, jedoch eher die Ausnahme.
In resezierten Prostataadenomen findet der Pathologe gelegentlich Tumorzellen. Diese haben jedoch meist keine klinische Malignität, sondern ruhen. Man spricht hier von inzidentiellen Karzinomen der Prostata.
Außer (B) treffen alle anderen Angaben zu.

Frage 7.91: Lösung E

Ein Prostatakarzinom kann sich **nicht nur** auf dem Boden eines Prostataadenoms entwickeln. Dieser Weg ist glücklicherweise nicht die Regel (vgl. Frage 7.90).
Das Prostatakarzinom entsteht typischerweise aus der **äußeren** Zone der Prostata, während das Prostataadenom in der **inneren** Zone beginnt. Da das Adenom sich um die prostatische Harnröhre herum entwickelt, kommt es relativ früh zur Einengung derselben.

Frage 7.92: Lösung B

Ziel jeder Prostataadenomoperation ist die möglichst vollständige Entfernung des Adenomgewebes. Dies gelingt jedoch nicht in jedem Fall. Bei der suprapubischen transvesikalen Prostataadenomenukleation wird das Adenomgewebe unter Hinterlassung der chirurgischen Kapsel entfernt.
Wird postoperativ festgestellt, daß zuviel Adenomgewebe zurückgeblieben ist (weiterhin Restharn), so soll nachoperiert werden. In jedem Fall bleibt die regelmäßige Vorsorgeuntersuchung erforderlich.

Frage 7.93: Lösung C

Eine Vasektomie (Entfernung eines Teils des Ductus deferens) verhindert bei Patienten, die zu Harnstau oder rezidivierenden Harnwegsinfekten neigen, daß Keime über den Ductus deferens aszendieren und so den Nebenhoden erreichen. Auch bei Dauerkatheterträgern im höheren Alter empfiehlt sich dieses Vorgehen aus dem gleichen Grund.
Daher wird bei einer suprapubischen Prostataadenomektomie oft auch die Vasektomie durchgeführt (Nebeneffekt: Sterilität des Patienten).

Frage 7.94: Lösung B

Prostatametastasen finden sich meist im Becken und/oder in den Dornfortsätzen der Lendenwirbelsäule. Meist handelt es sich um osteoplastische (alkalische Phosphatase erhöht) aber auch um osteolytische Metastasen.
Zu (A)
Knochendefekte im Schädel finden sich z. B. beim Plasmozytom.
Zu (B)
Lungenmetastasen finden sich z. B. bei Hodentumoren.
Zu (C)
Inguinale Metastasen finden sich z. B. beim Peniskarzinom oder beim Harnröhrenkarzinom.
Zu (E)
Lebermetastasen stammen z. B. aus Hoden-, Mamma-, Magen-Darm-Trakt-Tumoren.
(vgl. Fragen 7.83 und 7.90)

Frage 7.95: Lösung B

Wir unterscheiden bei Prostataadenom 3 Stadien:
- I: Kein Restharn, nur leichte Beschwerden, also kompensiertes Adenom, Therapie nur konservativ.
- II: Restharn um 100 ml, zunehmende Beschwerden, beginnende Dekompensation, der Detrusor wird überlastet. Therapie bei operablen Patienten: OP, sonst Dauerkatheter.
- III: Überlaufblase mit großen Harnmengen oder auch totale Harnverhaltung mit Rückstau ins Nierenbecken = Dekompensation. Therapie: nach Entlastung der Harnwege mittels Dauerkatheter oder suprapubischer Blasenpunktion: OP.

Frage 7.96: Lösung A

Die Mehrzahl der Patienten mit Knochenmetastasen eines primären Prostatakarzinoms haben eine erhöhte **saure Phosphatase.**
Die Gesamt-Phosphatase beträgt bis 18 U/l. Der **tartrathemmbare Anteil** ist die Prostataphosphatase und ist bis 1,8 U/l noch normal.
Kommt es zu Knochenmetastasen, so steigt durch Aktivität der Osteoblasten die **alkalische Phosphatase** deutlich an.
Auch das karzinoembryonale Antigen (CEA) steigt an. Alle angegebenen Laborparameter können zur Verlaufskontrolle herangezogen werden.
GOT und GPT sind bei Lebererkrankungen erhöht, ebenso bei Lebermetastasen.

Frage 7.97: Lösung C

Bei dem geschilderten Fall handelt es sich um ein Prostataadenom im Stadium III, also mit Zeichen der Niereninsuffizienz. Zuerst muß versucht werden, die Nieren zu entlasten mittels Dauerkatheterbehandlung über etwa 10 Wochen, anschließend erfolgt die Operation, falls der Patient in operablem Zustand ist.

Frage 7.98: Lösung C

Nierenkarzinome metastasieren sehr schnell und bevorzugen bei der Metastasierung das Skelett. Hier handelt es sich meist um **osteolytische** Metastasen, die häufig sogar das Erstsymptom des bisher unerkannten Primärtumors auslösen, wie z. B. Kreuzschmerzen, Spontanfrakturen, Hyperkalzämie. Nierenkarzinome lösen weitere paraneoplastische Syndrome aus, vgl. Frage **7.10.**
Das Prostatakarzinom metastasiert ebenfalls sehr schnell in das Skelettsystem, hierbei finden sich meist **osteoplastische** Metastasen.

Frage 7.99: Lösung E

Etwa 50% der Patienten haben zum Zeitpunkt der Diagnose bereits ein metastasierendes Prostatakarzinom!
In diesem Stadium erfolgt die **Orchiektomie** = Kastration, die **gegengeschlechtliche Behandlung** mit Östrogenen z. B. Honvan® und/oder die Gabe von **Antiandrogenen** z. B. Androcur®. Neuere Präparate haben zum Teil leider die Erwartungen nicht erfüllt, die in sie gesetzt wurden.
Die Einlage von radioaktiven Substanzen in die Prostata hat sich zwar in Deutschland nicht durchgesetzt, gehört jedoch zum Spektrum der therapeutischen Maßnahmen.

Frage 7.100: Lösung D

Eine schöne Frage, die nicht allzu schwer zu beantworten ist: Der ältere Herr (jeder denkt gleich an das Adenom) genehmigt sich einen, dies führt zu einer kräftigen Diurese, der Druck in der Blase steigt an und schon haben wir eine Harnverhaltung. Schon vorher waren die Symptome des Adenoms vorhanden: der Harnstrahl wurde zunehmend schwächer, sowie zunehmend nächtliches Wasserlassen, also bereits Überlaufblase (Ischuria paradoxa). Da der Patient in gutem AZ ist, kann er operiert werden,
Zu (D)
also **Adenomektomie** (oder TUR).
Zu (B)
Die Gabe von Androgenen ist beim Adenom kontraindiziert, weil das Wachstum der Vorsteherdrüse dadurch weiter stimuliert wird.
Zu (A)
Die Hochvoltbestrahlung der Prostata wird beim Karzinom durchgeführt, wenn die
Zu (E)
radikale Prostatovesikulektomie nicht mehr in Frage kommt (wenn Patient zu alt oder Tumorstadium größer als T_2).
Zu (C)
Die Kryotherapie ist ein palliativer Eingriff, wobei das eingeführte Instrument die umgebenden Prostataanteile denaturiert, jedoch einen Teil der Prostata nicht erreicht. Die Restharnbildung kann so beseitigt werden.

F 84

Frage 7.101: Lösung A

Eine Frage zur Therapie des Prostataadenoms wird regelmäßig gestellt.

Zu (A)

Im Stadium II des Prostataadenoms (Beginn der Dekompensation mit 100 ml Restharn) wird operiert, wenn der Patient in operablem Zustand ist. Alle anderen Aussagen stehen nicht zur Diskussion.

Zur Therapie des Prostataadenoms in Abhängigkeit vom Stadium vgl. bitte die Lösung zur Frage 7.87.

Zu (B)

Die Kryotherapie des Prostataadenoms erfolgt, wenn der Patient sich in nicht operablem Zustand befindet: durch Vereisen wird das angrenzende Prostatagewebe zerstört. Es handelt sich um einen palliativen Eingriff.

Zu (C)

Die Dauerkatheterbehandlung wäre erst zu einem wesentlich späteren Zeitpunkt indiziert, wenn der Patient z. B. alle anderen Eingriffe ablehnt oder sich in nicht operablem Zustand befindet und eine Überlaufblase vorliegt.

Zu (D)

Die suprapubische Harnableitung erfolgt, wenn ein Patient kein Wasser mehr lassen kann, die Harnblase gefüllt ist und wenn eine Katheterisierung nicht indiziert oder nicht möglich ist.

Zu (E)

Das Abwarten ist keinesfalls indiziert. Leider geschieht es sehr häufig, daß Patienten sich nicht operieren lassen, weil die Beschwerden noch zu ertragen sind. Dies rächt sich dann später durch chronische Harnwegsinfekte oder Nierenfunktionseinschränkungen aufgrund von Stauungen oder Infekten. Wenn der Patient dann zu alt ist, um operiert werden zu können, wird er vielleicht nur wegen seines dekompensierten Prostata**adenoms** zum Pflegefall.

Ein entferntes Adenom kann schließlich auch nicht maligne entarten. Dennoch bleiben regelmäßige Vorsorgeuntersuchungen erforderlich.

H 84

Frage 7.102: Lösung C

Im Stadium II soll operiert werden, solange sich der Patient in operablem Zustand befindet.

In der Mehrzahl der Fälle erfolgt die **TUR**, sie hat in der Hand des Geübten die niedrigste Komplikationsrate und Mortalität (TUR = Trans-urethrale-Resektion).

Die **Adenomektomie** erfolgt, wenn das Gewicht der Prostata ein Maß überschreitet (ca. ab 60 g, je nach Klinik), so daß mit zu langer Operationsdauer bei der TUR gerechnet werden müßte. Die TUR stellt ein scheibchenweises Abhobeln der Prostata dar, bei der mit zunehmender Operations-Dauer mit Einschwemmung von Spülflüssigkeit gerechnet werden muß. Cave Hämolyse oder Überwässerung.

Die Adenomektomie steht hier nicht zur Auswahl.

Die **kryochirurgische** Therapie stellt nur einen palliativen Eingriff dar, z. B. beim inoperablen Prostatakarzinom.

H 84

Frage 7.103: Lösung E

Am häufigsten metastasieren in das Skelett in der Reihenfolge der Häufigkeit:

Zu (B)

Mammakarzinom (meist osteoplastische Metastasen)

Zu (D)

Prostatakarzinom (meist osteoplastische Metastasen)

Zu (C)

Schilddrüsenkarzinom

Zu (A)

Bronchialkarzinom und Hypernephrom

Die häufigste Lokalisation von Skelettmetastasen ist die Wirbelsäule.

Zu (E)

Das Leberzellkarzinom kann sich aus einer Leberzirrhose entwickeln.

Die Leber stellt den häufigsten Metastasierungsort für Tumoren des Magen-Darm-Traktes dar.

F 85

Frage 7.104: Lösung D

Da das Prostataadenom bereits seit mehreren Jahren urodynamisch wirksam ist, also zu abgeschwächtem Harnstrahl geführt hat und zusätzlich Nachtröpfeln und Nykturie durch den zunehmenden Restharn vorliegt, ist mit weiteren Veränderungen zu rechnen, wie z. B.:
Zu (A)
beginnendem Aufstau in den oberen Harnwegen, bedingt durch hohe Restharnmengen
Zu (B)
vermehrte Restharnbildung führt zu zunehmender Überdehnung der Harnblase. Bei der Blasenspiegelung eindrucksvoll als
Zu (C)
Trabekulierung der Harnblase zu sehen (Balkenblase).
Zu (D)
Eine Schrumpfblase kann z. B. durch eine chronische Blasenentzündung entstehen. Beim Prostataadenom kommt es im Gegensatz zur übervollen, überdehnten Harnblase. Daher kommt es auch gern zu Aussackungen →
Zu (E)
Pseudodivertikelbildungen der Harnblase
Vergleiche bitte auch den Lerntext 7.6.

F 85

Frage 7.105: Lösung D

Unter Blasenhalsadenom versteht man das Prostataadenom. Bis ca. 60 g Adenomgewicht sollte die transurethrale Resektion durchgeführt werden. Meist kommt es bei diesem Eingriff zur **Impotentia generandi,** also zur Unfähigkeit, Kinder zu zeugen, weil durch den Wegfall des hinteren Harnröhrenanteils die Ejakulation rückwärts in die Harnblase verläuft **(retrograde Ejakulation).** Da die meisten Patienten zwischen 65 und 75 Jahre alt sind, unterschreiben sie gerne diese Operationskomplikation, weil zumeist kein Kinderwunsch mehr besteht. Achtung: Es kommt nicht zur **Impotentia coeundi,** ein Verlust der Erektionsfähigkeit wäre eher psychischer Natur.

H 85

Frage 7.106: Lösung B

Die deutlich erhöhte Prostataphosphatase = tartrathemmbarer Anteil der sauren Phosphatase läßt keinen Zweifel an der Diagnose.
Die Prostataphosphatase ist nur bis ca. 2 U/l noch normal.
Sie ist erst beim Überschreiten des Karzinoms über die Prostatakapsel hinaus signifikant erhöht.
Etwa 50% der Patienten haben zum Zeitpunkt der Diagnose bereits ein metastasierendes Prostatakarzinom.
Metastasen eines Prostatakarzinoms sind am ehesten osteoplastische Metastasen im Becken und in der Lendenwirbelsäule. Röntgenbilder zeigen fleckförmige Verschattungen im betroffenen Bereich.
Bei Knochenmetastasen steigt auch die alkalische Phosphatase durch vermehrte Osteoblastentätigkeit.
Bei Lebermetastasen steigen dann auch die Transaminasen an.

H 85

Frage 7.107: Lösung B

Auch nach operativer Entfernung des Prostataadenoms muß die Prostata weiter kontrolliert werden.
Bei Operationen wird zum einen nicht die gesamte Prostata entfernt (besonders bei der TUR wird die Prostata nur **von innen** abgehobelt, so daß äußere Anteile stehen bleiben) zum anderen wächst das Prostatagewebe wieder nach – die Wachstumstendenz ist also ungebrochen.
Eine Entartung ist nicht ausgeschlossen.
Das Prostatakarzinom entwickelt sich aus dem **äußeren Bereich** der Prostata.
Siehe bitte den Lerntext 7.6.
Alle anderen Angaben treffen zu.
Zu (A)
Siehe bitte die Fragen 7.74 und 7.77.

H 85
Frage 7.108: Lösung E

Die Frage enthält durch die Angabe „mit einem Adenomgewicht von 100 g“ eine eindeutige Aussage (im Gegensatz zur Frage 7.101), da hier nur die Adenomektomie in Betracht kommt. Bei Adenomgewichten bis 60 g kommt auch die TUR in Frage.
Die Kryotherapie stellt die ultima ratio beim obstruierenden Prostatakarzinom dar, wenn der Patient nicht mehr operabel ist.
Siehe bitte 7.101 und 7.102.

F 86
Frage 7.109: Lösung E

Zu (1)
Im Querschnitt durch die Prostata kann man einen inneren Teil, der um die Harnröhre liegt von der äußeren Zone abgrenzen.
Der innere Teil stellt das eigentliche Adenom dar, welches mit zunehmendem Wachstum die Harnröhre abklemmt.
Zu (2)
Durch die gleichmäßige Hyperplasie entsteht die festere Konsistenz, insgesamt erscheint die Prostata jedoch nicht hart.
Zu (3)
Durch Östrogeneinfluß wird die innere Zone stimuliert, während die äußere Zone = die ursprüngliche Prostata durch Androgene stimuliert wird. Im Alter nimmt durch den zumindest relativen Östrogenüberschuß der innere Teil zu, während der äußere Anteil bei vermindertem Androgeneinfluß auch tatsächlich abnimmt.
Zu (4)
Durch die Obstruktion kann es im Verlauf zur Hydronephrose kommen.

F 86
Frage 7.110: Lösung C

Zu (1)
Sinn und Resultat des Eingriffes ist die Entfernung des Adenoms. Dadurch verbessert sich der Urinfluß wieder, der vorher meist nur noch schwach ausgeprägt war. Für den Operateur ist die Uroflowverbesserung letztlich auch die Kontrolle für den Erfolg seines Eingriffes.
Zu (2)
Die Ejakulation geht von der hinteren Harnröhre aus. Beim Wegfall des hinteren Teils der Urethra erfolgt die Ejakulation retrograd = in die Harnblase. Beim nächsten Wasserlassen erst wird mit dem Urin auch das Sperma ausgeschieden. Es entsteht also eine Impotentia generandi = Zeugungsunfähigkeit.
Zu (3)
Die Potentia coeundi, also die Fähigkeit zur Kohabitation, bleibt davon unbeeinflußt (Ausnahme gelegentlich bei der perinealen Adenomektomie, die selten durchgeführt wird).
Zu (4)
Eine vorzeitige Ejakulation ist nicht zu befürchten.

F 86
Frage 7.111: Lösung E

Das Prostatakarzinom wird je nach Stadium unterschiedlich behandelt. Daher ist eine Stadieneinteilung erforderlich.
Zu (1)
Ohne Metastasen wird das Prostatakarzinom möglichst radikal behandelt (vergleiche bitte hierzu Frage 7.89).
Zu (2–4)
Ist eine radikale Behandlung nicht möglich, kann je nach vorliegender Situation orchiektomiert werden, oder, wenn der Patient dies ablehnt, eine Hormontherapie durchgeführt werden. Erweist sich dieses Vorgehen als nicht erfolgreich, so kann eine zytostatische Therapie durchgeführt werden. Ist auch diese nicht wirksam, so kann eine Bestrahlungstherapie durchgeführt werden.

8 Urolithiasis

8.1 Steinarten

8.2 Ätiologie und Pathogenese

Am häufigsten ist der **Oxalatstein. Kalzium-** und **phosphathaltige Steine** sowie **Magnesium-Ammonium-Phosphat-Steine** kommen vor. Der **Harnsäurestein** läßt sich medikamentös gut beeinflussen. **Zystinsteine** sind relativ selten.
Bei Störungen im normalen Harntransport und die dadurch bedingte Infektneigung kommt es zur vermehrten Steinbildung. Der Infektstein ist magnesium-ammonium-phosphathaltig.
Die moderne Lebensweise mit überkalorischer Ernährung und Bewegungsmangel sind steinfördernde Faktoren.
Harnsäuresteine fallen im sauren Milieu bevorzugt aus, besonders, wenn der Urin noch zusätzlich konzentriert ist.
Bei Infekten wird der Urin alkalischer mit Neigung zu Infektsteinen.
Beim Hyperparathyreoidismus kommt es leicht zur Bildung von kalziumhaltigen Steinen. Es kann zur Nephrokalzinose kommen.
Oxalatsteine entstehen oft ohne eindeutige Ursache.
Die Zystinurie ist eine angeborene Störung.
Kalziumhaltige Steine sind bereits auf Leeraufnahmen zu erkennen, Harnsäuresteine jedoch nicht.
Eine einfache Maßnahme zur Vorbeugung besteht im reichlichen Trinken. Vorliegende Infekte und Abflußstörungen müssen beseitigt werden. Desweiteren gibt es Medikamente, insbesondere zur Behandlung von Harnsäuresteinen.

H 85

Frage 8.1: Lösung D

Harnsäuresteine sind die einzigen Konkremente des Harntrakts, die sich durch eine alleinige konservative medikamentöse Therapie auflösen lassen.
Bei einem pH-Wert von 6,8–7,0 kommt es zur vollständigen Dissoziation der Harnsäure zum gut löslichen Urat.
Zu starke Alkalisierung kann zur Phosphatsteinbildung führen.

Frage 8.2: Lösung D

siehe Kommentar 8.1

Zystinsteine lassen sich durch alleinige Alkalisierung meist nicht auflösen. Die Alkalisierung wird daher hauptsächlich zur Rezidivprophylaxe benutzt.

Frage 8.3: Lösung D

Krankheiten, bei denen die Bildung kalziumhaltiger Steine häufig ist:
- primärer Hyperparathyreoidismus (erhöhter Serumkalziumspiegel durch vermehrte Parathormonausschüttung),
- Vitamin-D-Überdosierung (vermehrte Kalziumabsorption aus dem Darm),
- renale tubuläre Azidose (Erhöhung der Kalziumkonzentration im Harn),
- Immobilisation (vermehrte Kalziumresorption aus dem Knochen),
- idiopathische Hyperkalziurie (vermehrte renale Kalziumausscheidung ohne Krankheitswert).

Seltene Ursachen sind Neoplasien und Sarkoidose.

Frage 8.4: Lösung A

Die renale tubuläre Azidose findet sich in ca. 4% der Kranken mit Urolithiasis.
Zugrunde liegt ein Defekt der Nierentubuli, die aufgrund der Unfähigkeit, Wasserstoffionen in ausreichender Menge zu sezernieren, keinen ausreichend sauren Harn produzieren können. Es kommt zur Kalziurie, die meist zu einer Nephrokalzinose führt. Sie geht mit einer metabolischen Azidose und Hypokaliämie ohne Hochdruck einher.

Frage 8.5: Lösung C

Für die einzelnen Steine gelten unterschiedliche prophylaktische Maßnahmen.
Bei allen Harnsteinen sollte die **Flüssigkeitszufuhr hochgehalten** werden. Bei Harnsäuresteinen sollten alkalisierende Wasser wie Fachinger, bei Phosphatsteinen säuernde Mineralwasser wie Apollinaris getrunken werden.
Die **Reduktion** der **Purinzufuhr** (eiweißarme pflanzenreiche Kost) sollte bei **Harnsäuresteinen,**
die Reduktion der **Oxalat-** und **Kalziumzufuhr** bei **Oxalatsteinen,**
die Reduktion von **Kalzium** sowie die Verminderung der **Phosphatresorption** bei **Kalziumphosphatsteinen** durchgeführt werden.

Frage 8.6: Lösung A

Die Entstehung von Harnsäuresteinen wird durch einen sauren Urin-pH begünstigt. Daher muß zu ihrer Therapie eine Alkalisierung des Urins erreicht werden (pH knapp unter 7), diätetisch Vermeidung von purinreicher Nahrung, Erhöhung der täglichen Flüssigkeitsaufnahme, so daß Urinproduktion und -ausscheidung auf gut 2 l/24 h steigen.
Auch bei Zystinsteinen ist zunächst die Auflösung durch orale Medikation indiziert, zeigt jedoch schlechtere Ergebnisse als bei Harnsäuresteinen.

Frage 8.7: Lösung C

Beim primären Hyperparathyreoidismus sind Urin-Kalzium- und Phosphatausscheidung erhöht, so daß die Mehrzahl dieser Patienten eine Urolithiasis entwickelt. Ebenso ist die Nephrokalzinose gehäuft anzutreffen.

Frage 8.8: Lösung B

Die sog. Alkalisierung des zu sauren Urins auf Werte knapp unter pH 7 (z. B. mit Uralyt-U®) bringt echte Vorteile zur Prophylaxe und Therapie von Harnsäuresteinen.
Bei Zystinsteinen, die wesentlich seltener vorkommen, hat die Behandlungsmethode jedoch nur geringen Erfolg.
Eine echte Alkalisierung auf pH-Werte über 7 kann zur Phosphatsteinbildung führen.
Patienten mit Kalzium-Oxalat-Steinen müssen ihren Milch- und Milchproduktekonsum reduzieren; oxalsäurehaltige Lebensmittel wie Spinat sind ebenfalls einzuschränken. Zusätzlich kann mit Ionenaustauschern versucht werden, die Kalziumresorption zu senken.

Frage 8.9: Lösung E

Wir sprechen von **Hyperkalzurie,** wenn mehr als ca. 500 mg Ca in 24 h ausgeschieden werden.
Der primäre Hyperparathyreoidismus entsteht durch ein Adenom der Epithelkörperchen. Folge ist eine Hyperkalzämie und eine Hyperkalzurie sowie Hypophosphatämie durch die gesteigerte Phosphatausscheidung. Die Gefahr liegt in der Entstehung einer Urolithiasis und einer Nephrokalzinose. Bei vielen Patienten mit kalziumhaltigen Steinen liegt eine gesteigerte intestinale Kalziumabsorption vor. Hier wäre ebenfalls die verminderte Reabsorption der Nierentubuli zu erwähnen **(idiopathische Hyperkalziurie).**
Bei einem Überangebot an die Tubuli kann die Transportkapazität überschritten werden, wie z. B. bei Knochentumoren, Frakturen, Vitamin-D-Überdosierung. Hierher gehört auch die übermäßige Zufuhr von Kalzium **(symptomatische Hyperkalziurie)** (vgl. auch Fragen 8.3 und 8.7).

Frage 8.10: Lösung E

Alle Aussagen sind richtig.
Zu (1)
Die renale tubuläre Azidose ist eine Störung der renalen Wasserstoffionenelimination. Sie findet sich bei einem kleinen Teil der Patienten mit Urolithiasis. Es kommt zur **Hyperkalzurie,** die dann zur Nephrokalzinose führen kann.
Zu (2)
Harnwegsinfekte führen zu pH-Verschiebungen des Urins, z. B. statt pH 6 Verschiebung nach pH 8. Ein **verändertes Löslichkeitsverhalten** kann hier die Steinbildung begünstigen.
Zu (3) und (5)
Eine **vermehrte Ausscheidung von Salzen,** wie hier Kalzium, kann die Bildung von kalziumhaltigen Steinen begünstigen.
Zu (4)
Beim Morbus Crohn kann es ggf. durch Malabsorption und **Immobilisation,** ggf. wie beim Hyperparathyreoidismus, zur Harnsteinbildung .kommen. Auch beim Morbus Boeck (Sarkoidose) kann es zur Bildung von kalziumhaltigen Steinen kommen.
Hoffentlich hat das IMPP die beiden Krankheiten nicht verwechselt!

Frage 8.11: Lösung D

Eine Ureterosigmoidostomie, wie sie z. B. bei Tumoren des distalen Harnleiters erforderlich wird, ist die operative Verbindung des Harnleiters mit dem Sigma. Dadurch fließt der Urin in den Darm und kann hier auch z. T. **resorbiert** werden.
Der Säure-Basen Haushalt muß regelmäßig kontrolliert werden, weil es zur hyperchlorämischen Azidose kommen kann.
Die Elektrolyte **Natrium und Chlor werden vermehrt resorbiert,** außerdem Harnstoff. Der Körper verliert aber Kalium und Bikarbonat.
(vgl. bitte Fragen 4.2 und 4.5)

F 84

Frage 8.12: Lösung A

Im Rahmen der Gicht kommt es nicht selten zur Bildung von **Harnsäurekonkrementen** in den ableitenden Harnwegen.
Durch vorsichtiges Alkalisieren des normalerweise sauren Urins (pH 5–6,5) auf Werte zwischen pH 6,8–7,0 kommt es zur Dissoziation der Harnsäure und zum gut löslichen Urat.
Selbst Harnsäuresteine können so aufgelöst werden.
Die Zufuhr von **Alkali-Zitraten** oder anderen Alkali-Salzen dient also unter Kontrolle des Urin-pH der Prophylaxe und Therapie von Harnsäuresteinen.
Eine andere Möglichkeit besteht in der Gabe des Xanthinoxidasehemmers **Allopurinol.** Das Urikostatikum Allopurinol vermindert die renale Exkretion von Harnsäure ebenso, wie es auch die Harnsäurewerte im Serum senkt.

H 84

Frage 8.13: Lösung E

Der Kalzium-Oxalat-Stein gehört zu den häufigsten Steinarten in Mitteleuropa.
Sowohl ein zuviel an Kalzium als auch vermehrte Oxalataufnahme begünstigen die Entstehung.
Zu (1)
Hyperkalzurie: zuviel Kalzium wird ausgeschieden
absorptive Form: vermehrte Resorption im Darm
Zu (2)
Primärer Hyperparathyreoidismus: Kalzium erscheint vermehrt im Blut und wird vermehrt ausgeschieden.
Zu (3)
Hyperoxalurie: zuviel Oxalsäure wird ausgeschieden und verbindet sich leicht mit Kalzium zum schwer löslichen Salz.
Zu (4)
Zur Prophylaxe des Harnsteinleidens empfiehlt sich reichliches Trinken, besonders in Form „freien Wassers".
Z. B. sollte man noch vor dem Schlafengehen ein Glas Wasser trinken und tagsüber für ein Harnvolumen von gut 2 l sorgen.

F 85

Frage 8.14: Lösung D

Man kann 2 Arten der renalen tubulären Azidose unterscheiden:
Typ I: Schaden im distalen Tubulus
Typ II: Schaden im proximalen Tubulus
Es kommt zur metabolischen Azidose, weil die Nierentubuli nicht in der Lage sind, genügend H^+-Ionen auszuscheiden. Entsprechend erreicht der Urin kein ausreichend saures Milieu, so daß trotz Zufuhr von Säure im Belastungstest der Urin-pH nicht auf 5,0 gesenkt werden kann.
Im zu alkalischen Urin kommt es dann zur **Kalziumphosphatstein**bildung, nicht jedoch zur Oxalatsteinbildung.

H 85

Frage 8.15: Lösung E

Alle aufgeführten Erkrankungen begünstigen die Harnsteinbildung.
Jede denkbare Veränderung, ob durch metabolische Störung, Entzündung oder gestörten Harnabfluß, fördert die Bildung von Steinen.
Zu (1)
Siehe bitte Fragen und Kommentare 8.4 und 8.14.
Zu (4)
Wenn (4) als richtig erkannt wird, bleibt als Lösung nur (E) übrig.
Daß die Hyperurikämie die Uratsteinbildung begünstigt, sollte bekannt sein.
Am ähnlichsten ist die Frage **8.11.**

F 86

Frage 8.16: Lösung D

Die renale tubuläre Azidose **(RTA)** ist ein kongenitales Leiden, wobei der Tubulusapparat nicht in der Lage ist, genügend Wasserstoffionen auszuscheiden. Beim Typ I ist der distale Tubulusapparat betroffen, beim Typ II der proximale Anteil.
Im Säuglingsalter spricht man vom Typ RTA Lightwood, die Erwachsenenform ist nach Herrn Albright benannt.
Bei allen Formen kommt es
Zu (2)
zur hyperchlorämischen metabolischen Azidose;
Zu (5)
andererseits ist der Urin nicht mehr allzu sauer: der Urin-pH liegt also über 5.3, meist über pH 6.
Zu (4)
Durch die vermehrte Kalziumausscheidung kommt es
Zu (1)
zur vermehrten Kalzium-Phosphat-Bildung, was durch den weniger sauren Urin noch verstärkt wird.
Bei RTA finden sich außer der Neigung zu rezidivierenden Steinleiden zusätzlich eine starke Neigung zur Nephrokalzinose.
Zu (3)
Bei Urin-pH-Werten über 5.75 dissoziiert die Harnsäure, so daß hier mit einer zunehmenden Auflösung von Harnsäuresteinen zu rechnen ist.

F 86

Frage 8.17: Lösung E

Die Frage wurde mitaufgenommen, weil kalziumhaltige Steine so häufig vorkommen.
Alle Angaben treffen zu. Insbesondere die Punkte (2)–(4) sollten von der Inneren Medizin her bekannt sein. Die Frage läßt sich dann auch richtig beantworten, selbst wenn Aussage (1) nicht bekannt ist.

8.3 Nierenstein

Solange der Stein im Nierenbecken ruht, macht er häufig keine Beschwerden. Je größer der Stein wird, desto weniger wanderungsfähig wird er. Es kann bis zum Kelchausgußstein kommen. Die dadurch bedingte Abflußstörung bleibt nicht ohne Auswirkung auf die Nierenfunktion, wenn sie nicht beseitigt wird.
An Symptomen sind Druckgefühl in der Nierengegend möglich, ebenfalls Hämaturie.
Erst wenn der Stein wandert, kommt es zur **Kolik.** Diese zeichnet sich durch stärkste Schmerzen und Unruhe aus.
Zum Steinnachweis wird geröntgt und sonographiert. Ein Urogramm soll erst im symptomfreien Intervall durchgeführt werden. Kleinere Steine gehen nicht selten spontan ab ohne weitere Therapie. Nach erfolgloser medikamentöser Therapie muß operiert werden.

Frage 8.18: Lösung C

Da Harnsäure im sauren Milieu schlechter löslich ist, wird der Urin etwa zwischen pH 6,2–6,8 eingestellt. In diesem Bereich kann man Harnsäuresteine auflösen, ohne daß andere Steinarten sich bilden. Um das Ausfallen von Phosphatsteinen zu vermeiden, soll der pH-Bereich nicht weiter in Richtung basischem Milieu alkalisiert werden.

Frage 8.19: Lösung C

Die häufigsten Steine sind die Kalzium-Oxalat-Steine (60%), gefolgt von den Harnsäuresteinen (20%). Der Rest verteilt sich auf Zystin-, Kalzium-Phosphat- und Karbonatsteine.

8.4 Harnleiterstein

Harnleitersteine stammen aus der Niere. Sie können symptomlos bleiben, meist jedoch kommt es bei Wanderungen des Steines zu starken **Koliken.** Die Nierenlager sind häufig klopfempfindlich. Es kommt zur Ausstrahlung des **Schmerzes,** je nach Lokalisation des Steines im Ureter: Sitzt er im oberen Harnleiterdrittel, strahlen die Schmerzen in den Rücken aus, im mittleren Harnleiter verursachen Steine Schmerzen, die in den Verlauf des Ureters ausstrahlen und bei Sitz im distalen Drittel kommt es zur Ausstrahlung in den Genitalbereich.
Es kommt oft zur **Hämaturie,** ggf. Dysurie oder Pollakisurie. Zur Diagnosefindung dienen die Untersuchung des Urins auf Makro- und Mikrohämaturie, Abdomenübersichtsaufnahme und Urogramm.
Die Differentialdiagnose umfaßt Tumoren, Blutgerinnsel, akute Pyelonephritis und akutes Abdomen.
Durch den starken Schmerzreiz kann es zum sekundären paralytischen Ileus kommen.
Die Therapie besteht in Schmerzbekämpfung, Gabe von Spasmolytika und Darmregulation. Geht der Stein nicht spontan ab, kann er evtl. mit einer Schlinge gezogen werden, sonst kann er operativ entfernt werden.

Frage 8.20: Lösung C

Der Ureterstein muß auf seinem Weg distalwärts mehrere physiologische Engen passieren.
Seine Symptomatik ist gekennzeichnet durch plötzlich einsetzende, kolikartige Schmerzen, beginnend in der Flankengegend, die nach unten ausstrahlen können. Weitere Symptome sind Mikro- oder Makrohämaturie, Pollakisurie, Dysurie und Fieber.

Frage 8.21: Lösung A

Durch Einklemmung des Steines im Ureter kommt es zur lokalen Irritation der Schleimhaut und der Nervenrezeptoren. Viszeroviszerale Reflexe führen zu einer Beeinträchtigung der Magen-Darm-Peristaltik, die bis zur Darmatonie gehen kann.

Frage 8.22: Lösung D

Siehe Kommentare 8.20 und 8.21.

Beim Harnleiterstein strahlen die Schmerzen oft in Hoden, Vulva oder Skrotum aus.
Bei einem Drittel der Patienten kommt es zur **Hämaturie.**
Eine Anurie kann nur bei beidseitigem Verschluß der Ureteren auftreten.

Frage 8.23: Lösung E

Ein Stein aus der Niere muß die 3 physiologischen Engpässe überwinden:
1. den Abschnitt zwischen Nierenbecken und Harnleiter,
2. den Bereich der Kreuzung von Ureter und Iliakalgefäßen und
3. die Enge unmittelbar vor der Harnblase.

Ein Stein, der diese Engen passiert hat, bleibt normalerweise in der Harnröhre nicht mehr stecken.

Frage 8.24: Lösung C
Frage 8.25: Lösung B

Gemeinsamer Kommentar

Bei Steinlokalisation im intramuralen Teil des Harnleiters strahlt der Schmerz in das Genitale und zu den Oberschenkelinnenseiten aus, während bei höhersitzenden Steinen (hier oberes Harnleiterdrittel) der Schmerz mehr in den Rücken ausstrahlt. Die Schmerzausstrahlung wandert also mit dem Stein abwärts, sofern der Stein wanderungsfähig ist.

Frage 8.26: Lösung B

Ein Ureterstein führt oft zur reflektorischen Darmatonie durch Veränderung der Motorik des Gastrointestinaltraktes.
Eine Hämaturie ist nicht obligat, kann der Kolik aber auch vorausgehen.
Eine Anurie wird nicht oft beobachtet, da der Stein den Ureter meist nicht vollständig verlegt.
Fast immer finden sich vegetative Symptome wie Übelkeit oder Erbrechen.

Frage 8.27: Lösung C

Die einzelnen Steinarten haben ein unterschiedliches Absorptionsvermögen für Röntgenstrahlen.
Reine Harnsäuresteine geben **keinen** Schatten.
Zystinsteine sind leicht opak, Struvitsteine stärker schattengebende Gebilde.
Kalzium-Oxalat- und Kalzium-Phosphat-Steine sind **stark** schattengebend.

Frage 8.28: Lösung A

Bei Ureterkoliken kann es zum Subileus, sogar zum Vollbild des Ileus kommen, da bei Koliken starke viszeroviszerale Reflexe aktiviert werden können, die zu einer Darmatonie führen können.
Die Frage ist fast identisch mit Frage 8.20.

Frage 8.29: Lösung D

Nieren-Ureter-Koliken werden typischerweise durch wandernde Steine ausgelöst. Der Kolikschmerz tritt akut auf und endet ebenso plötzlich, meist nach Minuten. Der Schmerz ist stechend, unerträglich. Kolikschmerzen gehören zu den stärksten Schmerzen. Meist kommt es zu Begleiterscheinungen wie Übelkeit, Erbrechen, Schweißausbruch. Auch eine reflektorische Darmlähmung kann sich entwickeln.

Frage 8.30: Lösung C

Uretersteine stammen aus der Niere und müssen auf ihrer Wanderung die 3 physiologischen Engen in der Reihenfolge (1), (3) und (5) überwinden. Sind sie zu groß, bleiben sie stecken. Mit der Zeiss-Schlinge kann der Stein evtl. gezogen werden, wenn er tief genug liegt. Ansonsten muß operiert werden, wenn der Stein sich nicht mehr rührt.
Moderne Verfahren sind die ESWL: **E**xtrakorporale **S**toß-**W**ellen-**L**ithotrypsie oder energiereiche Ultraschallbehandlung, um den Stein nach Lokalisation zu ‚beschießen', bis er zerbröckelt und via naturalis abgeht.

F 85

Frage 8.31: Lösung A

Da der Harnleiterstein hochsitzend ist und obstruiert und sich eine Urosepsis anbahnt (gemeint sind wahrscheinlich Leukozytose und/oder Temperaturanstieg) muß die Patientin in jedem Fall stationär aufgenommen werden oder bleiben.
Zu (A)
Unter antibiotischer Abschirmung kann der Stein operativ entfernt werden, wenn er eingeklemmt bleibt. Zur Entlastung der gestauten Niere kann diese mit einem Punktionsbesteck unter sonographischer Kontrolle punktiert werden und der Urin nach außen über ein kleines Plastikschläuchlein abgeleitet werden. Die Methode heißt perkutane Nephrostomie. Nicht selten entleert sich bei einer solchen Nierenpunktion bereits eitriger Urin, obwohl die Klinik des Patienten dies noch nicht vermuten ließ. Daher ist das
Zu (B)
Abwarten unter Antibiotikaschutz lebensgefährlich, weil man nicht davon ausgehen kann, daß der Erreger auf das Antibiotikum anspricht. Diese Situation gehört mit zu den unangenehmsten, in die ein verantwortungsbewußter Arzt geraten kann. Wenn der Infekt generalisiert (Urosepsis), gerät der Patient schnell in den Schock.
Zu (C)
Benzbromaron ist ein Urikosurikum. Bei einem Harnsäurestein ist Allopurinol vorzuziehen. Über die Steinart liegen hier keine Angaben vor.
Zu (D)
Eine Schlingenextraktion empfiehlt sich nur bei tiefer sitzenden Harnleitersteinen. Je höher der Stein sitzt, um so eher ist mit Komplikationen beim Schlingenversuch zu rechnen, z. B. Perforation des Harnleiters. Außerdem sinken die Erfolgsaussichten.
Zu (E)
Die Litholyse, also die chemische Auflösung des Steines, gelingt sehr gut beim Harnsäurestein. So kann z. B. durch Gabe von Uralyt-U® auch ein größeres Harnsäurekonkrement aufgelöst werden.

8.5 Blasenstein

Normalerweise kann ein Stein, wenn er den Ureter passiert hat, auch weiter durch die Harnröhre abgehen. Bei Blasenentleerungsstörungen wie z. B. beim Prostataadenom kann der Stein jedoch auch in der Blase verbleiben und weiter wachsen. Es kommt auch zur Neuentstehung von Blasensteinen bei Blasenentzündung oder Abflußstörung.
Große Blasensteine können relativ symptomlos bleiben.
Symptome sind **Dysurie, Pollakisurie.** Typisch ist die intermittierende **Unterbrechung des Harnstrahles** beim Wasserlassen durch den Stein, der das Orificium urethrae internum verlegt, ggf. begleitet durch Schmerzen im Penis.
Die rektale Untersuchung ergibt eine vergrößerte Prostata.
Oft liegt Restharn vor, der reich an Bakterien ist. Hämaturie und Leukozyturie sind oft nachweisbar.
Die Diagnose läßt sich radiologisch oder sonographisch sichern, ebenfalls zystoskopisch.
Ein Blasentumor muß ausgeschlossen werden.
Die Therapie kann durch zystoskopische Steinentfernung erfolgen oder durch Steinzertrümmerung. Auch die Operation bei großen Blasensteinen kann durchgeführt werden.

Frage 8.32: Lösung E

Pollakisurie heißt häufiges Wasserlassen, wobei die Einzelportion klein sein kann.
Imperativer Harndrang bedeutet nicht unterdrückbares Gefühl, Wasser lassen zu müssen.
Eine Hämaturie kommt häufig vor.
Unterbauchschmerzen können fälschlicherweise auf den Magen-Darm-Trakt hinweisen.
Die intermittierende Miktion läßt sich durch die Einklemmung des Steins erklären.

Frage 8.33: Lösung D

Kleine Steine kann man zystoskopisch entfernen. Größere Steine können mittels Lithotripsie zerkleinert werden. Bei großen Steinen, die sich nicht zerkleinern lassen, wird z.B. von einem Pfannenstielquerschnitt aus die Blase eröffnet und der Stein entfernt. Hierbei kann meist auch gleichzeitig ein Abflußhindernis mitbeseitigt werden.

9 Verletzungen

9.1 Verletzungsarten

9.2 Symptomatik

Es geht um Verletzungen der Niere, der Harnleiter, der Blase und der Harnröhre.
Im Vordergrund steht das **Nierentrauma,** ggf. mit Ruptur der Niere oder der Nierenstielabriß sowie die **Beckenringfraktur** mit **Blasen-** oder **Harnröhrenverletzung. Harnleitertraumen** sind selten.
Die Niere wird nach stumpfem Trauma meist nur oberflächlich verletzt, es kann jedoch auch zur Ruptur kommen. Stärkere Verletzungen sind die Fragmentierung der Niere und der Nierenstielabriß.
Meist liegt bei Nierenverletzungen eine **Makro- oder Mikrohämaturie** vor. Wichtig ist, daß bei Nierenstielabriß die Hämaturie fehlt.
Die Blutung nach Nierenruptur kann als **zunehmendes Hämatom** im Nierenlager getastet werden. Mit Hilfe der Sonographie oder durch CT kann der Austritt von Blut allerdings schneller und leichter nachgewiesen werden. Nierentraumen sind **schmerzhaft.** Bei stärkerem Blutverlust Schocksymptomatik.
Wenn nach Traumen mit Beckenringfraktur keine Miktion erfolgt, soll an eine Blasen- oder Harnröhrenverletzung gedacht werden. Auch Blut im Urin spricht bei entsprechender Anamnese (Trauma) für Verletzung. Blutabgang aus der Harnröhre spricht für Verletzung der vorderen Harnröhre.

Frage 9.1: Lösung E

Blutungen aus der Harnröhre sind ein Zeichen der Verletzung der vorderen Harnröhre im Bereich der Pars pendulans.
Eine Harnleiterverletzung führt zu kolikartigen Schmerzen, selten Hämaturie.
Eine Ruptur der Corpora cavernosa führt zu einem Penishämatom.
Bei Blasenruptur kommt es zu blutigem Urin, bei einer Nierenverletzung zu einer Hämaturie (nicht gleichzusetzen mit Blutung).

Frage 9.2: Lösung B

80% der Nierentraumen weisen das Symptom **Hämaturie** auf. Das Ausmaß der Hämaturie kann mit der Schwere des Nierentraumas korrelieren. Besteht jedoch ein **subkapsuläres Hämatom** ohne Einbruch in das Nierenkelchsystem, oder kommt es zur **Verlegung des Harnleiters** durch Blutkoagula, **fehlt** die **Hämaturie.** Nachweis durch Sonographie oder CT.
Bei einem **Nierenstielabriß** kommt es zu einer massiven Blutung in den Retroperitonealraum, die Niere wird nicht mehr durchblutet, es tritt **keine Hämaturie** auf und die Niere bleibt urographisch stumm.
Die häufigsten Nierenverletzungen sind Kontusionen der Nieren mit oberflächlichen Verletzungen des Nierenparenchyms ohne Mitbeteiligung des Nierenkelchsystems.
Durch Sonographie oder CT wird der Verlauf kontrolliert.

Frage 9.3: Lösung A

Die Mehrzahl der Nierenverletzungen geht einher mit Hämaturie. Diese fehlt jedoch bei Verlegung des Ureters oder bei Nierenstielabriß (siehe Kommentar 9.2).
Die Niere kann wie die Milz zweizeitig rupturieren.
Die Schmerzen in der Nierengegend und ein retroperitoneales Hämatom sind richtungsweisend (Sonographie, CT).

Frage 9.4: Lösung B

Bei der vorderen Beckenringfraktur kommt es relativ häufig zur Mitverletzung der Harnröhre und/oder der Blase. Harnröhrenrupturen (Abrisse) sind ansonsten selten. Die stumpfe direkte Gewalteinwirkung am Damm kann die Harnröhre gegen das Os pubis quetschen, so daß auch eine meist unvollständige Ruptur resultieren kann (Straddle-Trauma). Auch iatrogen kann bei Katheterisierungsversuch eine Via falsa entstehen, desweiteren bei Pfählungstrauma.

F 84
Frage 9.5: Lösung E

Zu (1)
Bei Schwellung in der Flankenregion beim polytraumatisierten Patienten ist an eine **Blutung nach Nierenruptur** zu denken.
Zu (2)
Bei bekannter Beckenringfraktur muß mit **Verletzungen der Blase oder Harnröhre** gerechnet werden.
Zu (3)
Die stumpfe direkte Gewalteinwirkung am Damm kann die Harnröhre gegen das Os pubis quetschen, meist kommt es zur unvollständigen Ruptur der Harnröhre.
Zu (4)
Die Hämaturie kann durch Verletzungen im gesamten Urogenitaltrakt, angefangen in der Niere, entstehen.
Bei polytraumatisierten Patienten muß also der Urologe hinzugezogen werden, da häufig Verletzungen des Urogenitaltraktes vorliegen.

H 84
Frage 9.6: Lösung E

Bei der **intraperitonealen** Blasenruptur kommt es zum Austritt des Urins **in den Peritonealraum.**
Die Blase rupturiert am Blasendach; häufig war die Blase vorher z. B. durch Alkoholkonsum gefüllt. Der Nachweis der Ruptur gelingt im Urogramm: Kontrastmittelaustritt.
In jedem Fall muß die Blasenruptur operativ versorgt werden. Die intraperitoneale Blasenruptur erfordert zusätzlich die Versorgung des Peritoneums.

F 85
Frage 9.7: Lösung D

Mit Diaphragma ist hier das Diaphragma urogenitale gemeint. Infradiaphragmal heißt also extrapelvin. Meist handelt es sich hierbei um direkte und stumpfe Verletzungen vom Typ des „straddle-Traumas".
Zu (1)
Vergleicht bitte hierzu die Frage **9.1:** eine Blutung aus der Harnröhre läßt am ehesten auf eine vordere (extrapelvine) Harnröhrenverletzung schließen.
Zu (2)
Die Aussage trifft für supradiaphragmale (intrapelvine) Verletzungen zu, nicht aber für infradiaphragmale (extrapelvine).
Zu (3)
Durch Verletzung des Corpus cavernosum entsteht das Hämatom in der Dammregion.
Zu (4)
Skrotal- und Penishämatom erklären sich aus der Lokalisation der Harnröhrenverletzung.

H 85

Frage 9.8: Lösung E

Zu (1) und (2)
Bei Beckenfraktur liegt eine Blasen- oder Harnröhrenverletzung nahe. Umgekehrt findet sich eine Blasenruptur oft bei Beckenfraktur.
Bei intraperitonealer Blasenruptur ist außer dem Blasendach auch das darüberliegende Peritoneum rupturiert.
Es gibt auch kombinierte Verletzungen, bei denen der Urin sowohl ins Peritoneum als auch in das kleine Becken ausfließt.
Zu (3) und (4)
Wenn die Harnröhre im Bereich des kleinen Beckens abreißt, kommt es zur Verlagerung der Prostata und Harnblase.

F 86

Frage 9.9: Lösung B

Die Ureteren sind als retroperitoneal gelegenes Hohlorgan recht gut gegen Traumen geschützt. So kommt es nur selten zu Harnleitertraumen. Durch urologische Manipulationen wie z. B. Ureterenkatheter kann der Harnleiter durchaus verletzt werden.
Zu (A), (C) und (E)
Nieren, Harnblase (besonders in gefülltem Zustand) und Harnröhre können eher in Mitleidenschaft gezogen werden.
Im Vordergrund steht das Nierentrauma.
Nach Traumen mit Beckenringfraktur können die Blase und die Harnröhre mitbetroffen sein.
Zu (D)
Die Milz kann wie die Niere zweizeitig rupturieren.

9.3 Diagnostik

Bei **Verdacht auf Nierentrauma** wird der Urin auf Makro- oder Mikrohämaturie untersucht. Umgehend soll eine Leeraufnahme und ein **Urogramm** angefertigt werden. So kann das gesamte Hohlraumsystem beurteilt werden.
Beim Nierentrauma kann es durch Hämatom zur Verlagerung der Niere kommen, bei Ruptur zu Kontrastmittelaustritt. Zur Beurteilung von Gefäßverletzungen eignet sich das **Angiogramm,** es ist auch zum Nachweis eines Nierenstielabrisses erforderlich. Auch die **Sonographie** zeigt Form, Lage, Größe und Integrität der Niere, ein Hämatom oder Flüssigkeitsaustritt kann ebenfalls erkannt werden.
Bei **Blasenverletzungen** wird ebenfalls die Urographie eingesetzt. Die **retrograde Zystographie** eignet sich zum Nachweis von Blasen- und Harnröhrenverletzungen. Zu beachten ist, daß die Zystoskopie oder Katheterisierung aus einer inkompletten Harnröhrenverletzung eine vollständige Durchtrennung machen kann, also kontraindiziert ist, wenn der Verdacht einer Harnröhrenverletzung besteht.

Frage 9.10: Lösung C

Bei einer Beckenfraktur ist an eine Verletzung der Blase oder der Harnröhre zu denken. Mit der retrograden Urethrozystographie läßt sich ein Kontrastmittelaustritt leicht erkennen. Die Methode ist wenig belastend.
Es soll vorher nicht versucht werden zu katheterisieren (**Cave!** Gefahr des vollständigen Harnröhrenabrisses), jedoch kann der Nachweis einer Blasen- oder Harnröhrenverletzung ggf. auch mit dem prograden Infusionsurogramm erbracht werden, vorausgesetzt, die Niere ist funktionsfähig.

Frage 9.11: Lösung E

Beim Nierenstielabriß fehlt die Hämaturie, außerdem läßt sich die Niere urographisch nicht darstellen, da die Niere nicht mehr mit Blut versorgt wird und damit nicht vom Kontrastmittel erreicht wird (siehe Kommentar 9.2).

Frage 9.12: Lösung A

Siehe Kommentar 9.11.

Frage 9.13: Lösung A

Bei einem Beckentrauma kann es zu einer Blasen- oder Harnröhrenruptur (selten) kommen.
Der Nachweis einer Ruptur läßt sich durch den Kontrastmittelaustritt im Zysto- oder **Ausscheidungsurogramm** sichern (siehe Kommentar 9.10).

Frage 9.14: Lösung E

Die Niere ist beim stumpfen Bauchtrauma nach der Milz das am häufigsten verletzte Organ. Die urographisch stumme Niere mit fehlender Hämaturie ist immer verdächtig auf einen **vollständigen Nierenstielabriß,** da bei einem Nierenstielabriß die Blutversorgung der Niere wegfällt und somit kein Kontrastmittel in die Niere gelangt.
Bei dieser früher eindeutigen alten Frage (siehe Frage 9.12) sind inzwischen Ungenauigkeiten eingebaut worden, so daß eine klare Antwort nicht mehr möglich ist.
Eine Nierenstiel**verletzung** ist **kein** völliger Abriß! Bei totaler Zertrümmerung der Niere kann wegen völligem Ausfall der Nierensekretion die Hämaturie fehlen (Alken, C.E.). Eine stumme Niere bei Nierentrauma hat zu 35% eine Zertrümmerung der Niere und zu 7% einen Nierenstielabriß als Ursache.
Trotz dieser ungenauen Frage sollte man weiterhin bei der Konstellation stumme Niere – fehlende Hämaturie den **Nierenstielabriß** (-verletzung) ankreuzen.

H 85

Frage 9.15: Lösung A

Zu (1)
Die Sonographie eignet sich hervorragend zur Abklärung von Nierenläsionen. Hämatome, Extravasate, aber auch eine von Form, Größe, Lage und Abgrenzung normale Niere sind zu erkennen. Wesentlicher Vorteil der Sonographie gegenüber der Infusions- bzw. Ausscheidungsurographie:
- kein Kontrastmittel erforderlich
- keine Allergiegefahr
- keine Zeitverzögerung
- keine Abhängigkeit vom Allgemeinzustand des Patienten
- hohe Mobilität des Gerätes

Zu (2)
Durch das Infusionsurogramm stellt sich im Normalfall zuerst das Nierenparenchym, dann das Nierenbeckenkelchsystem, danach die Ureteren, Blase usw. dar.
Störungen des Kontrastmitteltransportes oder Kontrastmittel-Austritt können so erkannt werden.
Zu (3)
Die retrograde Pyelographie ist keine Routinemethode. Sie ist aufwendig und wird erst angewandt, wenn das normale (prograde) Urogramm nicht ausreicht.
Zu (4)
Die Urethrozystoskopie dient nicht der Abklärung von Verletzungen im Bereich von Niere und Harnleiter. Sie dient der Untersuchung von Harnröhre(nschleimhaut), urethralem Anteil der Prostata sowie der Harnblase einschließlich der Ureterostien, die in die Blase münden.
Die Urethrozystoskopie soll bei Verdacht auf Harnröhrenläsionen nicht primär durchgeführt werden, da z.B. bei einem inkompletten Harnröhrenabriß sich der Schaden eher vergrößert. Besser wird hier zuerst ein Urethrogramm angefertigt.

9.5 Komplikationen

Frage 9.16: Lösung B

Besonders nach Nierenruptur können die angegebenen Spätkomplikationen entstehen.
Um eine entstehende Hypertonie zu erkennen, muß der Blutdruck in regelmäßigen Abständen gemessen werden (Reninausschüttung nach Ischämie/Nekrose).
Eine Hydronephrose kann sich im Anschluß einer Fibrosierung/Stenosierung seitens des Harnleiters ausbilden (Nachweis im Urogramm).

Frage 9.17: Lösung E

Die Spätkomplikationen betreffen in erster Linie nichtoperativ versorgte Nierentraumen mit Ruptur des Parenchyms.
Infolge ischämischer Infarzierung des Nierenparenchyms sowie nach subkapsulärem Hämatom entwickelt sich häufig eine **Hypertonie,** außerdem können sich eine Schrumpfniere sowie abgekapselte perirenale Prozesse (pseudozystisches **Harnextravasat,** Hämatom) entwickeln.

Frage 9.18: Lösung D

Bei Unfalltraumen der Beckenregion ist häufig die hintere Harnröhre mit einbezogen, weil die Pars diaphragmatica des Penis im Schambeinwinkel bindegewebig fixiert ist und keine Ausweichmöglichkeit hat. Häufigste Spätkomplikation ist daher die Harnröhrenstriktur (20–50%).

Frage 9.19: Lösung D

Nach Verletzungen der Harnröhre kommt es häufig zu Strikturen.
Zu (1)
Zur Diagnostik eignet sich z. B. die Urethrographie: Kontrastmittel wird durch die äußere Harnröhrenöffnung (retrograd) in die Harnröhre instilliert. Auch andere Harnröhrenveränderungen können so dargestellt werden.
Zu (2)
Eine vorsichtige Aufbougierung kann versucht werden. Führt diese nicht zum Erfolg, so kann die operative Korrektur Abhilfe schaffen gegen die Obstruktion der ableitenden Harnwege.
Zu (3)
Die Kortisontherapie ist nicht angezeigt.

F 84
Frage 9.20: Lösung E

Alle Aussagen 1–4 können zu einer Harnröhrenstriktur führen.
Zu (1)
Die Harnröhrenstriktur stellt die häufigste Komplikation von Urethraverletzungen dar; auch beim
Zu (3)
Katheterisieren oder bei einer
Zu (4)
trans**u**rethralen Elektro**r**esektion der **P**rostata = TURP kann es nach Verletzung zur Striktur kommen.
Zu (2)
Die Urethritis gonorrhoica macht ca. ein Drittel der in der Klinik vorgestellten Harnröhrenentzündungen aus. Auch hier kann es durch Bildung von Narbenersatzgewebe zu Verengerungen kommen. Bekannt ist die Verlegung der Tuben bei Frauen mit nicht adäquat behandelter Gonorrhoe.
Harnröhrenstrikturen können und sollen behandelt werden.
Das **Urethrotom,** ein transurethral einzuführendes Instrument mit einem kleinen Messerchen, eignet sich dazu.

10 Nebenniere

10.1 Operable Erkrankungen

Es geht um das **Cushing-Syndrom,** das **Conn-Syndrom** und das **Phäochromozytom,** also Überschußerkrankungen.
Der **Cushing** kann durch **NNR-Adenom** oder -Karzinom entstehen oder hypophysär oder durch ektope Hormonproduktion, z. B. beim Bronchialkarzinom.

NNR-Adenom: Die Nebenniere ist meist einseitig vergrößert,
der Kortisolspiegel ist in Serum und Urin erhöht,
der ACTH-Spiegel ist daher herabgesetzt (negatives Feedback),
die ACTH-Stimulation ist positiv, d. h. bei ACTH-Gabe steigt der Kortisolspiegel,
der Dexamethason-Test ist negativ (bei Gesunden und beim hypothalamisch-hypophysären Cushing-Syndrom wird durch Dexamethason die ACTH-Ausschüttung blockiert: Hemmtest positiv).

Conn-Syndrom: entspricht dem primären Hyperaldosteronismus,
Natrium im Serum erhöht, RR erhöht, aber Renin niedrig,
Kalium im Serum erniedrigt,
Wasserstoffionen ebenfalls erniedrigt = metabolische Alkalose.

Phäochromozytom: hier ist das Nebennieren**mark** betroffen,
erhöhte Katecholamine mit RR-Anstieg, Anstieg der Herzfrequenz,
der Phentolamintest (Regitin®) ist positiv, d. h. bei Gabe des Alphablockers sinkt der Blutdruck,
die **V**anillin**m**andel**s**äureausscheidung ist erhöht.

Die Therapie der genannten Nebennierenüberfunktionen besteht in ein- oder beidseitiger Nebennierenentfernung.
Beim sekundären Cushing, der hypophysär bedingt ist, wird die Hypophyse bestrahlt.

Frage 10.1: Lösung C

Der Lysin-Vasopressin-Test dient zur Unterscheidung, ob eine hypothalamisch-hypophysäre oder eine adrenale Störung die Ursache für einen erhöhten oder erniedrigten Plasmakortisolspiegel ist. Der Test prüft die adrenokortikotrope Partialfunktion des HVL durch Messung des ACTH-Spiegels im Blut.
Aufgrund des erhöhten Kortisolspiegels beim NNR-Adenom ist der HVL supprimiert und die ACTH-Sezernierung erniedrigt.
Bei zusätzlicher Androgenproduktion kommt es zur sekundären Amenorrhöe.
Siehe auch GK3 Innere Medizin, Endokrine Organe.

Frage 10.2: Lösung E

Mit Hilfe der Aortographie und der selektiven Nebennierenarteriographie kann aufgrund der Gefäßzeichnung des Tumors (arteriovenöse Shunts als Malignitätszeichen) zwischen einem Adenom und einem Karzinom unterschieden werden.
Szintigraphie, Computertomographie und Sonographie können einen raumfordernden Prozeß im Bereich der Nebenniere darstellen.

Frage 10.3: Lösung A

Beim Cushing-Syndrom zentraler Ursache ist der CRF (Corticotropin **R**eleasing **F**actor) erhöht. Dies führt zu vermehrter ACTH-Ausschüttung des HVL und damit zu beidseitiger NNR-Hypertrophie: Kortisol bzw. seine Abbauprodukte werden nicht nur vermehrt ausgeschieden, sondern haben auch keine negative Feedbackwirkung mehr (im Gegensatz zum Normalfall).
Die zirkadiane Rhythmik ist aufgehoben.
Die Unterdrückung der Freisetzung von ACTH wird wegen ihrer starken Wirkung mit Glukokortikoiden, im Dexamethasonsuppressionstest, durchgeführt.

H 84

Frage 10.4: Lösung A

Beim Phäochromozytom werden die Katecholamine Adrenalin und Noradrenalin vermehrt ausgeschüttet. Daraus erklären sich die Angaben zu (B) bis (E).
Durch die Blutdruckkrisen können pektanginöse Beschwerden bis zum Herzinfarkt oder auch zum Apoplex ausgelöst werden.
Unruhezustände, Schwindel, Übelkeit sind möglich. Differentialdiagnostisch sind Hypo- und Hyperglykämie, Thyreotoxikose oder paroxysmale supraventrikuläre Tachykardie, auch das WPW-Syndrom zu erwägen.
Zum Nachweis dient die erhöhte Vanillinmandelsäureausscheidung im Urin oder der erhöhte Katecholaminspiegel im Nebennierenvenenblut.
Sonographie, Urographie und Angiographie sowie CT können zur Lokalisation eingesetzt werden. Das CT hat das zur Zeit beste Auflösungsvermögen.
Zu (A)
Die Plethora gehört zum Krankheitsbild der Polyzythämia vera: Rotfärbung von Haut und Schleimhäuten.

H 84

Frage 10.5: Lösung B

Beim primären Hyperaldosteronismus kommt es zu
Zu (A)
Hypernatriämie, daraus resultiert erhöhter Blutdruck und z. T.
Zu (C)
Kopfschmerzen.
Weiterhin kommt es zu Hypokaliämie und durch den Austausch K^+ gegen H^+ zu metabolischer Alkalose.
Zu (D)
Die Muskelschwäche läßt sich durch die Elektrolytverschiebung erklären, besonders schwer wiegt der Kaliumverlust.
Zu (E)
Durst entsteht durch die Hypernatriämie.
Zu (B)
Striae rubrae distensae gehören zum Morbus Cushing.
Merke: Beim primären Hyperaldosteronismus ist der Reninspiegel vermindert.:

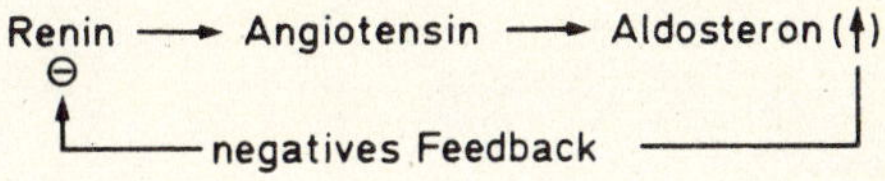

Wird die Aldosteronkonzentration erhöht, sinkt der Reninspiegel.
Beim sekundären Aldosteronismus liegt der Auslöser beim erhöhten Renin durch ein renales Geschehen:

Renin (↑) ⟶ Angiotensin ⟶ Aldosteron (↑)

H 84

Frage 10.6: Lösung E

Alle Angaben können Ursache eines Hypertonus sein **und** können durch operative Maßnahmen beseitigt werden. Bei allen Angaben wird der Hypertonus bereits durch eine **einseitige** Erkrankung verursacht.
Zu (1)
Die einseitige pyelonephritische Schrumpfniere kommt recht häufig vor.
Zu (4)
Achtung: besonders bei jüngeren Patienten mit Hypertonus oder bei relativ plötzlich aufgetretenem Hypertonus an den renalen („urologischen") Hypertonus denken: Erhöhung des diastolischen RR: eher ein „Gruß" von der Niere! Die Operation ist hier der konservativen medikamentösen Behandlung vorzuziehen.
Zu (2)
Conn-Syndrom: primärer Hyperaldosteronismus durch Nebennierenrinden-Tumor.
Therapie: Adrenalektomie; vgl. bitte auch Frage 10.5.
Zu (3)
Das Phäochromozytom ist ein katecholaminproduzierender Tumor des Nebennierenmarkes.
Therapie: Adrenalektomie; vgl. bitte auch Frage 10.4.

11 Fertilitätsstörungen, Sterilisierung

11.1 Fertilitätsstörungen

Normospermie bedeutet:
Aussehen normal bei mindestens 70% der Spermien
Beweglichkeit normal bei mindestens 80% der Spermien
Fruktosegehalt mehr als 1,2 mg/ml (Energieträger)
Gesamtmenge des Ejakulates 2–6 ml
pH des Ejakulates 7–8
Zahl der Spermien 40 Millionen/ml, insgesamt 120 Millionen im Ejakulat.
Pathologisches Spermiogramm:
Aspermie bedeutet, daß kein Sperma produziert wird,
Azoospermie heißt, daß keine Spermatozyten im Ejakulat sind,
Oligozoospermie: weniger als 40 Millionen Spermien/ml.
Meist liegt bei Infertilität des Mannes eine Reifungsstörung der Spermien in den Tubuli seminiferi vor. Besonders zu erwähnen ist die **Mumpsorchitis,** die zur Infertilität führen kann. Weitere Faktoren sind FSH- und Testosteronmangel, veränderte anatomische Verhältnisse der samenableitenden Wege (z. B. nach Entzündungen wie Epididymitis) sowie die Varikozele und der Maldeszensus. Auch Antikörper gegen Spermien bei Mann oder Frau können die Ursache einer Infertilität sein.
Die Diagnostik umfaßt außer Status und Anamnese insbesondere die Untersuchung des Ejakulates und die Hodenbiopsie.
Die Therapie kann medikamentös mit Hormonpräparaten versucht werden, z. B. mit Androgenen, FSH, HCG, Clomiphen (stimuliert FSH- und LH-Ausschüttung), bei Hyperprolaktinämie hat sich der Prolaktinhemmer Bromocriptin (Pravidel®) bewährt.
Anatomische Veränderungen müssen operativ korrigiert werden.

Frage 11.1: Lösung E

Der diagnostische Weg zur Klärung der männlichen Infertilität hat folgenden Ablauf:
1. Anamnese (Vita sexualis, Infektionskrankheiten, Lebererkrankungen, Nikotin, Alkohol etc.).
2. Körperliche Untersuchung des Genitale.
3. Untersuchung des Ejakulats (Volumen, pH, Anzahl, Motilität und Morphe der Spermien, **Fruktosegehalt**).
4. **Hodenbiopsie** (Ausmaß der Spermiogenese, Beschaffenheit der Leydig-Zellen).
5. Hormonanalyse (Plasmatestosteron, Prolaktin).
6. Vesikulographie (**röntgenologische** Darstellung der Samenwege).
7. Chromosomenanalyse (Klinefelter-Syndrom).

Frage 11.2: Lösung B

Die Varikozele ist ein erweitertes Venengeflecht im Skrotum aufgrund von insuffizienten Klappen der V. testicularis. Meist ist die Varikozele linksseitig, sie führt zu Oligospermie und **Infertilität.**

Frage 11.3: Lösung B

Ursache einer Infertilität kann eine **Varikozele,** eine **Leydig-Zellinsuffizienz** oder ein meist entzündlicher **Verschluß der ableitenden Harnwege** sein (Sperma wird produziert, das Ejakulat enthält nur Begleitsekrete).
Bei einer **Oligospermie** (weniger als 40×10^6 Spermien/ml) besteht eine Infertilität.
Unter **Hydrozele** versteht man eine Flüssigkeitsansammlung innerhalb der Tunica vaginalis propria. Die idiopathische Hydrozele kann gewaltige Ausmaße annehmen, scheint aber keine Hemmung der Spermiogenese zu verursachen.

Frage 11.4: Lösung D

Durch die Tubulusdegeneration erklärt sich die Sterilität. Meist findet sich im Karyogramm der Typ XXY, auch Varianten mit mehr X-Chromosomen, z. B. XXXXY. Bei 2 X-Chromosomen findet sich 1 Barr-Körper. Eine Gynäkomastie ist häufig anzutreffen. Die Hoden bleiben klein.

Frage 11.5: Lösung E

Beim primären Hypogonadismus liegt der Schaden in den Testes, die Testosteronproduktion ist vermindert. Daraus leiten sich die klinischen Symptome ab. Da es sich hier um eine angeborene oder präpubertär erworbene Form handelt, sind Libido und Potenz ohnehin nicht ausgeprägt.

Frage 11.6: Lösung B

Während Aspermie das Fehlen von Sperma bedeutet, versteht man unter Azoospermie das Fehlen von Spermatozoen (reife, befruchtungsfähige Spermien) im Sperma.
Oligozoospermie bedeutet, daß weniger als 40 Millionen Spermien/ml Sperma vorhanden sind.
Von Polyzoospermie spricht man, wenn mehr als 240 Millionen Spermien/ml Sperma enthalten sind.

Frage 11.7: Lösung E

Bei der Epididymitis kann der Nebenhodengang verkleben. Das Sperma kann somit nicht mehr passieren.
Die Leydig-Zellinsuffizienz führt zu verminderter Testosteronproduktion.
Bei Oligospermie ist die Anzahl der Spermien reduziert (s. o.).
Durch die Varikozele steigt die Temperatur des Hodens, was die Spermiogenese unterdrückt.

Frage 11.8: Lösung D

Die idiopathische Varikozele tritt in 90% der Fälle **linksseitig** auf.
Ursache ist die rechtwinklige Mündung der linken V. testicularis in die linke V. renalis, wo sich Klappeninsuffizienzen ausbilden.
Infolge der Hyperthermie (venöse Hyperämie) und der Hypoxie wird die **Spermiogenese** beeinträchtigt.
Der Begriff Oligoasthenospermie besagt:
Anzahl der Spermien unter 40×10^6/ml mit herabgesetzter Motilität unter 60%.
Ursache einer **symptomatischen** Varikozele ist z. B. ein Nierentumor. Der entstehende Tumorthrombus führt zu einer Behinderung des Blutabflusses in der V. testicularis.

F 84

Frage 11.9: Lösung E

Bei allen Angaben kann es zu Fertilitätsstörungen kommen. Es handelt sich zwar nicht um eine alte Frage, sie entstand aber einfach durch Zusammenziehen von alten Fragen.
Zu (1)
Die Varikozele stellt ein erweitertes **Venengeflecht** im Skrotum dar, entstanden durch insuffiziente Venenklappen der V. testicularis. Durch die permanente Überwärmung kommt es zunächst zur Oligospermie, später zur Infertilität.
Zu (2)
Der nicht-deszendierte Hoden neigt nicht nur zu Infertilität, sondern auch zu maligner Entartung.
Zu (3)
Beim primären Hypogonadismus liegt der Schaden in den Hoden, die Testosteronproduktion ist vermindert trotz der Erhöhung des gonadotropen Hormones LH (ICSH)
Zu (4)
Die Mumpsorchitis ist eine gefürchtete Komplikation der Parotitis epidemica.

H 84

Frage 11.10: Lösung B

Normale Zeugungsfähigkeit liegt vor bei:
Zu (1)
mindestens 40 Millionen Spermatozoen/ml
Zu (3)
70% normalen Spermien
Zu (6)
60% gut beweglichen Spermien 2 h nach Masturbation.
Weitere Kriterien finden sich im Lerntext 11.

H 84

Frage 11.11: Lösung C

Die wirkungsvolle Sterilisierung (nicht gleich Kastration) besteht in
Zu (1)
Unterbindung und
Zu (2)
Resektion beider Samenleiter auf einer Strecke von ca. 2 cm. Die Methode gilt als zuverlässig und ungefährlich, eine spätere erwünschte Reversibilität (Kinderwunsch) erscheint jedoch fraglich.

F 85

Frage 11.12: Lösung C

Die Frage ist weitgehend identisch mit der Frage 11.1, bis auf
Zu (4)
die Bestimmung der Anzahl der reifen Spermatozoen (Spermien) ist sinnvoll, jedoch nicht in der Samenblase.
Einfacher und von Bedeutung ist die Untersuchung der Spermien im Ejakulat (vergleiche bitte Frage 11.10).
In den Samenblasen wird Fruktose und Sekret produziert.
Die Fruktose stellt den „Treibstoff" für die Spermien dar.

12 Urologische Erkrankungen im Kindesalter

12.1 Kongenitale Fehlbildungen

Der Urogenitaltrakt ist recht häufig von **Fehlbildungen** betroffen. Diese können unter Umständen leicht übersehen werden. Da es oft zum gestörten Urinabtransport mit **Infektneigung** kommt, können Nierenschäden die Folge sein.
Beispiele für kongenitale Fehlbildungen sind: Nierenmißbildungen, Ureterstenosen, ektop mündender Ureter, Megaureter, Ureterozele, Urethrastenosen, vesikorenaler Reflux, Epi- und Hypospadie.
Die klinischen Symptome sind **rezidivierende Fieberschübe,** abdominelle Schmerzen (DD akutes Abdomen), Dysurie, Leukozyturie, Übelkeit und Erbrechen.
Zur Diagnostik werden das Ausscheidungsurogramm und Zystoskopie sowie Urinuntersuchung auf Bakterien, Erythro- und Leukozyten eingesetzt etc. Die Therapie umfaßt Bekämpfung des Harnwegsinfekts und die operative Korrektur.

12.2 Blasenentleerungsstörungen

Die **Blasenentleerungsstörungen** entsprechen denen des Erwachsenen. Es kommen lediglich die durch Veränderungen am Rückenmark angeborenen Formen hinzu wie z. B. die Meningomyelozele. Alle Blasenentleerungsstörungen führen zur **Infektneigung** und Steinbildung. Oft liegt zusätzlich eine **Inkontinenz** vor, entweder bei Überlaufblase oder durch den Harnwegsinfekt.
Die Diagnose wird durch Urographie, Miktionszystourethrographie, Zystoskopie und Druckmessung erbracht.
Medikamentös werden Parasympathomimetika oder -lytika eingesetzt oder Myotonolytika wie z. B. Baclophen oder Alphasympatholytika.
Operiert werden können z. B. Blasenhalsstenosen und Harnröhrenklappen.

Frage 12.1: Lösung B

Ursache des doppelseitigen Megaureters ist meist eine in der Fetalzeit vorhandene Harnabflußstörung im Bereich der Harnröhre. Die Abflußstörung führt zu einer Stase der Urins mit höchster **Infektionsgefährdung.**
Durch die Obstruktion kommt es zur Druckerhöhung, die auf Dauer zur Nierenschädigung führt. Der dekompensierte Megaureter führt zu einem septischen Krankheitsbild.
Im weiteren chronischen Verlauf kommt es zu **Gedeihstörungen** der betroffenen Kinder, die dann über ständige **Leibschmerzen** klagen.
Als Endstadium findet sich eine irreversible chronische **Niereninsuffizienz** mit Urämie.

Frage 12.2: Lösung E

Man erkennt auf der Abbildung den unvollständigen Verschluß der Urethralrinne an der Dorsalseite des Penis.
Die Symphyse ist klaffend und nicht verschlossen.
Es handelt sich um das typische Bild einer operationsbedürftigen **Epispadie.**
Bei der häufigeren Hypospadie mündet die Urethra auf der ventralen Seite.

Frage 12.3: Lösung D

Die **Epispadie,** der unvollständige Verschluß der Urethralrinne, geht beim kompletten Typ, vor allem bei Mädchen, mit einer Sphinkterbeteiligung einher und führt zu einer **Totalinkontinenz.**

Frage 12.4: Lösung E

Viele Fehlbildungen im Urogenitalbereich können zu einer Harnstauungsniere führen. Ein aberrierendes Gefäß, das die ableitenden Harnwege abklemmt, wirkt ebenso obstruktiv wie die anderen angegebenen Ursachen. Die Ureterozele ist oft mit Doppelnieren vergesellschaftet.

Frage 12.5: Lösung C

Zu (A)
Harnröhrenklappen finden sich fast ausschließlich beim männlichen Geschlecht.
Zu (B)
Sie stellen die Ursache erheblicher Komplikationen dar: als **subvesikale Stenosierung** kommt es zur Urinstase mit hochgradiger Infektionsgefahr.
Zu (C)
Durch die Lage unterhalb der Harnblase können Harnröhrenklappen Ursache von beidseitigen Megaureteren sein.
Zu (D)
Harnröhrenklappen liegen typischerweise im **proximalen** Teil der Harnröhre.
Zu (E)
Harnröhrenklappen stellen beim Katheterisieren durch ihre Anordnung kein Hindernis dar. Durch Aufbougierung werden sie daher auch nicht beseitigt.
Die Behinderung tritt erst bei Miktion auf, weil der Urinfluß aus der Harnblase die Harnröhrenklappen (ähnlich wie Venenklappen) verlegt. Harnröhrenklappen können durch **t**rans**u**rethrale **R**esektion (TUR) elektrisch beseitigt werden.

Frage 12.6: Lösung D

Auf der Abbildung erkennt man eine Blasenekstrophie. Direkt unter der rötlichen Blase sieht man den verkürzten Penis mit einer angedeuteten Epispadie (nicht eindeutig zu erkennen, da der Penis nicht von oben fotografiert wurde). Unter dem Penis liegt die Vorhautschürze.
Die Blasenekstrophie ist mit einer Häufigkeit von 1 auf 10000 Geburten relativ wichtig. Sie geht mit Veränderungen im knöchernen Becken (offene Schamfuge) und im Rektumbereich einher.
Zu (A)
Eine **Hypo**spadie ist eine Harnröhrenspalte **unterhalb** der normalen Stelle (Gegenteil = Epispadie, vgl. Abb. 24 zu Frage 12.2).
Zu (B)
Eine Omphalozele ist ein Nabelschnurbruch.
Zu (C)
Eine Urachusfistel liegt vor, wenn der Urachusgang nicht obliteriert (vgl. Abb. Pschyrembel unter Vesikoumbilikalfistel).
Zu (E)
Eine Mazeration liegt nicht vor.

Frage 12.7: Lösung D

Unter den Hemmungsmißbildungen der Harnblase nimmt die Ekstrophie (vgl. Abb. 25) eine besondere Bedeutung ein, da sie nicht nur die häufigste (1:10000), sondern auch eine der schwerwiegendsten Veränderungen darstellt. Man spricht hier auch vom **Ekstrophie-Epispadie-Komplex,** da es sich um kombinierte Störungen mit unterschiedlichem Schweregrad handelt. Das Spektrum reicht von der leichtesten Form, der klaffenden Harnröhre bis zur Kloakenekstrophie, bei der zusätzlich zur Blasenekstrophie noch Darmmißbildungen vorliegen. Die Blasenekstrophie ist mit Epispadie (vgl. Abb. 25) kombiniert.

H 84

Frage 12.8: Lösung C

Die Frage läßt sich beantworten, wenn man
(3)
als richtig und
(5)
als falsch erkennt.
Unter Ureterozele versteht man einen „Harnleiterbruch" in die Harnblase. Die
Zu (3)
zystische Erweiterung des intravesikal gelegenen Harnleiteranteils (Ureterozele) läßt sich im Urogramm, mit Hilfe der Sonographie oder durch Zystoskopie erkennen.
Zu (4)
Die zystische Erweiterung kann also die Blasenkapazität einschränken.
Zu (2)
Wenn der „Harnleiterbruch" sehr ausgeprägt ist, kann es zum Prolaps kommen.
Zu (5)
Die Ureterozele wird operativ beseitigt: Der betroffene Ureterabschnitt wird reseziert, der Ureter dann mit der Blase anastomosiert.
Zu (1)
Aussage (1) ist falsch.
Die Ureterozele findet sich oft vergesellschaftet mit Doppelniere.

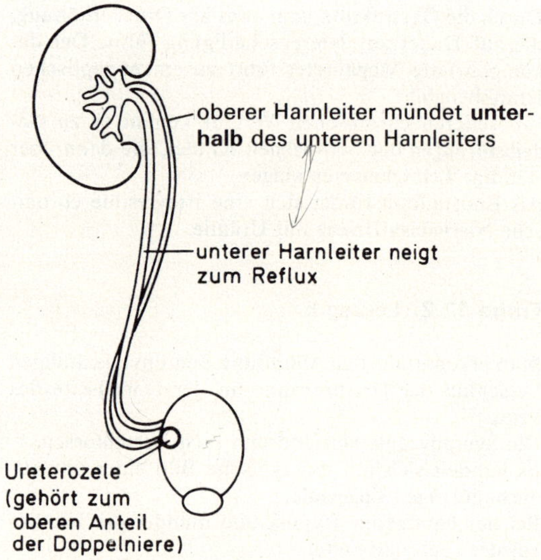

Das Meyer-Weigert-Gesetz

12.3 Vesikoureteraler Reflux

Normalerweise kommt es nur bei Säuglingen als Zeichen der Unreife zu einem **Reflux** von der Blase in die Ureteren, nicht jedoch bei Erwachsenen.
Symptome sind **rezidivierende, therapierefraktäre Harnwegsinfekte** bis zur Pyelonephritis und/oder Urosepsis.
Die Sonographie und das Ausscheidungsurogramm decken bereits eingetretene Nierenbeckenveränderungen auf, die Miktionszystographie zeigt den Reflux in die Ureteren.
Die Therapie besteht in Bekämpfung des Harnwegsinfektes und der Operation in Form der **Antirefluxoperation** durch Herstellen eines ausreichend langen intramuralen Harnleiterabschnittes.

Frage 12.9: Lösung D

Zum Nachweis eines Refluxes aus der Blase in den Ureter füllt man Kontrastmittel in die Blase und beobachtet während der Miktion, ob Kontrastmittel zurückfließt.

Frage 12.10: Lösung E

Der Harnwegsinfekt ist die typische Folge eines vesikoureteralen Refluxes. Der Infekt verläuft chronisch und therapieresistent, solange die zugrundeliegende Ursache nicht beseitigt wird.
Desweiteren kann es zu Pyelonephritis und Hydronephrose kommen.

F 84

Frage 12.11: Lösung B

Eine Frage vom vierten Tag, also aus der Allgemeinmedizin.
Zu (2)
Rezidivierende Harnwegsinfekte sollen grundsätzlich abgeklärt werden. Bei (Klein-)Kindern müssen angeborene Störungen ausgeschlossen werden.
An Untersuchungen sind Infusionsurogramm, (Miktions-)Zystourethrogramm, Zystoskopie sowie Urinuntersuchung erforderlich. Bei letzterer ist besonders zu beachten, daß Kinder höhere Leukozytenwerte haben als Erwachsene.
Wie im Lerntext 12.3 schon erwähnt, kann der vesikoureterale Reflux bis zu einem gewissen Alter noch toleriert werden. Der intramurale Anteil des Harnleiters, die Stelle, an der der Ureter in die Blase mündet, wächst in der Entwicklung des Kindes mit. Durch die Verlängerung des intramuralen Harnleiterabschnitts kommt es schließlich nicht mehr zum Reflux. Rezidivierende Infekte können diese empfindliche Stelle jedoch schädigen, der Reflux kann bestehen bleiben. Entwicklungsstörungen des Kindes sind die Folge.
Zu (3)
Die Nierenzyste, meist isoliert oder evtl. auch in der Mehrzahl, nicht jedoch generalisiert, findet sich mit zunehmendem Alter häufig bei Routineuntersuchungen, wie z. B. der Sonographie. Ihr ist kein pathologischer Stellenwert zuzuordnen, solange es nicht zu sekundären Verdrängungserscheinungen bei sehr großen Zysten kommt.
Zu (4)
Die Nephroptose findet sich nicht selten bei schlanken Patientinnen oder bei ehemals adipösen Personen, die erheblich an Gewicht verloren haben. Es kann zu Schmerzen kommen, die im Liegen wieder nachlassen.

12.4 Phimose

Da die Phimose bei Kleinkindern bzw. Säuglingen noch toleriert werden kann, solange es nicht zu einer Verlegung des Ostium urethrae kommt, genügt meist die konservative Behandlung. Eine allmähliche Beseitigung ist erforderlich, damit es zu keinen Verletzungen mit Infektion kommt.
Die Zirkumzision wird in der Bundesrepublik nicht routinemäßig durchgeführt und ist bei entsprechender Hygiene nicht erforderlich.

Frage 12.12: Lösung C

Normalerweise läßt sich die Vorhaut nach der Geburt nicht über die Glans penis zurückschieben.
Erst gegen Ende des 2. Lebensjahres sollte die Präputialverklebung bei Persistenz gelöst werden, da es sonst zu Balanitiden und Smegmaretention kommen kann.

Frage 12.13: Lösung A

Bei Neugeborenen ist die Verklebung von Vorhaut und Eichel ein physiologischer Zustand, der nicht beeinflußt werden sollte. Die Phimose schützt die empfindliche Haut der Glans vor der ätzenden Wirkung des Urins. Die Adhäsion löst sich später meist spontan.

Frage 12.14: Lösung E

Bei einer Phimose kommt es im Erwachsenenalter bei vernachlässigter Reinlichkeit zu Sekretstauungen und chronischen Balanitiden. Auf dem Boden der chronischen Entzündung kann sich ein **Peniskarzinom** entwickeln.

12.5 Lageanomalien des Hodens

Der bei Geburt deszendierte Hoden gilt als Reifezeichen. Der kryptorche Hoden birgt die Gefahr der **Infertilität** durch Keimschädigung durch die höhere Temperatur im Körperinneren. Weiterhin besteht bei Kryptorchismus ein höheres Risiko der malignen **Entartung.**
Lageanomalien sollen daher frühzeitig mit **HCG**-Gaben behandelt werden, bei mangelndem Erfolg soll bereits ab etwa dem 2. Lebensjahr operiert werden.

Frage 12.15: Lösung C

Da die Reifung des Hodenparenchyms ohne Ruhepause kontinuierlich verläuft und ein retinierter Hoden konstant der Thermoschädigung ausgesetzt ist, sollte man eine frühzeitige Operation im 2. Lebensjahr durchführen. Zuvor kann man eine **konservative Therapie** mit **HCG** versuchen, die in leichteren Fällen eine gute Erfolgsaussicht besitzt.

Frage 12.16: Lösung C

Die Lageanomalien des Hodens werden als Kryptorchismus bezeichnet.
Durch die höhere intraabdominelle Temperatur kommt es zur Thermoschädigung des Hodens, die, erfolgt eine erfolgreiche hormonelle oder operative Therapie nicht bis zum 5. Lebensjahr, zur **Infertilität** führt.
Durch die Thermoschäden können Chromosomenalterationen im Keimepithel auftreten, wodurch eine 30fach höhere **Malignisierungstendenz** besteht. Daher sollte auch in späteren Jahren eine operative Therapie bzw. Resektion erfolgen.

Frage 12.17: Lösung C

Aufgrund der höheren Temperatur im Körperinneren kommt es zu einer Schädigung des Keimepithels. Bereits im Alter von 2 Jahren finden sich histologische Veränderungen des Keimgewebes.
Findet die Orchidolyse mit Fixierung des Hodens im Hodensack (Orchidopexie) nicht innerhalb der ersten 5 Jahre statt, kommt es zur **Infertilität.**

Frage 12.18: Lösung D

Siehe Kommentar zu Frage 12.16.

Frage 12.19: Lösung E

Bei einem „jungen Säugling“ kann man noch einige Wochen auf den Descensus testis warten. Dann aber muß therapiert werden.
Besonders leichtere Deszensusstörungen werden oft erfolgreich mit HCG behandelt.
Bleibt die Hormonbehandlung erfolglos, wird ab dem 2. Lebensjahr operiert.

Frage 12.20: Lösung D

Die Behandlung des Maldeszensus im Alter von 8 Jahren erfolgte zu spät. Mit einer Einschränkung der Zeugungsfähigkeit muß gerechnet werden (Übererwärmung der Gonaden).
Die Ausübung des Geschlechtsverkehrs bleibt unbeeinflußt. Bei anamnestisch bekanntem Maldeszensus ist mit einem erhöhten Entartungsrisiko des betroffenen Hodens zu rechnen.
Die Frage entspricht der Frage 12.12.

Frage 12.21: Lösung C

Ein Maldeszensus soll etwa ab dem 3.–6. Monat mit HCG-Gaben behandelt werden.
Führt diese konservative Therapie nicht zum gewünschten Erfolg, wird ab dem 2. Lebensjahr die operative Behandlung angestrebt.

F 84

Frage 12.22: Lösung E

Der bzw. die Hoden sollten schon bei der Geburt in das Skrotum verlagert sein, der deszendierte Hoden gilt als Reifezeichen. Bei nicht deszendiertem Hoden steigt das Risiko der **Infertilität** und der malignen **Entartung.**
Lageanomalien des Hodens sollen daher rechtzeitig mit **HCG**-Gaben behandelt werden, bei mangelndem Erfolg wird bereits ab dem 2. Lebensjahr die operative Verlagerung des Hodens in das Skrotum empfohlen. Im kühleren Milieu außerhalb der Körperhöhle kommt es dann nicht zur Keimschädigung.

H 84

Frage 12.23: Lösung A

Der deszendierte Hoden gilt als Reifezeichen. Bei Maldeszensus drohen Infertilität und Hodenkarzinom!
Daher ist hier die Angabe „vor Abschluß des 2. Lebensjahres" richtig.

H 85

Frage 12.24: Lösung D

Im vorliegenden Fall besteht ein **Pendelhoden beidseits.** Die Hoden liegen also nicht ständig im Leistenkanal, sondern „pendeln" zwischen Leiste und Skrotum hin und her.
Als Therapie sollte nicht unbedingt gleich operiert werden, da **HCG**-Gaben meist den gewünschten Erfolg zeitigen.
Erst wenn die Hormonbehandlung versagt, wird **orchidopexiert.**

12.6 „Hodenschwellung"

Jede **Hodenschwellung** muß umgehend abgeklärt werden.
Im Kindesalter und bei Jugendlichen muß eine **Hodentorsion** ausgeschlossen werden. Die Hodentorsion ist meist so schmerzhaft, daß der Arzt frühzeitig aufgesucht wird.
Bei Hodentorsion muß innerhalb weniger Stunden operiert werden, um den Hoden vor der Nekrose zu retten.
Die Hodentorsion tritt plötzlich auf, oft sogar im Schlaf. Die Differentialdiagnose umfaßt Orchitis, Epididymitis, inkarzerierte Leistenhernie/akutes Abdomen.

Frage 12.25: Lösung A

Bei einer akuten Schwellung des Hodens ist an eine **Hodentorsion** zu denken. Eine Hodenschwellung nach einem Trauma kommt weniger häufig vor.
Jede Schwellung des Hodens im Kindesalter ist solange als Hodentorsion anzusehen, bis das Gegenteil bewiesen ist.
Es muß innerhalb von 4–6 h operiert werden, um den betroffenen Hoden retten zu können.

F 84

Frage 12.26: Lösung D

Zu (D)
Die Anamnese ist typisch für die Hodentorsion.
In dem angegebenen Alter kommt es nicht selten zur Hodentorsion, auch ohne erklärbare Ursache, sogar im Schlaf.
Das Anheben des schmerzhaften Hodens verschafft keine Erleichterung: Prehn-Zeichen negativ, also keine Epididymitis.
Zu (A)
Bei Epididymitis bringt die Hochlagerung ein Nachlassen des Schmerzes (positives Prehn-Zeichen).
Gegen die Entzündung spricht die unauffällige Temperatur.
Zu (B)
Die inkarzerierte Hernie muß abgegrenzt werden; klinisch wird eine zunehmende Abwehrspannung des Abdomens, Anstieg der Temperatur und der Leukozyten erwartet.
Zu (C)
Hydrozele und
Zu (E)
Varikozele verursachen kaum ein so akutes Krankheitsbild. Beim Symptom Hodenschwellung wird leider häufig die Hodentorsion nicht ausgeschlossen. Eine sofortige Einweisung in eine urologische Abteilung erscheint notwendig, da die nicht behandelte Hodentorsion innerhalb von 24 Stunden den Hoden irreversibel schädigt.

12.7 Tumoren

Es geht bei den kindlichen Tumoren um den **Wilms-Tumor** (Nephroblastom), der in diesem Alter der häufigste Tumor des Urogenitalsystems darstellt.
Symptome sind der oft zufällig festgestellte palpable Tumor, ggf. Schmerzen, Fieber, Anämie, Hämaturie.
Die Diagnose kann durch Sonographie und Ausscheidungsurographie gestellt werden.
Die Differentialdiagnose umfaßt andere „Nierentumoren" wie Hydronephrose oder Zystennieren sowie andere Tumoren im Abdomen. Die Therapie beinhaltet Operation mit Vor- und/oder Nachbestrahlung und Chemotherapie.
Andere Tumoren im Kindesalter sind das **Neuroblastom,** das etwa genauso häufig vorkommt wie der Wilms-Tumor sowie die seltenen Harnblasen- und Hodentumoren.

Frage 12.27: Lösung D

Der häufigste urogenitale Tumor im Kindesalter ist der **Wilms-Tumor** (Nephroblastom), gefolgt vom Neuroblastom. Das seltene embryonale **Rhabdomyosarkom** ist ein Tumor, dessen Hauptlokalisation die Harnblase darstellt.
Das **Urachuskarzinom** ist ein seltenes Adenokarzinom, welches sich von persistierenden Urachusresten ableitet.
Die seltenen **Karzinome** des Nierenbeckens treten vorwiegend im Erwachsenenalter auf.
Die **Hodentumoren** machen 0,5–1% der bösartigen Tumoren des Mannes aus. Sie treten vorwiegend zwischen dem 20. und 50. Lebensjahr auf. Die differenzierten Hodenteratome des Kleinkindes sind sehr selten.

Frage 12.28: Lösung A

Der Tumor ist ab einer gewissen Größe in der Flanke oder im Abdomen zu tasten. Die Verdachtsdiagnose wird röntgenologisch bestätigt.

Frage 12.29: Lösung E

Der Wilms-Tumor besteht aus embryonalem Nierengewebe. Die Initialsymptome sind **tastbarer Bauchtumor,** Schmerzen, **Hämaturie** und **Fieber.**
Das Nephroblastom kann über längere Zeit asymptomatisch bleiben.
Die Therapie besteht je nach Stadium in einer Kombination aus **Operation, Strahlen-** und **Chemotherapie.**
Die Heilungschancen liegen bei ca. 75%.

Frage 12.30: Lösung C

Die Palpation eines Tumors sollte generell auf ein Mindestmaß beschränkt bleiben, um Mikrometastasensetzung zu vermeiden.
Zu einer hypertonen Krise infolge erhöhter Katecholaminausschüttung führt das **Neuroblastom** im Kindesalter.

Frage 12.31: Lösung C

Der Wilms-Tumor (Nephroblastom) kommt im Kindesalter gehäuft vor.
Die Größenzunahme in relativ kurzer Zeit verursacht oft als erstes Symptom einen tastbaren Tumor im Oberbauch.
Eine Hämaturie kann fehlen.
Diagnostisch wichtig ist das Ausscheidungsurogramm, das eine deutlich vergrößerte Niere mit Verdrängung der Kelchgruppen durch den Tumor zeigt. Heute ggf. Sonographie als Erstdiagnostik.

Frage 12.32: Lösung D

Während der Wilms-Tumor überwiegend erst ab dem 3. Lebensjahr auftritt, kann das Neuroblastom auch schon bei jüngeren Kindern gefunden werden. Jedoch kann auch der Wilms-Tumor früher auftreten. Der Wilms-Tumor metastasiert relativ spät.
Das **Neuroblastom** metastasiert leider sehr frühzeitig, so daß bei Diagnosestellung sehr oft mit Metastasen zu rechnen ist.
Das Hypernephrom und das Phäochromozytom treten erst im Erwachsenenalter auf.

F 84
Frage 12.33: Lösung A

Das Nephroblastom ist identisch mit dem **Wilms**-Tumor.
Zu (A)
Das Haupterkrankungsalter liegt zwischen 3 und 5 Jahren.
Zu (B)
Der palpable Tumor stellt in der Mehrzahl der Fälle das Erstsymptom dar.
Zu (C)
Die Hämaturie zeigt den Anschluß des Tumors an das Hohlraumsystem: eher fortgeschrittenes Stadium.
Zu (D)
Der Tumor wächst verdrängend und zerstört das Nierenbeckenkelchsystem. Anmerkung: auch das IMPP kann hier noch etwas lernen: Der Ausdruck Pyelogramm sollte durch Urogramm ersetzt werden.
Zu (E)
Verschiedene angeborene Mißbildungen finden sich bei Kindern mit Wilms-Tumor gehäuft. Besonders erwähnenswert erscheint das Fehlen der Iris in einem Drittel der Fälle.
Fragen zum Wilms-Tumor finden sich regelmäßig in den Examen.

F 84
Frage 12.34: Lösung D

Wahrscheinlich ist die Frage als Pathologie-Frage gedacht. Die Anamnese ist kurz und typisch für den Wilms-Tumor.
Zu (A)
Das Neuroblastom kann jedoch anamnestisch nicht ausgeschlossen werden. Grundsätzlich gilt für beide die schnelle Größenzunahme, jedoch als Erstsymptom ist sie für das Nephroblastom weniger typisch. Im angegebenen Alter liegt die Wahrscheinlichkeit für einen malignen Tumor im Mittelbauch niedriger als für einen benignen Tumor. Ein benigner Tumor wird jedoch nicht zur Auswahl gestellt. Gutartige Tumoren sind z. B. Hydronephrose oder Zystennieren.
Zu (D)
Auf der Abb. Nr. 26 erkennt man makroskopisch eine Niere, die zum rechten Pol hin noch erhalten ist, während ab dem mittleren Drittel eine große Tumormasse gewachsen ist. Mit etwas Phantasie erkennt man die für den Wilms-Tumor typische **Pseudokapsel** um den Tumor sowie das typische **bunte Bild** mit unterschiedlichen Strukturen: bei genauer Betrachtung kann man drüsige Strukturen, muskelähnliche Strukturen, auch Fett- und Bindegewebsanteile erkennen: Der Wilms-Tumor gehört pathologisch zu den Mischtumoren. Auch auf dem histologischen Schnitt (Abb. Nr. 27) findet sich das bunte Bild wieder: typische unregelmäßige tubuläre Anordnung der malignen Zellen in Inseln, umgeben von Spindelzellen.
Zu (B)
Das embryonale Rhabdomyosarkom gehört zu den malignen Blasentumoren des Kindes.
Zu (C)
Das maligne Phäochromozytom tritt im Erwachsenenalter auf.
Zu (E)
Das Adenokarzinom der Niere ist bekannt unter dem Namen **Hypernephrom** oder auch hypernephroides Karzinom oder Grawitz-Tumor. Vorkommen meist nach dem 60. Lebensjahr.

H 85

Frage 12.35: Lösung C

Es handelt sich vom Inhalt um eine alte Frage, jedoch zeigt sich auch hier, daß alte Fragen oft nicht mehr wörtlich wiederholt, sondern leicht variiert werden.
An erster Stelle der Diagnostik wäre bei dem Kind eine **Sonographie** erforderlich. Diese erbringt den Befund eines malignen **Nierentumors,** der die Makrohämaturie und den „Bauchtumor" erklärt.
Der Tumor wird durch die Sonographie von Form, Größe, Lage und Ausdehnung abgeklärt. Wegen der Gefahr der Metastasierung hat die körperliche Untersuchung sich auf ein Minimum zu beschränken.
Zu (B)
Hypernephroide Nierenkarzinome (besser: Adenokarzinome der Niere) finden sich meist im Rentenalter.
Zu (C)
Wilms-Tumoren (Nephroblastome) entstehen ab dem dritten Lebensjahr.
Zu (E)
Die Urogenitaltuberkulose tritt erst Jahre bis Jahrzehnte nach einer (Lungen-)Tuberkulose auf.
Zu (A) und (D)
Eine Mikrohämaturie ist durchaus möglich, nicht jedoch eine Makrohämaturie, wie im vorliegenden Fall.
Eine Mikrohämaturie kann bei allen Angaben vorkommen.
Eine Makrohämaturie kann bei (B) und (C) vorliegen.

F 86

Frage 12.36: Lösung D

Auf der Abbildung erkennt man einen soliden Tumor im Bereich der Nebenniere, der sich gut von der Niere abgrenzen läßt. Anamnestisch ist zu beachten, daß es sich um ein Kleinkind handelt.
Zu (A)
Leukämien gehören zu den häufigsten Tumoren im Kindesalter. Es kommt nicht zu einem Nebennierenbefall wie hier gezeigt.
Zu (B)
Der Wilms-Tumor ist mit dem Neuroblastom der häufigste solide Tumor im Kindesalter. Wilms-Tumoren treten erst ab etwa dem dritten Lebensjahr auf.
Zu (D)
Das Neuroblastom kann schon zur Zeit der Geburt vorliegen, tritt also früher auf als der Wilms-Tumor.
Das Neuroblastom ist hochmaligne und metastasiert frühzeitig. Der Tumor geht hier vom Nebennierenmark aus und zeigt daher häufig erhöhte Katecholaminaktivität: Hypertonie, erhöhte Vanillinmandelsäure.
Zu (C)
Das Ewing-Sarkom ist ein Malignom, das vom Knochenmark meist langer Röhrenknochen ausgeht.
Zu (E)
Das Nebennierenrindenkarzinom gehört zu den operablen Erkrankungen. Es ist selten und kommt im höheren Lebensalter vor.
Vergleiche bitte Frage 12.32.

12.8 Harnsteinleiden

Es besteht kein wesentlicher Unterschied zu den Steinleiden beim Erwachsenen. Bei Kindern überwiegen **Infektsteine** (Magnesium-Ammonium-Phosphat-Steine). Die Steinbildung wird durch Abflußstörungen begünstigt. Anomalien im Urogenitalsystem müssen operativ korrigiert werden.

Frage 12.37: Lösung B

Meist wird die Nephrokalzinose verursacht durch Hyperparathyreoidismus. Auch bei den anderen Aussagen kann eine Nephrokalzinose auftreten.
Vitamin-D-Überdosierung sowie zu hohe Kalziumzufuhr sind zu vermeiden.

13 Urologische Erkrankungen der Frau

13.1 Erkrankungen der Niere und der ableitenden Harnwege

In der **Schwangerschaft** kommt es gehäuft zur **Pyelonephritis.** Die ohnehin beim weiblichen Geschlecht vorliegende Neigung zum Harnwegsinfekt ist in der Gravidität nochmals verstärkt. Durch Hormoneinfluß kommt es zur Weitstellung des Harnleiters und Verlangsamung des Urinabtransportes.
Die Therapie des Harnwegsinfektes in der Schwangerschaft erfolgt bevorzugt mit Penizillinpräparaten und Cephalosporinen. Bei anderen Antibiotika liegen wegen der Entwicklung des Kindes z. T. Kontraindikationen vor, z. B. bei Tetrazyklinen.
Bei der **Reizblase** läßt sich kein pathologischer Befund erheben. Die Patienten klagen über **Beschwerden wie bei Zystitis,** also z. B. über Pollakisurie oder Dranginkontinenz. Nach Ausschluß eines organischen Leidens bleibt zu bedenken, daß Frauen oft „mit der Blase weinen", während Männer entsprechend mit einem Magengeschwür reagieren. Besonders bei älteren Frauen können Östrogenpräparate Abhilfe oder Linderung schaffen.

Frage 13.1: Lösung A

Bei der Reizblase handelt es sich um keinen entzündlichen Vorgang, vielmehr steht die psychische Komponente ganz im Vordergrund.
Hier findet sich praktisch kein krankhafter Befund, ggf. kann ein Östrogendefizit festgestellt werden.
Bei der Reizblase kann auch eine relative Harninkontinenz auftreten, das IMPP sieht diese Problematik nicht.
Die Inkontinenz erklärt sich durch den imperativen Harndrang: die Miktion läßt sich nicht unterdrücken (Urge-Inkontinenz).
Neuere Publikationen über die Reizblase gehen u. a. von einer Störung im Blasenhals aus.

Frage 13.2: Lösung C

Bei Schwangerschaft, besonders in der Frühschwangerschaft, soll jede Strahlenbelastung vermieden werden wegen der Gefahr einer Embryo- oder Fetopathie (ausgenommen sind vitale Indikationen). Somit entfallen (A), (B) und (D).
Die Anamnese läßt einen Stein bzw. ein Hindernis im Ureter vermuten.
Auch eine Schwangerschaftspyelonephritis kann vorliegen.
Zur Überprüfung der Indigokarminausscheidung gibt man den Farbstoff i.v. und beobachtet die Ureterostien zystoskopisch: Bei Nierenschaden oder Abflußstörung oberhalb der Ostien wird der Farbstoff auf der entsprechenden Seite nicht oder nur verzögert ausgeschieden.

Frage 13.3: Lösung D

Bei der beschriebenen Inkontinenz in Zusammenhang mit Anstrengungen spricht man von **Streßinkontinenz.** Es handelt sich dabei um einen ungewollten Urinabgang bei Husten, Pressen, Lachen, Heben, schnellen Bewegungen usw.
Wiederholte Geburten können die Inkontinenz fördern. Die Ursache liegt in einem Mißverhältnis zwischen Belastbarkeit des Beckenbodens und der Verschlußmuskulatur. Die **Dranginkontinenz** ist eine scheinbare Inkontinenz mit gehäuftem Harndrang durch eine Irritation der Blase durch Zystitiden oder Steine.
Die **Überlaufblase** ist eine erweiterte schlaffe Blase infolge Detrusordekompensation, z. B. beim Prostataadenom.
Die **Reflexinkontinenz** bei der Reflexblase ist eine unwillkürliche intermittierende Blasenentleerung bei Rückenmarksschädigung **oberhalb** des Reflexzentrums.

Frage 13.4: Lösung E

Die Streßinkontinenz bei Frauen ist meist bedingt durch eine Beckenbodenschwäche, wie sie nach Geburten auftreten kann. Auch bei entsprechender Adipositas kann es zur Streßinkontinenz kommen. Auch in der Menopause kann eine Streßinkontinenz auftreten (Abnahme der Harnröhrenschleimhaut).
Bereits geringe körperliche Belastungen wie auch Husten, Lachen etc. können dann zum Abgang von Urin führen.

F 84

Frage 13.5: Lösung D

Bei einem unwillkürlichen Harnabgang spricht man von **Inkontinenz.** Die Inkontinenz ist ein Symptom, das unterschiedliche Ursachen haben kann. Da es sich hier um eine alte Frau handelt, können sowohl urologische Ursachen (z. B. Harnwegsinfekte), gynäkologische Ursachen (wie der erwähnte Deszensus vaginae, durch wiederholte Geburten bedingt), als auch neurologisch-psychiatrische Störungen wie Innervationsschwäche oder Muskelschwäche des Sphinkter oder eine Zerebralsklerose vorliegen.
Stets sollte im Interesse des Patienten versucht werden, die **Ursache** abzuklären, damit eine befriedigende Lösung des großen (!) Problems Inkontinenz gefunden werden kann:
Ein Harnwegsinfekt wird antibiotisch behandelt. Bei (älteren) Frauen liegt häufig ein Harnwegsinfekt vor, der die Inkontinenz unterhält.
Bei alten Frauen kommen häufig zahlreiche Geburten, Hormondefizit, Bindegewebsschwäche und Adipositas zusammen. Alle Faktoren begünstigen den Descensus vaginae (vgl. bitte auch GK Gynäkologie 9.2).
Neurogene Blasenentleerungsstörungen vergleiche bitte den **Lerntext 14** sowie die Fragen 14.1–14.4.

F 84

Frage 13.6: Lösung A

Die Urininkontinenz kann in folgende Gruppen eingeteilt werden:
Zu (1)
Streßinkontinenz: häufigste Form bei Frauen, Vorkommen nur bei Belastung, z. B. Husten, Heben etc.,
Zu (2)
Urge-Inkontinenz: die Miktion kann nicht unterdrückt werden
motorische Form: der Detrusor kann nicht willkürlich entspannt werden
sensorische Form: der Detrusor kann kontrolliert werden.
Zu (3)
Reflexinkontinenz: spinaler Schaden oberhalb des Miktionszentrums S_2–S_4.
Zu (4)
Überlaufinkontinenz: Überlaufblase: Harnblase übervoll, überdehnt, ständiger Verlust nur geringer Harnmenge, häufig bei Prostataadenom.
Andere Einteilungen sind angeborene oder erworbene Formen der Inkontinenz oder nach anatomischen, neurologischen/psychiatrischen Ursachen.

F 84

Frage 13.7: Lösung D

Zu (1) bis (3)
Die Angaben sind richtig.
Fisteln können entstehen durch Trauma, Operation oder durch Radiatio. Die enge anatomische Beziehung zwischen Blase, Scheide und Harnleiter erklärt die Situation.
Die Blasen-Scheiden-Fistel ist die typische Komplikation nach Bestrahlung.
Auch die Harnleiterstenose kann radiogen bedingt sein, sie kommt in ca. jedem 10. Fall von Bestrahlung eines Genitalkarzinoms vor.
Häufig kommt es bei Zustand nach Bestrahlung im Beckenbereich zur Schädigung der Harnblase, zur radiogenen Zystitis.
Zu (4)
Unter Endometriose versteht man das Vorkommen von Endometriumgewebe außerhalb des Uterus. Das funktionsfähige ektope Gewebe nimmt am zyklischen Geschehen teil. Im Falle der Blasenendometriose kommt es zu zyklisch rezidivierenden Blasenbeschwerden, auch Hämaturie kann vorliegen.

H 84

Frage 13.8: Lösung E

Alle Angaben sind richtig, weil alle eine Harninkontinenz verursachen können (nicht müssen).
Zu (1)
Verminderter Schließmuskeltonus bedeutet, daß es bereits bei geringer Druckerhöhung in der Blase zu Urinabgang kommt, auch ohne Detrusoraktivität.
Zu (2)
Die Beckenbodenschwäche stellt die häufigste Ursache der Streßinkontinenz dar. Durch Training des Beckenbodens (z. B. wechselseitiges Pressen wie beim Stuhlgang oder Wasserlassen und „Anhalten“) kann die Beckenbodenmuskulatur nach Geburten wieder gekräftigt werden. Die Übungen eignen sich auch zur Geburtserleichterung (Geburtsvorbereitung).
Zu (3)
Bei Detrusorhyperreflexie kontrahiert sich der Detrusor und es kommt zur Urge-Inkontinenz.
Zu (4)
Eine Fistel läßt sich kaum physiologisch kontrollieren, es kommt zum kontinuierlichen Urinfluß.

F 85
Frage 13.9: Lösung E

Wegen der engen anatomischen Beziehung kann es nach gynäkologischen Eingriffen zu Ureter-Scheiden-Fisteln oder Blasen-Scheiden-Fisteln kommen.
Wegen der drohenden Komplikation der Harnwegsinfektion mit chronischer Nierenentzündung sollte möglichst bald nach der Diagnosestellung (Urinabgang aus der Scheide) die Patientin erneut operiert werden.
Gerade bei der Ureter-Scheiden-Fistel sind die Erfolgsaussichten auf Restitutio am günstigsten, wenn innerhalb von 24 h nachoperiert werden kann.
Auch Strikturen kommen nach Operationen vor.

H 85
Frage 13.10: Lösung C

Zu (C)
Der Befund entspricht exakt den Kriterien der **Streßinkontinenz:** Steigt der Blasendruck über den Harnröhrendruck an, z. B. beim Pressen, Husten, so kommt es beim Gesunden bekanntermaßen nicht zum Urinverlust. Hier kommt es jedoch zum Urinverlust ohne Detrusorkontraktion, also zur Streßinkontinenz.
Zu (D)
Die Urge-Inkontinenz (vom Englischen urge = Drang) zeichnet sich durch Detrusorhyperreflexie aus. Der Detrusor kontrahiert sich, die Miktion läßt sich nicht (mehr) unterdrücken.
Zu (B)
Die Reflexinkontinenz gehört ins Kapitel 14: Neurogene Blasenstörungen. Bei Schädigung oberhalb des Miktionszentrums (S_2 - S_4) kommt es zur spastischen Blase (Reflexblase): der sakrale Reflexbogen bleibt erhalten und es kommt zu unwillkürlichen Blasenkontraktionen, siehe bitte hierzu Lerntext 14.
Zu (A)
Beim vesikoureteralen Reflux fließt der Urin von der Blase zurück in den/die Harnleiter. Dies führt zu rezidivierenden Pyelonephritiden auf der betroffenen Seite, nicht jedoch zur Urininkontinenz.
Der Nachweis des vesikoureteralen Refluxes gelingt durch Miktionszysturethrographie (MZU): Einbringen von Kontrastmittel in die Harnblase; dann läßt man den Patienten pressen. Fließt das Kontrastmittel die/den Harnleiter hoch in Richtung Niere, so liegt ein Reflux vor.
Zu (E)
Bei extraurethraler Inkontinenz fließt der Urin z. B. durch Fisteln ab, nimmt also einen unphysiologischen Weg.

F 86
Frage 13.11: Lösung A

Unter Streßinkontinenz versteht man Urinverlust bei Belastung, wie z. B. Husten, Lachen, Pressen, Heben etc.
Zum Descensus vaginae kommt es durch Geburten, seltener sind andere Ursachen. Durch Senkung der Scheidenwände (descensus) kommt es meist auch zur Aussackung der Harnblase = Zystozele. Häufig ist gleichzeitig das Rektum mitbetroffen: Rektozele. In der Mehrzahl der Fälle findet sich bei der Streßinkontinenz auch ein Descensus uteri mit Rekto- oder Zystozele.
Durch das Absinken der Harnblase (Zystozele) verändert sich der Blasenboden trichterförmig mit Veränderung der Trabekulierung. Dadurch geht der innere Schließmuskelmechanismus verloren.

F 86
Frage 13.12: Lösung E

Bei einer stillenden Wöchnerin ist die Auswahl der Antibiotika begrenzt, weil deren Wirkungen auf das Neugeborene mitberücksichtigt werden müssen.
Ampicillin gilt zu Recht als Mittel der Wahl bei Schwangeren und stillenden Müttern, weil das Spektrum doch recht breit und die unerwünschten Nebenwirkungen relativ gering sind.
Ampicillin geht zwar auch in die Muttermilch, jedoch wird das Kind dadurch nicht gefährdet.
Tetrazykline wären z. B. kontraindiziert.
Bei Therapie der Pyelonephritis mit Ampicillin wäre am ehesten mit Spätallergien oder Diarrhoen zu rechnen. Eine positive Nebenwirkung dieser Therapie wäre der weitgehende Schutz vor Mastitis.
Nach Abklingen der Pyelonephritis kann ein Ausscheidungsurogramm eine ggf. bestehende Urolithiasis oder eine Harnstauungsniere (hier besser Sonographie) nachweisen.

14 Neurogene Blasenentleerungsstörungen

Bei neurologischen Erkrankungen wie z. B. der Multiplen Sklerose wird häufig auch eine **neurogene Blasenentleerungsstörung** vorliegen oder entstehen. Auch nach Trauma (Querschnittssyndrom) oder nach Operationen (Wertheim-Meigs) ist mit entsprechenden Störungen zu rechnen.
Schädigungen oberhalb des **Miktionszentrums (S2–S4)** führen zur **spastischen Blase (Reflexblase).** Der sakrale Reflexbogen bleibt erhalten und es kommt zu unwillkürlichen Blasenkontraktionen. Bei Schädigung unterhalb des Miktionszentrums kommt es zur **schlaffen Blasenlähmung.**
Bei der **Reflexblase** wird Blasentraining versucht und durch äußeren Reiz wie Beklopfen der Blase kann die Miktion ggf. induziert werden. Medikamentös werden Parasympathomimetika eingesetzt.
Bei der **schlaffen Blasenlähmung** wird durch stärkeren Druck von außen die Miktion erzwungen. Medikamentös Versuch mit Alpharezeptorenblokkern.
Die Diagnostik umfaßt Sonographie der Nieren und der Blase vor und nach Miktion (Restharnbildung), Urographie zur Beurteilung von bereits eingetretenen Nierenbeckenveränderungen, Urinuntersuchung (Infektion), Zystometrie zur Druckmessung und Uroflowmetrie (Messung der Miktionsvolumina pro Zeiteinheit). Medikamentös können je nach Störung Alpharezeptorenblocker oder Alphamimetika versucht werden oder auch Cholinergika oder Anticholinergika.
Der Blasenkatheterismus ist oft jedoch nicht zu vermeiden, um eine Ableitung des Urins zu gewährleisten.

Frage 14.1: Lösung A

Eine Rückenmarksschädigung oberhalb des Miktionszentrums S2–S4 führt zu einem **Ausfall** der **sensiblen Meldung** der Harnblase an das Gehirn, wodurch die willkürliche Steuerung und Hemmung der Miktion wegfällt. Die Blase entleert sich reflektorisch über das sakrale Miktionszentrum.
Da der Sphinkter vom Bereich L3–L5 versorgt wird, kommt es zu einem Sphinkterspasmus.
Durch die unwillkürliche Kontraktion des Blasenmuskels kommt es zur **Inkontinenz,** die Blasenkapazität ist **herabgesetzt.**

Frage 14.2: Lösung D

Bei einer Läsion des Rückenmarks oberhalb des Miktionsreflexbogens (S2–S4) kommt es nach einer Phase der völligen Blasenlähmung (Schockblase mit Harnverhaltung) zur Ausbildung der Reflexblase (Automatenblase), d. h., die Blase entleert sich unwillkürlich und unvollständig. Die Restharnmenge bleibt gering, es besteht Pollakisurie.
Nach einer gewissen Zeit kann sich eine Detrusorhypertrophie entwickeln, da es zu einer Störung des Zusammenspiels zwischen M. detrusor und M. sphinkter externus kommt, was der Entleerung der Blase einen erhöhten Widerstand entgegensetzt (Spastik).

Frage 14.3: Lösung A

Die Frage läßt sich nicht mit eindeutiger Sicherheit beantworten.
Während des spinalen Schocks (Dauer ca. 3 Monate) ist eine Katheterisierung erforderlich.
Sie kann über einen **Dauerkatheter** erfolgen, der regelmäßig gespült werden sollte. Infektionen sind bei liegendem Katheter unvermeidlich: man kann prophylaktisch Antibiotika geben.
Die vorherrschende Meinung ist, daß ein **intermittierender Katheterismus,** alle 6–8 h mit einem dünnen Katheter schonend ausgeführt, hinsichtlich der Infektionsgefahr dem Dauerkatheter überlegen ist. Eine weitere Möglichkeit ist die vorübergehende operative Verbindung zwischen Blase und Bauchwand, die die geringsten Komplikationen besitzen soll.
Die beste Behandlung, die Harnwegsinfekte vermeidet, gibt es nicht.

Frage 14.4: Lösung D

Wir unterscheiden angeborene und erworbene Ursachen der neurogenen Blasenentleerungsstörungen. Angeboren ist z. B. die Spina bifida, da sie bereits bei der Geburt vorliegt.
Eine erworbene Rückenmarkstörung bewirkt Blasenstörungen je nach Lage der Läsion (vgl. hierzu Fragen 14.1 und 14.2).
Die multiple Sklerose kann unterschiedliche Störungen machen, da sie oft **disseminiert** das Rückenmark befällt.
Der Morbus Parkinson tritt erst nach Jahren auf und geht mit Degeneration der Substantia nigra einher. Aber die Blasensymptomatik steht keineswegs im Vordergrund.
Die Myelitis zählt ebenfalls zu den erworbenen Erkrankungen.

F 85

Frage 14.5: Lösung E

Bei neurogenen Blasenentleerungsstörungen wird zwischen Schädigungen oberhalb (supranukleär) und unterhalb (infranukleär) des Miktionszentrums unterschieden; das Miktionszentrum liegt in Höhe S2–S4. **Supranukleäre Läsionen** führen zur spastischen Blase (Reflexblase). Es kommt zu unwillkürlichen Blasenkontraktionen, weil der sakrale Reflexbogen selbst noch intakt ist. Der unwillkürliche Urinabgang entspricht einer Inkontinenz, hier ist die Blasenkapazität gering. Bei Schädigungen unterhalb des Miktionszentrums kommt es zur schlaffen Blasenlähmung.
Die Harnblase und der M. sphinkter urethrae werden sympathisch und parasympathisch innerviert. Medikamentös besteht die Möglichkeit der Einflußnahme sowohl mit Alphamimetika und Alpharezeptorenblockern oder mit Cholinergika und Anticholinergika.

H 85

Frage 14.6: Lösung D

Bei Patienten mit frisch aufgetretener Rückenmarksläsion kommt es im Rahmen des spinalen Schocks u.a. auch zur Blasenatonie (schlaffe Blasenlähmung). Die Spastik bildet sich erst Wochen später aus. Bis dahin muß die Blasenentleerung durch z.B. intermittierenden aseptischen Katheterismus (D) gewährleistet werden.
Der Vorteil gegenüber dem Legen eines Blasendauerkatheters (A) besteht darin, daß es bei wirklich sauberer Technik nicht so leicht zum Harnwegsinfekt kommt. Beim Dauerkatheter ist nach 48–96 h nach Anlegen mit Keimbesiedlung in der Harnblase zu rechnen.
Zu (B)
Das Anlegen einer suprapubischen Blasenfistel mit sterilem Einmalbesteck, z.B. Cystofix®, stellt eine elegante Methode dar, die bei richtiger Technik sicher und problemlos durchgeführt werden kann und daher zu Recht von vielen bevorzugt wird. Auch die Keimbesiedlung entfällt.
Zu (C)
Das Ileum-Conduit gehört in das Kapitel Harnableitung, siehe bitte Lerntext 4.3.
Vergleiche bitte auch Frage 14.3(!).

F 86

Frage 14.7: Lösung E

Zu (1)
Beckenbodenschwäche ist die häufigste Ursache von **Streßinkontinenz.** Vergleiche bitte hierzu das Kapitel 13.
Zu (2)
Eine Schädigung in Höhe des 5. BWK liegt oberhalb des Miktionszentrums (S 2 – S 4) und führt daher zur sogenannten spastischen Blase = Reflexblase. Der sakrale Reflexbogen bleibt erhalten und es kommt zu **unwillkürlichen Blasenkontraktionen.**
Zu (3)
Eine Schädigung im Bereich der Rückenmarkssegmente S 2 – S 4 entspricht einer Schädigung im Bereich der Wirbelkörper T 12 – L 1. Hier liegt das Miktionszentrum. Es kommt dann zur schlaffen Blasenlähmung: Die Blase füllt sich, bis sie überläuft = Überlaufsblase mit ständigem geringen Urinverlust.
Zu (4)
Eine Blasenscheidenfistel unterliegt nicht der willkürlichen Kontrolle.

15 Urologische Notfallsituationen

15.1 Harnverhaltung (Anurie)

Kann ein Patient keinen Urin mehr lassen, so liegt meist eine **Harnverhaltung** vor, die Nieren scheiden zwar aus, aber die gefüllte Harnblase kann nicht spontan entleert werden.
Häufigste Ursache ist bei Männern das Prostataadenom.
Wichtig ist, daß auch bestimmte Medikamente wie z. B. Neuroleptika eine Harnverhaltung begünstigen, ebenso Alpharezeptorenstimulatoren.
Andere Ursachen wie Blasenblutung mit Verlegung des Blasenausgangs (Blasentamponade) oder Harnröhrenverengungen sind abzugrenzen.
Die Patienten klagen über Druckgefühl oder Schmerzen über der Blase, bei zunehmender Überfüllung kommt es zur Schocksymptomatik, ggf. zum Subileus bis hin zum paralytischen Ileus.
Das Beklopfen der Blase sollte bei jedem in der Klinik tätigen Arzt zur Routine werden, besonders bei Patienten in reduziertem Allgemeinzustand, um eine Restharnbildung zu erkennen.
Die Entlastung der Blase mittels Blasenkatheter oder suprapubischer Harnableitung bringt sofortige Erleichterung für den Patienten.
Scheidet ein Patient keinen Urin mehr aus oder weniger als 100 ml/24 h und ist die Blase leer (Katheterisieren), so liegt eine **Anurie** vor, die in **prärenal, renal und postrenal** untergliedert werden kann.
Die prärenale Form wird verursacht durch ein mangelhaftes Blutvolumenangebot an die Nieren.
Die renale Form entsteht durch Nierenschädigung (Entzündung, Nekrose).
Die postrenale Form ist die urologisch interessierende. Sie ist bedingt durch Abflußbehinderungen bei primär intakter Niere, z. B. Harnleiterverschluß auf beiden Seiten durch Steine.

Frage 15.1: Lösung A

Bei einem 80jährigen Patienten ist die Dauerkatheterbehandlung vorzuziehen. Ein intermittierendes Vorgehen wäre dem Patienten nicht zuzumuten. Die Gewährleistung eines kontinuierlichen Harnabflusses ist die beste Lösung.
Die suprapubische Blasenfistel kommt in Frage, wenn der Katheter nicht bis in die Blase geschoben werden kann (z. B. bei Strikturen). Die transurethrale Resektion (TUR) wäre mit einem zu hohen Operationsrisiko behaftet.

Frage 15.2: Lösung A

Das **akute** Nierenversagen bedeutet einen reversiblen Ausfall der Nierenfunktion.
Die Nierenschädigung wird durch eine Zirkulationsstörung mit Hypoxydose und/oder endogene bzw. exogene Toxine hervorgerufen. Es kommt zur Oligoanurie mit Anstieg von Harnstoff, Kreatinin und Harnsäure, zur Azidose und oft zur **Hyperkaliämie.** Durch Überwässerung kommt es zur **Hypervolämie** mit Lungen- und Hirnödem.
Gastrointestinale Blutungen und bakterielle Infektionen (Sepsis) sind keine direkten Komplikationen des akuten Nierenversagens, da sie jedoch selbst Auslöser eines solchen sein können, ist ihr zusätzliches Auftreten eine bedrohliche Komplikation.
Die Hypomagnesiämie verursacht keine schwere klinische Symptomatik.

Frage 15.3: Lösung C

Ursachen eines postrenalen Nierenversagens sind **Ureterverschlüsse** durch Steine, Blutkoagel, Tumoren und Ligaturen, traumatische Ureterdurchtrennungen, funktionelle und morphologische **Blasenentleerungsstörungen** sowie Prostata- und Urethraveränderungen.
Der extrarenale Flüssigkeitsverlust ist eine prärenale, die Tubulusnekrose eine renale Usache des Nierenversagens.

Frage 15.4: Lösung A

Die Gefahr der Hyperkaliämie besteht in dem Auftreten von Herzrhythmusstörungen, die bis zum Herztod durch Kammerflimmern gehen können.

Frage 15.5: Lösung C

Die akute Harnverhaltung ist ein plötzliches Unvermögen, die volle Blase zu entleeren.
Die häufigste Ursache ist die Blasenhalsobstruktion, verursacht durch ein Prostataadenom.
Beim akuten Nierenversagen ist die Blase leer.
Die einzig richtige Maßnahme bei Verdacht auf eine akute Harnverhaltung ist die Entleerung der Blase durch **Katheterisierung.**

Frage 15.6: Lösung C

Bei der angegebenen Anamnese handelt es sich um eine akute Harnverhaltung, die infravesikal gelegen ist. Da der Patient kein Wasser lassen kann, dürfte die Harnblase prall gefüllt sein: daraus erklärt sich das Druckgefühl. Angesichts des Alters des Patienten liegt am ehesten ein Prostataadenom vor.
Die Kolik läßt sich anamnestisch ausschließen (Schmerzen!). Eine Blutung tritt bei der Anurie nicht auf.
Die Parasystolie verursacht nicht die angegebenen Symptome.
Die Pyelonephritis verursacht Fieber, Kopfschmerzen, Übelkeit sowie Schmerzen im Nierenlager.

Frage 15.7: Lösung B

Durch Perkussion der Harnblase läßt sich die prallvolle Harnblase nachweisen (Schallcharakter und „Resistenz").

Frage 15.8: Lösung D

Bei akutem Nierenversagen kommt es zur Oligo/Anurie mit Anstieg von Harnstoff, Kreatinin und Harnsäure (Azotämie), metabolischer Azidose sowie **Hyperkaliämie.** Die Anurie führt zur **Wasserintoxikation** mit Lungenstauung, Lungenödem, Herzinsuffizienz und Hypertonie. Ursachen des akuten Nierenversagens können eine akute Glomerulo-, Pyelo- sowie interstitielle Nephritis sein. Weitere Möglichkeiten sind die Crush-Niere, schwere und **septische Infekte,** Hämolyse und **intestinale Blutungen** sowie exogene Gifte.

F 84

Frage 15.9: Lösung E

Alle drei Angaben können Ursache einer Anurie sein.
Zu (1)
Bei Knollenblätterpilzvergiftung steht zwar die akute gelbe Leberatrophie im Vordergrund, es kann jedoch auch zu Herzversagen (prärenales Nierenversagen) oder seltener zu einem toxisch bedingten akuten Nierenversagen (renales Nierenversagen) kommen.
Zu (2)
Beim Schock wird die Nierendurchblutung bei RR-Werten unter ca. 70 mm Hg systolisch zunehmend reduziert: Schockniere durch **prärenales** Nierenversagen. Wird der Kreislauf stabilisiert, wird die Niere wieder besser durchblutet und kann sich erholen.
Zu (3)
Eine akute Glomerulonephritis entspricht einem **renalen** Nierenversagen. Die Prognose hängt von der Form der Glomerulonephritis ab.
Anurie bedeutet weniger als 100 ml Urin pro 24 Stunden.
Oligurie entspricht unter 500 ml Urin pro 24 Stunden.

F 85

Frage 15.10: Lösung D

Bei dem Patienten ist zuerst an ein Prostata-Adenom zu denken. Zum Ausschluß eines Prostata-Karzinoms ist die rektale Untersuchung dringend erforderlich.
Die Erstversorgung besteht aus
Zu (D)
sterilem Katheterisieren, z. B. wie hier angegeben, mit dem Einmalkatheter.
Zu (A)
Die suprapubische Harnableitung würde nur dann angewendet werden, wenn der Patient sich nicht katheterisieren läßt.
Zu (B)
Die Dauerkatheterbehandlung ist bei erstmalig aufgetretener Harnverhaltung oder bei operablen Patienten falsch. Es kommt innerhalb von wenigen Stunden zum Harnwegsinfekt. Eine erforderliche Operation wird nur verzögert.
Zu (C)
Es gilt das zu (B) gesagte. Die Blasenpunktion ist bei richtiger Indikation und guter Technik eine elegantere Methode als der Dauerkatheter. Harnröhrenstrikturen treten hier im Gegensatz zum Katheterisieren nicht auf.
Zu (E)
Bei der Harnverhaltung ist die Blase bereits gefüllt. Eine forcierte Diurese ist hier nicht angebracht. Anders aber bei der Anurie: hier ist die Blase leer, die Nieren werden zur Ausscheidung angeregt, wenn Furosemid gegeben wird.
Beachte also den Unterschied zwischen **Harnverhaltung** (hier scheiden die Nieren aus) und **Anurie:** Urinvolumen unter 100 ml/24 h.

F 85

Frage 15.11: Lösung B

Alleine von den klinischen Beschwerden her würde man zuerst an eine Nierenkolik/Harnleitersteinkolik denken.
Zur weiteren Abklärung ist die Sonographie sehr hilfreich:
Zu (A)
ein nicht schattengebender Harnleiterverschlußstein würde zur Rückstauung in die betroffene gleichseitige Niere führen. Eine gestaute Niere läßt sich sonographisch leicht und eindeutig erkennen. Im vorliegenden Fall kann also kein Harnleiterverschluß vorliegen.
Zu (B)
Bei dem Patienten könnte z. B. durch Vorhofflimmern akut eine Thromboembolie der Nierenarterie entstanden sein. Die stumme Niere im Ausscheidungsurogramm ist ein Hinweis, jedoch kein Beweis. Der Griff an die Arterie zur Prüfung der Regelmäßigkeit des Pulses ist ein weiterer Hinweis. Beweisend ist die Arteriographie der Nierenarterie(n).
Zu (C)
Ein infiltrierender Nierentumor verursacht keine akute Schmerzsymptomatik, oft haben die Patienten überhaupt keine Beschwerden, selbst wenn ein Tumorthrombus der Vena renalis oder der Vena cava vorliegt.
Zu (D)
Eine konstriktive Fibrose, wie die retroperitoneale Fibrose entwickelt sich nur allmählich und verursacht keine Akutsymptomatik.
Zu (E)
Eine Ureterabgangsstenose verursacht eine chronische Stauung der betroffenen Niere. Auch hier fehlt die Akutsymptomatik.

15.3 „Hodenschwellung"

Hodenschwellungen bedürfen grundsätzlich der Abklärung.
Da sie meist schmerzhaft sind (Ausnahme Hodentumor), sieht der Patient den Arzt meist relativ früh.
Bei Kleinkindern und Jugendlichen muß eine **Hodentorsion** ausgeschlossen werden.
Entzündliche Erkrankungen sind schmerzhaft, gehen mit erhöhten Temperaturen und allgemeinen Infektzeichen einher **(Epididymitis, Orchitis).**
Traumata sind leicht zu erfragen, es kann zur **Hämatombildung** kommen.
Achtung: **Hodentumoren** können auch einmal eine Entzündung imitieren. Daher empfiehlt sich die diagnostische Freilegung des Hodens in allen Zweifelsfällen.
Eine abwartende Haltung beim Symptom Hodenschwellung ist nicht angezeigt.
(Vgl. bitte auch Kapitel 6.5 Hoden und Nebenhoden und Kapitel 7.5 Hoden.) + 12,6

Frage 15.12: Lösung C

Die Hodentorsion tritt häufig bei Kindern auf, die jünger als 1 Jahr alt sind.
Auch bei Jugendlichen in der Pubertät kommt die Torsion gehäuft vor. Das Krankheitsbild ist so häufig, daß man bei jungen Männern immer an die Hodentorsion denken sollte.

Frage 15.13: Lösung C

Bei einer Hodentorsion darf keine Zeit verloren werden, da der Hoden sonst innerhalb von 24 h irreversibel geschädigt wird.
Auch die inkarzerierte Hernie muß umgehend behandelt werden, da der eingeklemmte Darm sonst nekrotisiert. Eine inkarzerierte Hernie ist eine absolute Operationsindikation.

Frage 15.14: Lösung C
Frage 15.15: Lösung A

Gemeinsamer Kommentar

Zu (A)
Eine Orchitis findet sich meist erst **postpubertär.** Hier finden sich die typischen Entzündungszeichen einschließlich Fieber.
Zu (B)
Bei Epididymitis finden sich ebenfalls die typischen Entzündungszeichen. **Das Prehn-Zeichen ist positiv:** Hochlagern des Hodens lindert den Schmerz.
Zu (C)
Die Anamnese ist typisch für eine Hodentorsion: Alter peripubertär, plötzlich starke Schmerzen, häufiger der linke Hoden betroffen, nicht selten Auftreten im Schlaf. **Das Prehn-Zeichen ist hier negativ.** Der Brechreiz beweist die starken Schmerzen, echtes Erbrechen ist selten. Der Hodenhochstand erklärt sich durch das Verdrehen und Verkürzen des Samenstranges.
Nach Mißlingen der Retorsion muß möglichst rasch operiert werden, um den Hoden zu erhalten. Bereits nach wenigen Stunden wird der Hoden irreversibel geschädigt.
Zu (D)
Der Hodentumor stellt die wichtigste Differentialdiagnose zu (A)–(C) dar: Hier liegt eine **meist schmerzlose** Schwellung vor ohne eindeutige Entzündungszeichen, es gibt jedoch auch den entzündlichen Hodentumor. Daher muß der Hoden bei Unklarheit freigelegt werden.
Zu (E)
Nur selten entwickelt sich eine Hydrozele in wenigen Tagen: akute Hydrozele. Zur Abklärung auch hier Freilegung. Gegebenenfalls genügt sonographische Kontrolle.

H 84
Frage 15.16: Lösung D

Zu (D)
Bei Verdacht auf Hodentorsion darf die operative Freilegung nicht hinausgezögert werden, da der Hoden eine Ischämie von nur wenigen Stunden nicht „übersteht".
Die Freilegung des Hodens stellt einen einfachen Eingriff dar. Alle anderen Angaben treffen zu.
Bestätigt sich die Hodentorsion, wird der betroffene Hoden reponiert und pexiert (Orchidopexie). Der andere Hoden sollte sicherheitshalber auch fixiert werden – klingt gefährlich, geht aber ganz leicht.

F 85
Frage 15.17: Lösung C

Zu (1)
Maligne Hodentumoren sind typischerweise nicht schmerzhaft, es kommt meist zur allmählichen schmerzlosen Vergrößerung und/oder Verhärtung, ein Druck-/Schweregefühl kann vorliegen.
Zu (2)
Die akute Nebenhodenentzündung und
Zu (3)
die akute Hodenentzündung gehen typischerweise mit den Entzündungszeichen **Dolor,** Rubor, Tumor, Calor und Functio laesa einher.
Zu (4)
Die **idiopathische** Hydrozele ist nur gelegentlich durch Schmerzen gekennzeichnet, meist ist sie schmerzlos; bei Epididymitis und Orchitis kommt es zur **symptomatischen** Hydrozele.
Zu (5)
Die Hodentorsion gilt als hochgradig schmerzhaft. Der starke Schmerz stellt noch den besten Schutz des mangeldurchbluteten Hodens dar, weil der Arzt alsbald aufgesucht wird. Bereits nach wenigen Stunden wird der Hoden durch die Ischämie geschädigt.
Bei den Angaben (2) bis (5) muß ein Hodentumor ausgeschlossen werden, meist genügen dafür Status und Anamnese. Der Status umfaßt Tastbefund und Sonographie. Im Zweifelsfall muß die operative Freilegung erfolgen.

H 85

Frage 15.18: Lösung C

Als Ursache der Hodentorsion kann ein Trauma vorliegen. Bereits Radfahren oder Autofahren (mit enger Hose?) kann zur Torsion führen, nicht selten entsteht die Torsion „aus heiterem Himmel" bzw. aus dem Schlaf heraus, siehe bitte Lerntext 15.3.

Zu (A)

Bei Nebenhodenentzündung sind Entzündungszeichen zu fordern: Leukozytose, Temperaturen, Rötung der Skrotalhaut. Das Anheben des betroffenen Hodens schafft Erleichterung (Prehn-Zeichen).

Zu (B)

Nach Trauma kann es zur Hydrozele (Wassersack) kommen: Diaphanoskopie (Durchleuchten mit Lampe) positiv. Die Hydrozele läßt sich sonographisch leicht erkennen.

Zu (C)

Die Anamnese mit akut einsetzenden Schmerzen, Übelkeit und der Befund sind typisch für Hodentorsion. Auch das jugendliche Alter spricht dafür.

Zu (D)

Eine Orchitis entsteht meist als Folge einer Epididymitis durch aszendierende Infektion.

Zu (E)

Hier sollte der Tastbefund des Hodens unauffällig sein. Von der Skrotalhernie sind meist ältere (adipöse) Patienten betroffen.

Bei Hodentorsion sollten die Bauchdecken weich zu tasten sein.

F 86

Frage 15.19: Lösung C
Frage 15.20: Lösung B

Siehe Kommentar zu Frage 15.14 und 15.15.

15.4 Priapismus

Beim **Priapismus** liegt eine schmerzhafte, ungewollte Erektion vor, bei der nur das Corpus cavernosum beteiligt ist.
Falls innerhalb weniger Stunden keine spontane Abschwellung erfolgt, muß behandelt werden, um eine Schädigung des Corpus cavernosum zu vermeiden.
Beim **idiopathischen** Priapismus läßt sich keine direkte Ursache nachweisen.
Symptomatischer Priapismus kann vorkommen bei Leukämien, Sichelzellenanämie, bei neurogenen Erkrankungen wie Multipler Sklerose und bei Penistumoren. DD: ggf. Kavernitis.
Therapeutisch kann zunächst ein Versuch mit Tranquillantien und Kälteapplikation gemacht werden.
Eine Punktion des Corpus cavernosum kann die Symptomatik entscheidend bessern. Eine Anastomosierung des Corpus cavernosum mit der Vena saphena magna hat das beste Resultat.
Ohne Therapie kommt es zur irreversiblen Schädigung des Schwellkörpers mit Unfähigkeit zur Erektion.

Frage 15.21: Lösung A

Unter Priapismus versteht man eine schmerzhafte Erektion des Penis, die länger als 2 h besteht. Eine verlängerte Erektion ruft eine venöse Stase in den Corpora cavernosa hervor, die Viskosität des Blutes nimmt zu. Durch ein gleichzeitig bestehendes Ödem der Trabekel kommt es zu einem Verschluß der abführenden venösen Gefäße. Erfolgt nicht **innerhalb von 24 h** ein operativer Eingriff, (Punktion der Corpora cavernosa, Shunt zwischen Corpora cavernosa und V. saphena magna), kommt es durch Fibrose der Trabekel und Zusammenbruch der arteriovenösen Versorgung zur **totalen Impotenz.**

F 84

Frage 15.22: Lösung C

Besteht der Priapismus bereits seit 24 Stunden, so besteht hochgradige Gefahr der **Impotentia coeundi,** weil eine zunehmende irreversible Schädigung des Schwellkörpers (corpus cavernosum) mit Unfähigkeit zur Erektion eintritt.
Zu (C)
Der operative Eingriff kann in einem Teil der Fälle noch Abhilfe schaffen: die Shunt-Operation ist die Anastomosierung des Corpus cavernosum mit der Vena saphena magna. Vor der Operation kann als nicht-konservative Behandlung die Punktion der Corpora cavernosa von der Glans penis ausgehend, durchgeführt werden.
Alle anderen Angaben sind zu konservativ und können die entstandene venöse Abflußstörung nicht beseitigen.

H 85

Frage 15.23: Lösung E

Siehe bitte Kommentar zu Frage 15.21.

F 86

Frage 15.24: Lösung E

Eine Dauererektion über mehr als 2 Stunden ist auf Priapismus verdächtig, insbesondere, wenn der Patient bereits über 40 Jahre alt ist und zudem keine sexuelle Sensation vorliegt. Typischerweise bleibt beim Priapismus die Miktionsfähigkeit erhalten, da ja nur das **Corpus cavernosum** betroffen ist, nicht jedoch das Corpus spongiosum; auch die Glans ist nicht beteiligt. Der Priapismus ist übrigens doch sehr selten.

15.7 Uroseptischer Schock

Der **uroseptische Schock** entsteht durch die **Endotoxinwirkung gramnegativer Erreger,** die aus dem Urogenitalsystem Anschluß an die Blutbahn erhalten haben, z. B. über eine Pyelonephritis oder nach operativen Eingriffen.
Es kann zum toxischen Herz-Kreislauf-Versagen kommen.
Klinisch kommt es zu **hohen Temperaturen**, Leukozytose, Bakteriurie und Leukozyturie, Abfall des RR und HMV, die Herzfrequenz steigt. Unterschreitet der Blutdruck einen Wert von etwa 70 mmHg, so versagt die Niere: Oligo/Anurie.
Wegen der hohen Mortalität muß bei Patienten mit urologischen Leiden wie Harnwegsobstruktionen und Harnwegsinfekten bereits bei den ersten Anzeichen die Therapie eingeleitet werden: Urin- und Blutabnahme gleich bei Auftritt des fieberhaften Infekts, Untersuchung auf Erreger und Resistenzbestimmung, sofortige Einleitung der Antibiotikabehandlung z. B. Gentamycin, oft kombiniert mit einem Penizillin- oder Cephalosporinpräparat. Die Abdeckung erfolgt also möglichst breit.
Kann der generalisierte Infekt nicht kupiert werden, können oft auch intensivmedizinische Maßnahmen das Krankheitsbild nicht mehr beherrschen.

Frage 15.25: Lösung A

Die Urosepsis ist häufig Folge von obstruktiven Harnwegsinfekten. Durch die Nephrolithiasis kommt es über Harnstauung oft zur akuten Pyelonephritis, von wo aus es zur Bakteriämie mit Fieber und Schüttelfrost kommt.
Der uroseptische Schock stellt eine lebensbedrohliche Komplikation dar, so daß jeder Verdacht auf eine Urosepsis die sofortige Klinikeinweisung erfordert, da die Prognose bei frühzeitig einsetzender Behandlung entscheidend besser ist.

Frage 15.26: Lösung B

Unter Urosepsis versteht man eine Sepsis oder einen septischen Schock, der vom Urogenitalsystem ausgeht.
Durch die Harnabflußstörung kommt es gehäuft zur Infektion der ableitenden Harnwege.
Die Verknüpfung ist falsch.

Frage 15.27: Lösung A

Außer Proteus werden auch E. coli und Klebsiellen häufig als Erreger des uroseptischen Schocks gefunden. Die gramnegativen Erreger sind durch ihr Endotoxin sehr gefährlich (Verbrauchskoagulopathie).

F 86

Frage 15.28: Lösung E

Alle Angaben treffen zu.
Zu (1)
Schüttelfrost paßt zum Frühstadium des uroseptischen Schocks. Nach mehreren Stunden kommt es dann zu den Angaben unter (2) bis (4).
Durch Hypotonie und Hypoxie entsteht die Azidose.
Die Thrombozytopenie entsteht im Rahmen der Verbrauchskoagulopathie.

Literaturverzeichnis

Alken CE (1973) Klinische Urologie. Thieme, Stuttgart
Alken CE, Sökeland J (1983) Urologie. Thieme, Stuttgart
Altwein JE (1979) Urologie. Enke, Stuttgart
Eder M, Gedigk P (1984) Lehrbuch der Allgemeinen Pathologie und der Pathologischen Anatomie. Springer, Berlin Heidelberg New York
Harnack G-A (1980) Kinderheilkunde. Springer, Berlin Heidelberg New York
Krupp MA, Chatton MJ, Margen S, et al Diagnose und Therapie in der Praxis. Springer, Berlin Heidelberg New York; jetzt Huhnstock et al (1984)
Löhr E, et al (1976) Atlas der urologischen Röntgendiagnostik. Schattauer, Stuttgart New York
Müller F, Seifert O (1975) Taschenbuch der medizinisch-klinischen Diagnostik. Bergmann, München. Neuauflage in Vorbereitung
Pschyrembel W (1982) Klinisches Wörterbuch. de Gruyter, Berlin New York

Bildanhang

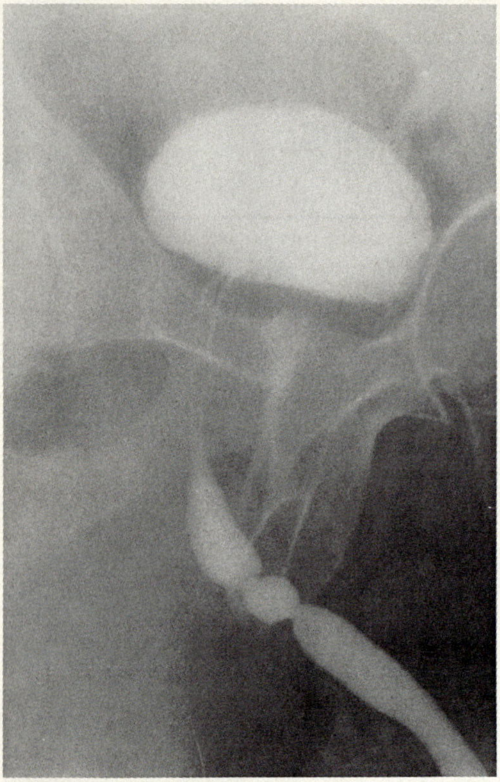

Abb. 1
zur Frage 3.6, Seite 8

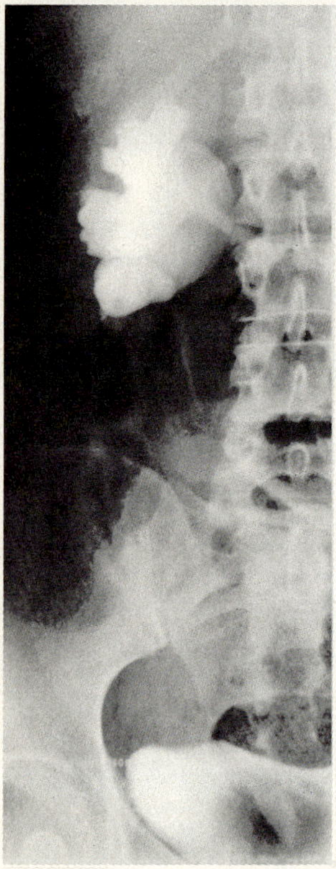

Abb. 2 zur Frage 3.9, Seite 9

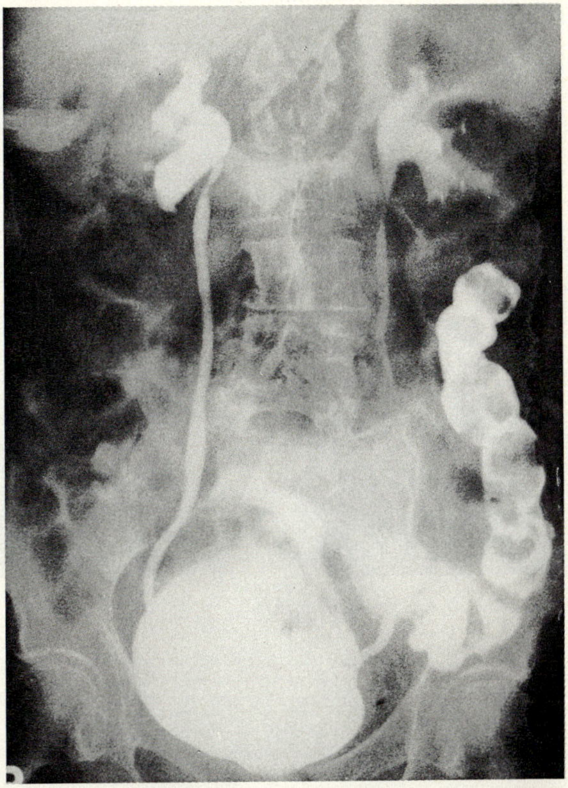

Abb. 3 zur Frage 3.10,
Seite 9

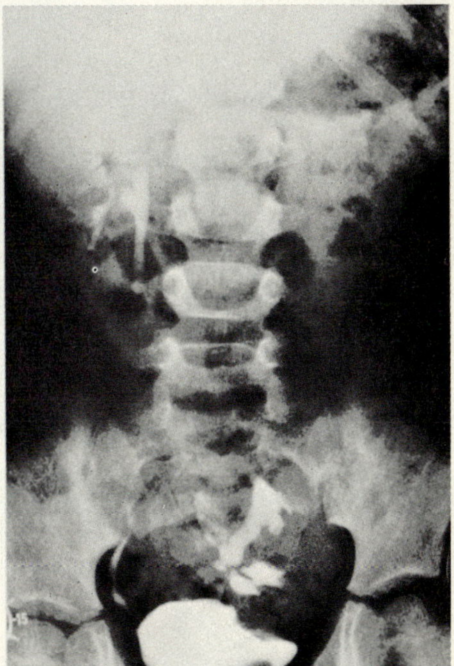

Abb. 4 zur Frage 3.11,
Seite 9

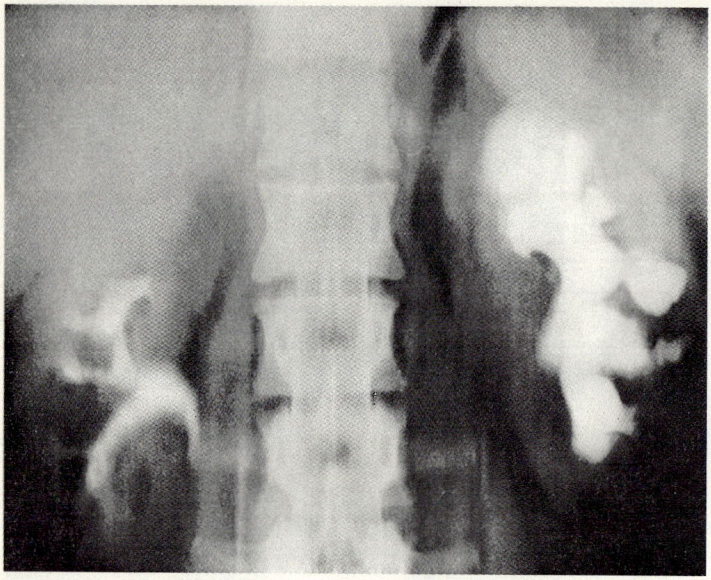

Abb. 5 zur Frage 3.12,
Seite 9

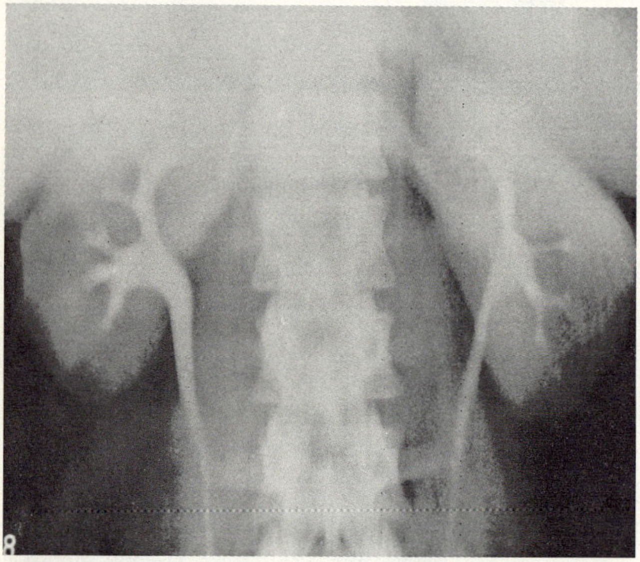

Abb. 6 zur Frage 3.13,
Seite 9

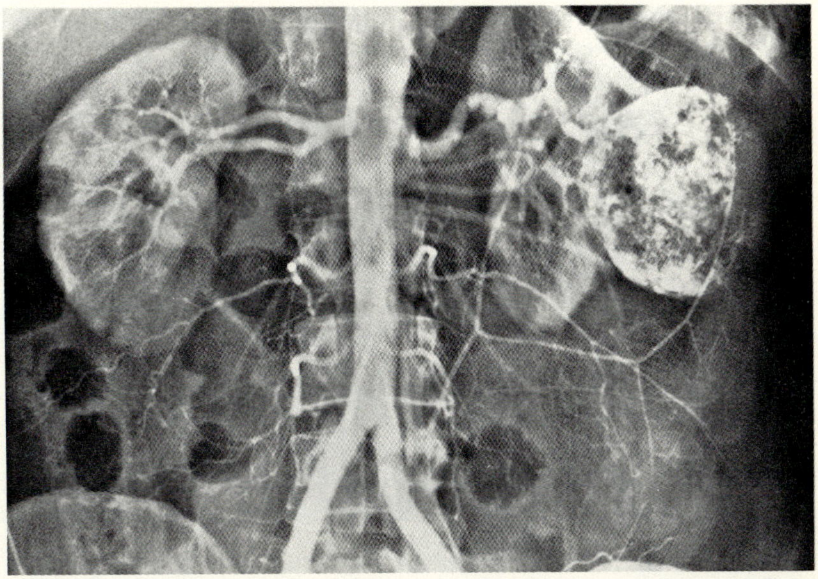

Abb. 7 zur Frage 3.16,
Seite 10

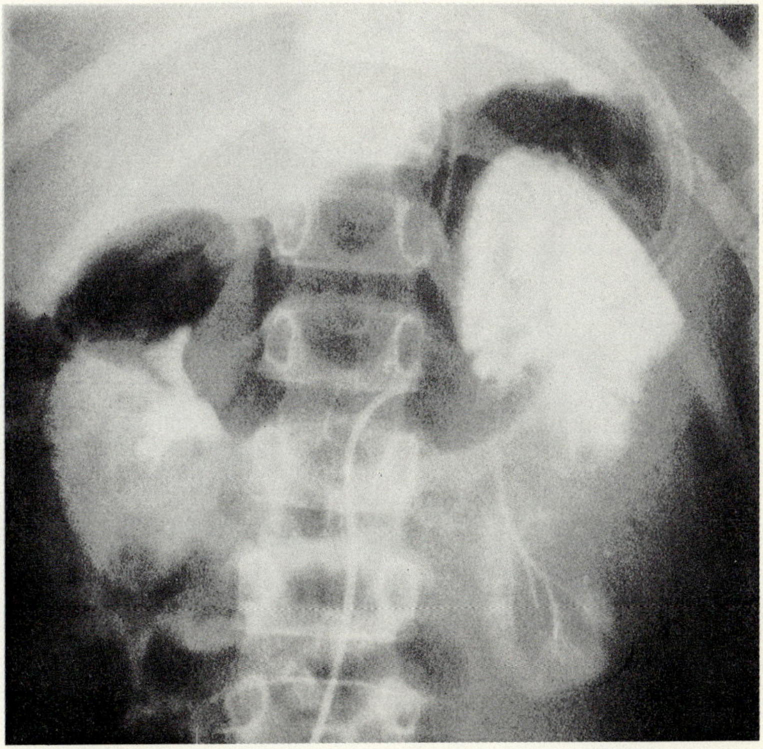

Abb. 8 zur Frage 3.19,
Seite 10

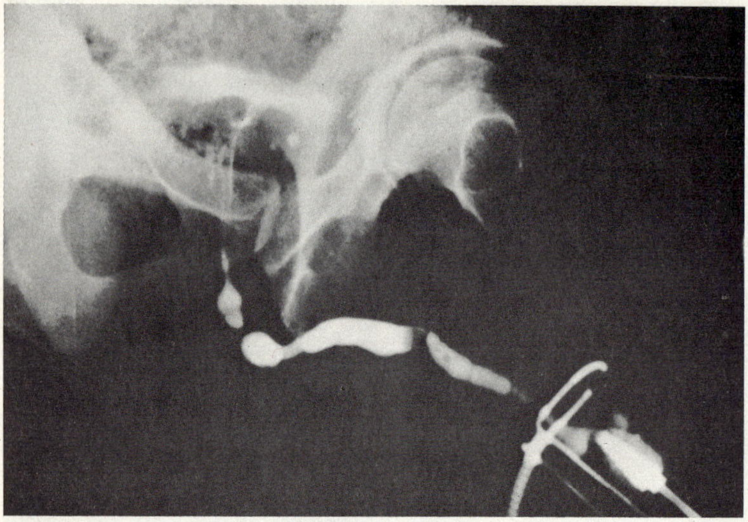

Abb. 9 zur Frage 3.20, Seite 10

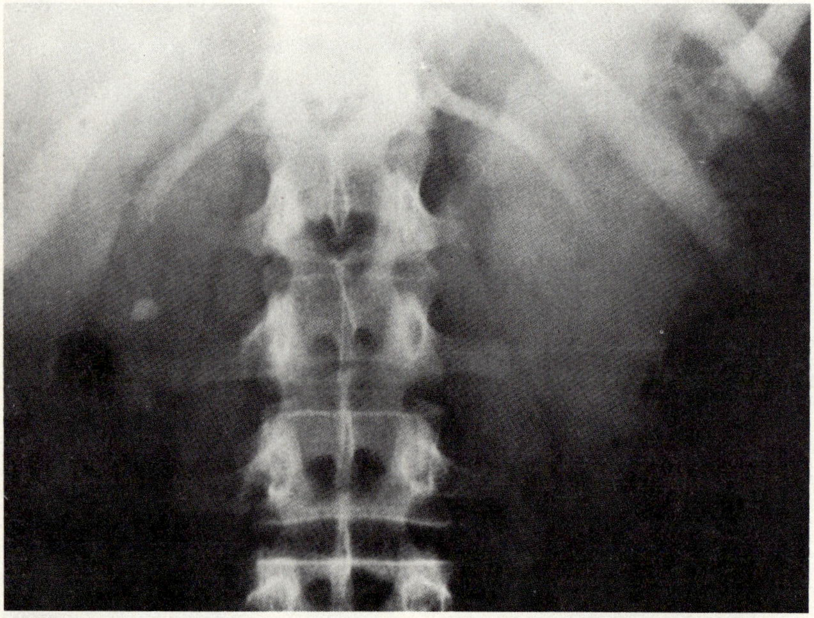

Abb. 10 zur Frage 3.22, Seite 11

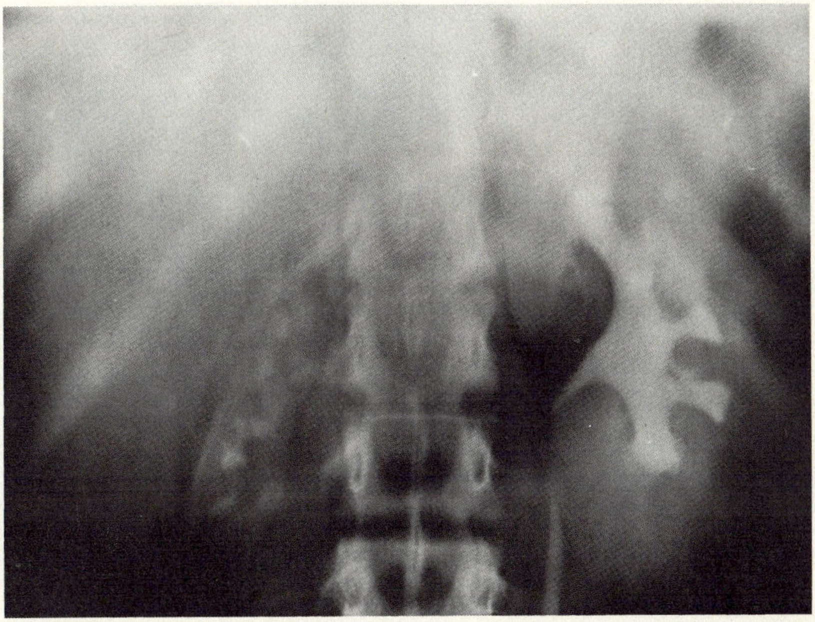

Abb. 11 zur Frage 3.22,
Seite 11

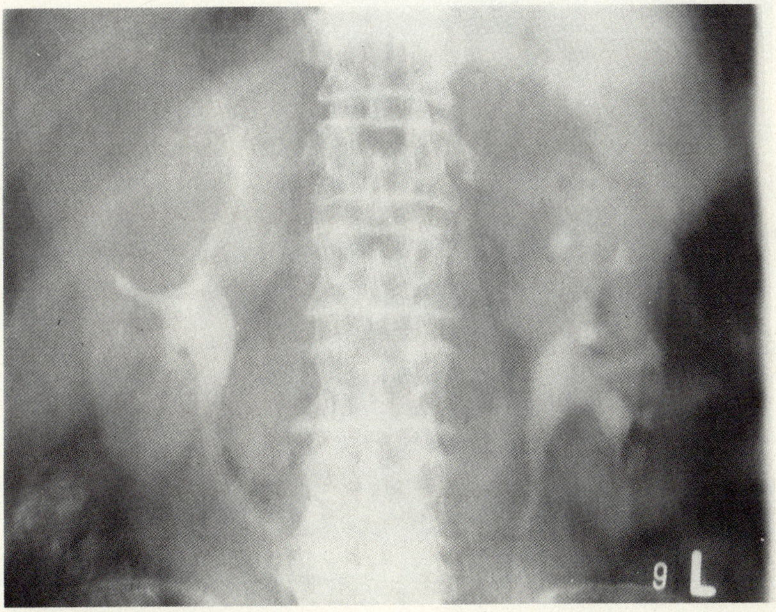

Abb. 12 zur Frage 3.25,
Seite 11

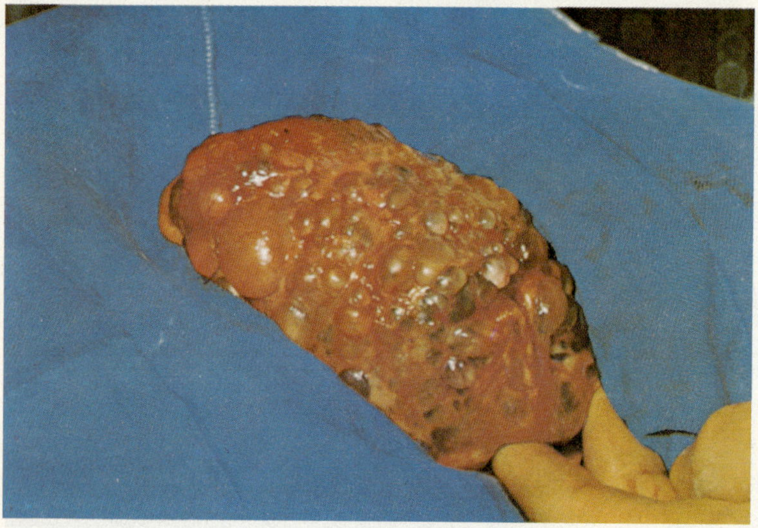

Abb. 13 zur Frage 5.2, Seite 14

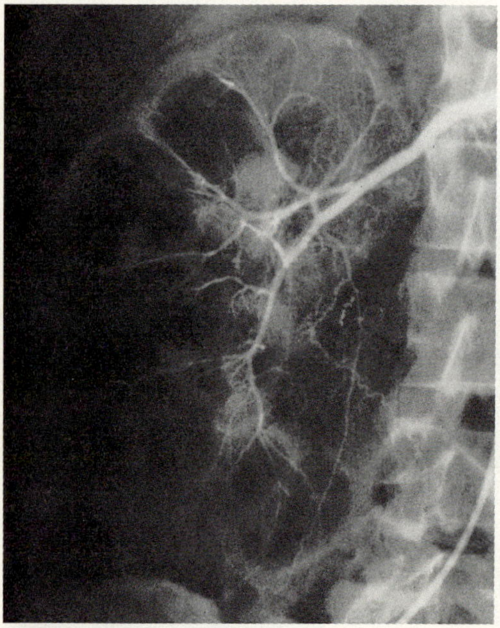

Abb. 14 zur Frage 5.12, Seite 15

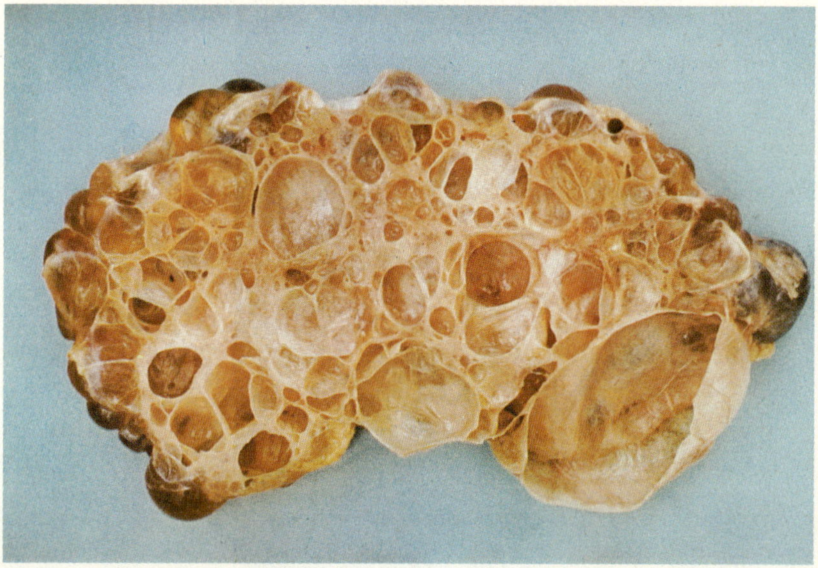

Abb. 15 zur Frage ~~5.14~~, Seite 15
5.13

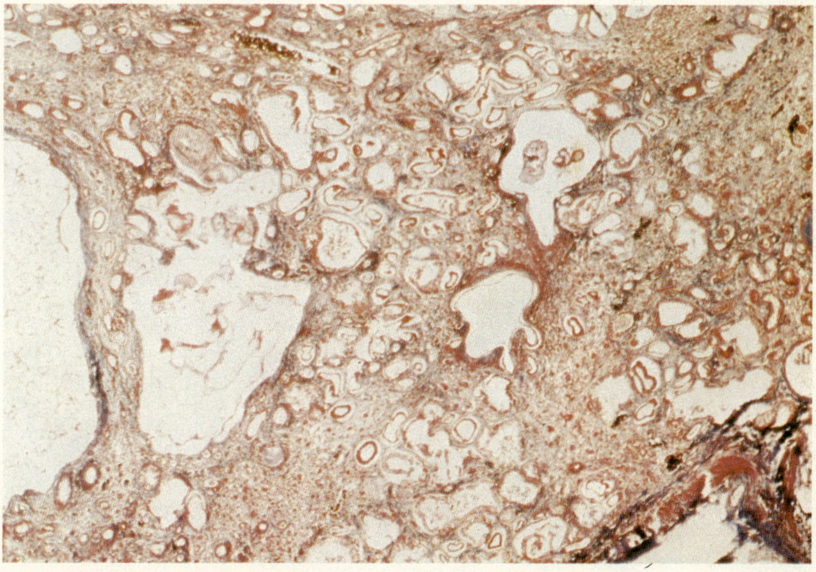

Abb. 16 zur Frage ~~5.14~~, Seite 15
5.13

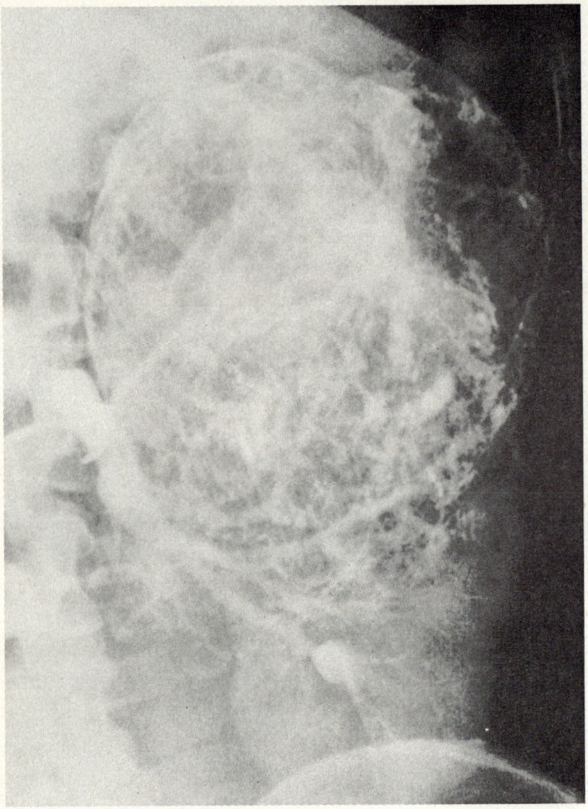

Abb. 17 zur Frage 7.4,
Seite 24

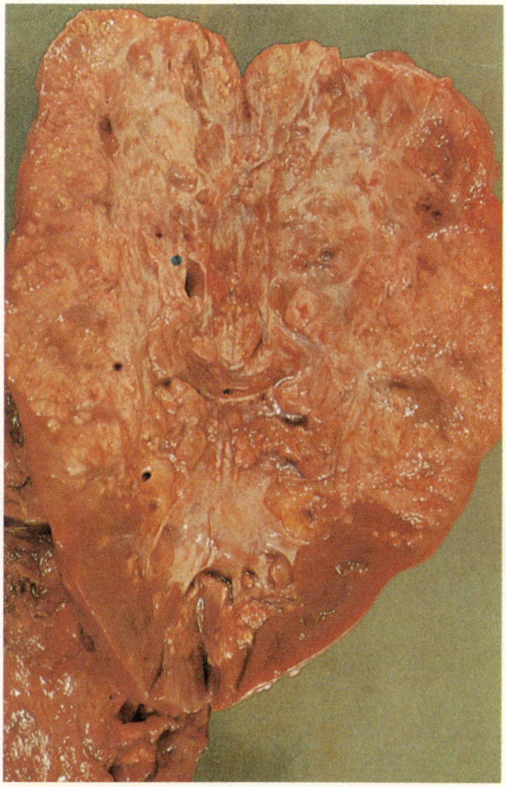

Abb. 18 zur Frage 7.9,
Seite 25

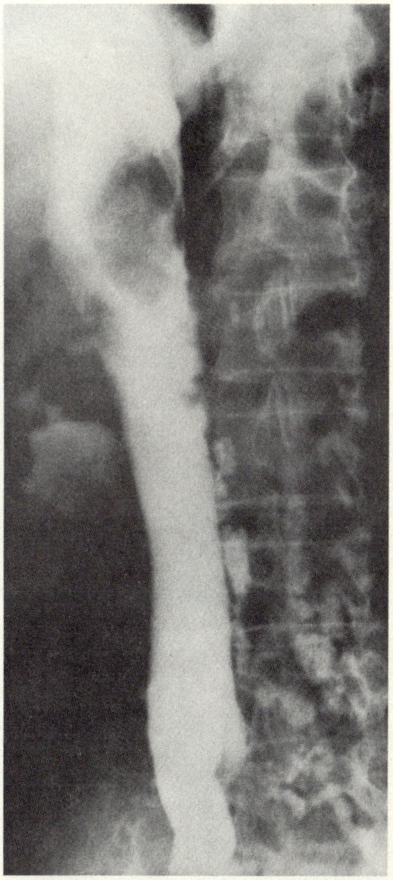

Abb. 19 zur Frage 7.11,
Seite 25

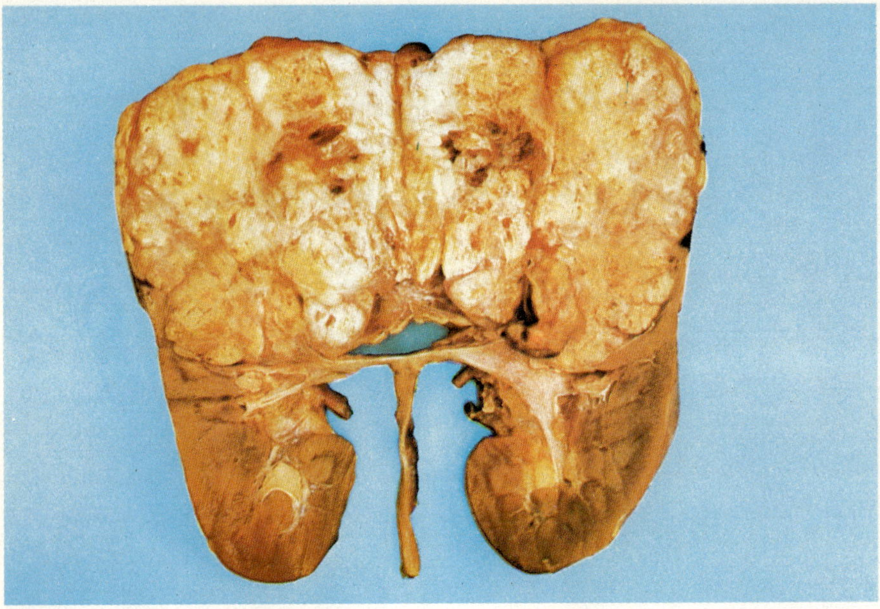

Abb. 20 zur Frage 7.14, Seite 26

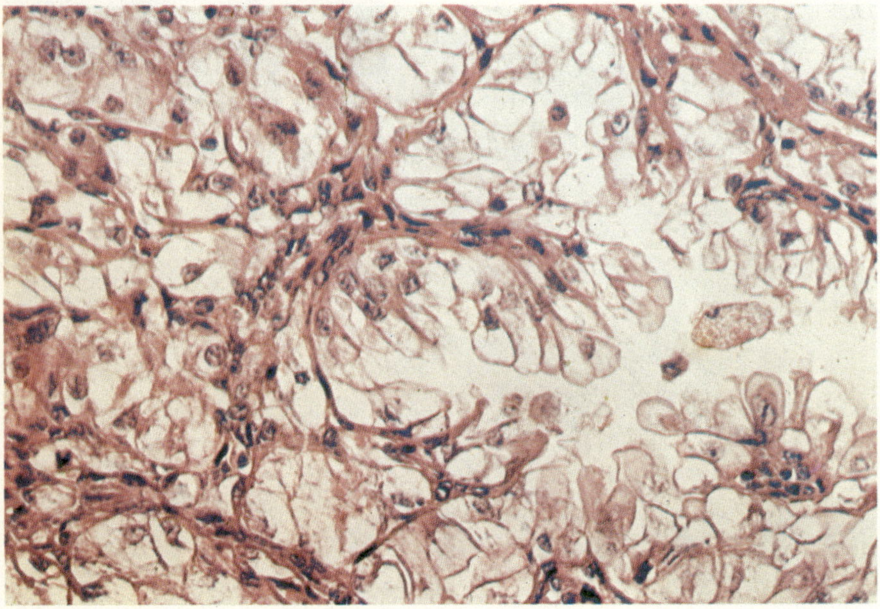

Abb. 21 zur Frage 7.14, Seite 26

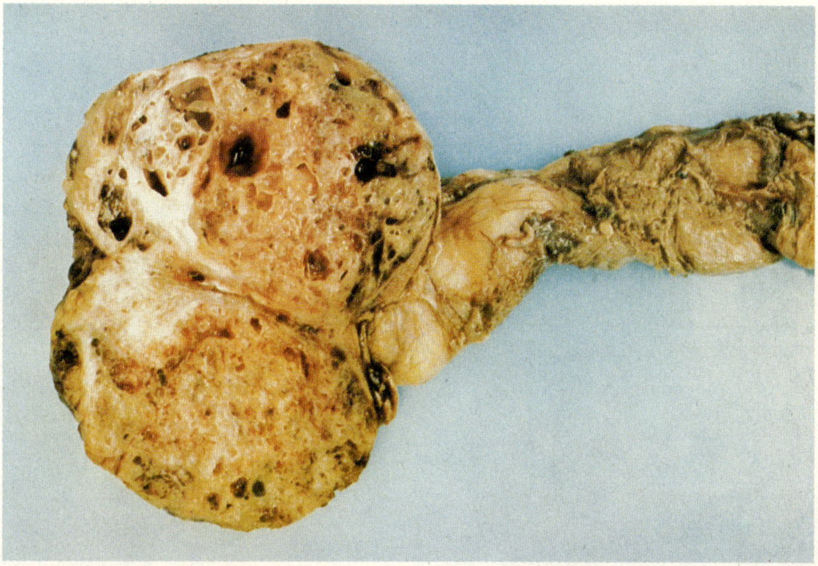

Abb. 22 zur Frage ~~7.74~~, Seite 34
7.72

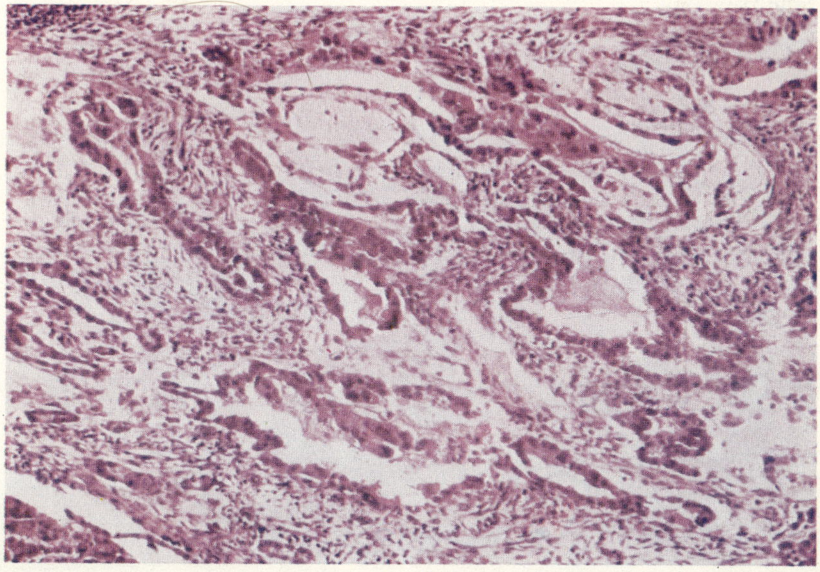

Abb. 23 zur Frage ~~7.44~~, Seite 34
7.72

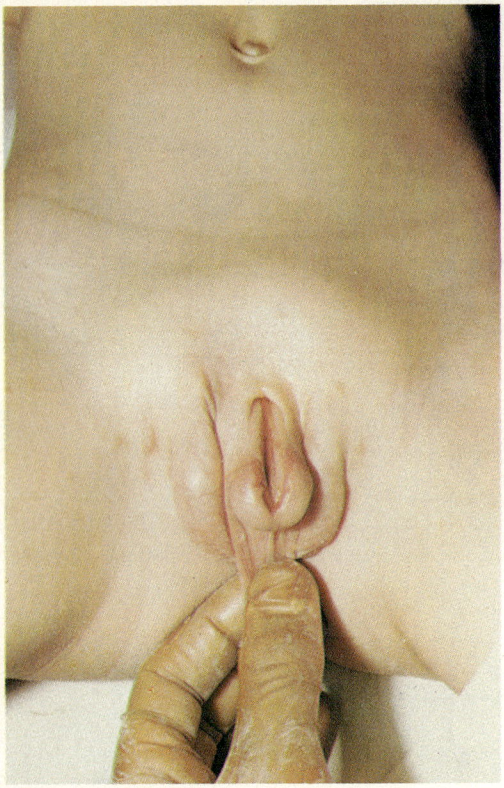

Abb. 24 zur Frage 12.2,
Seite 51

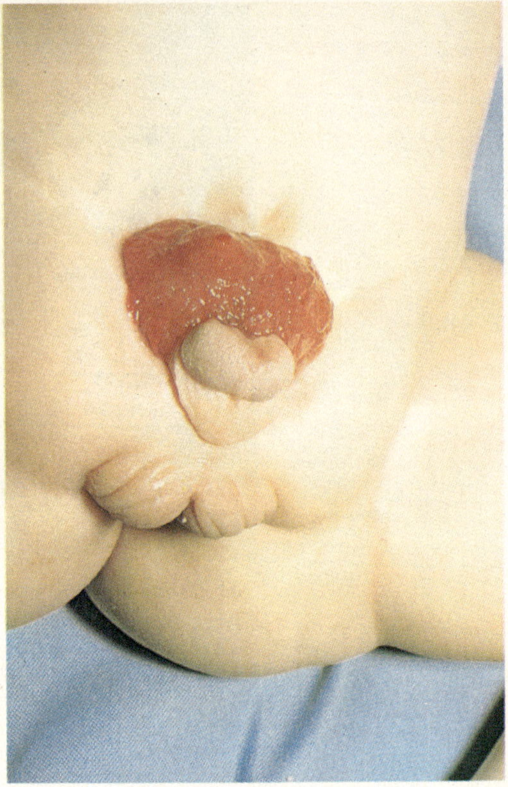

Abb. 25 zur Frage ~~12.26~~, 12.6
Seite ~~55~~ 52

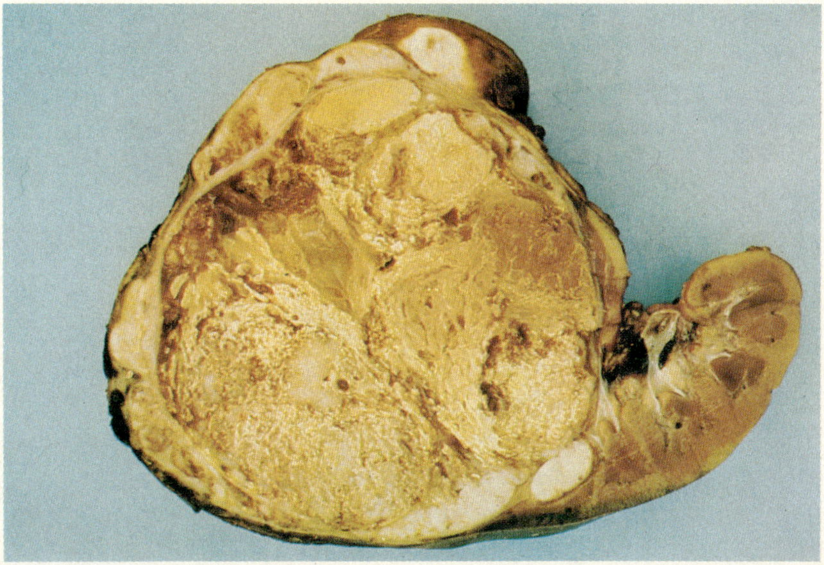

Abb. 26 zur Frage 12.34, Seite 56

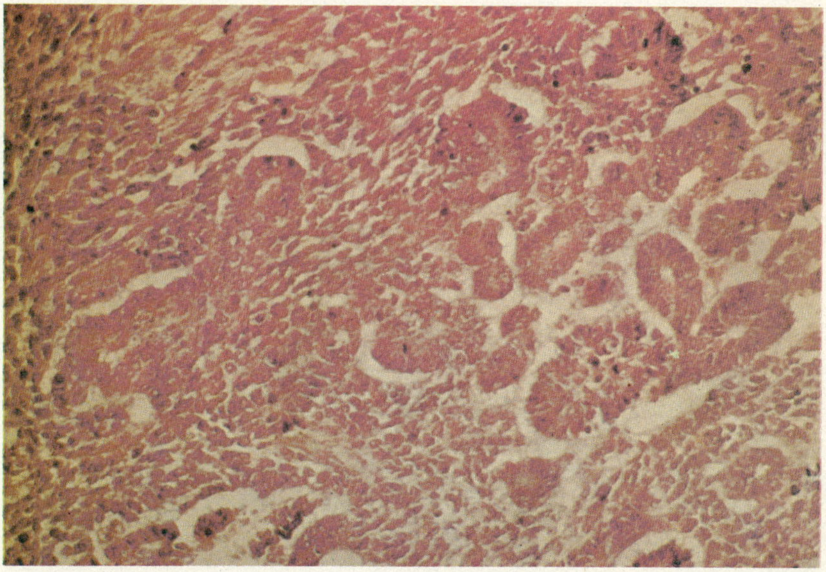

Abb. 27 zur Frage 12.34, Seite 56

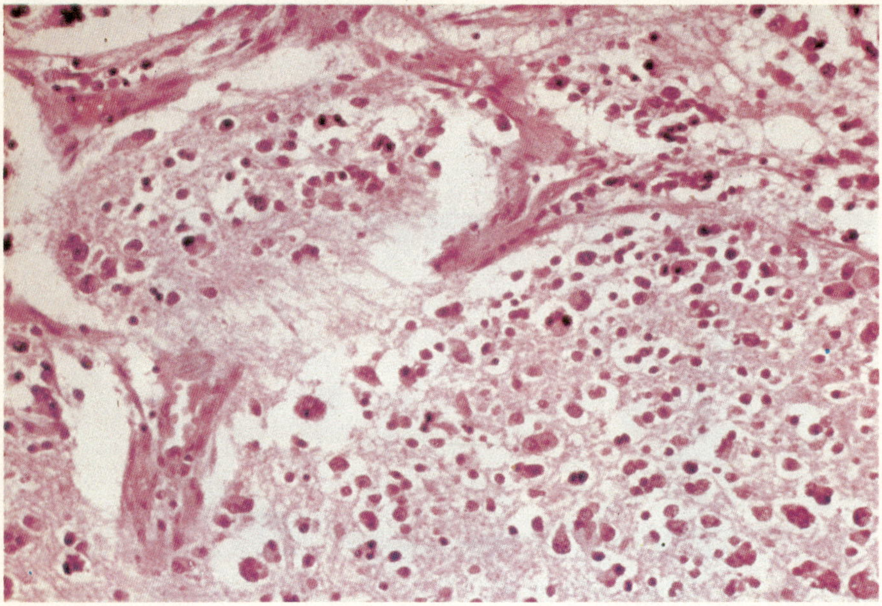

Abb. 28 zur Frage 12.36, Seite 57

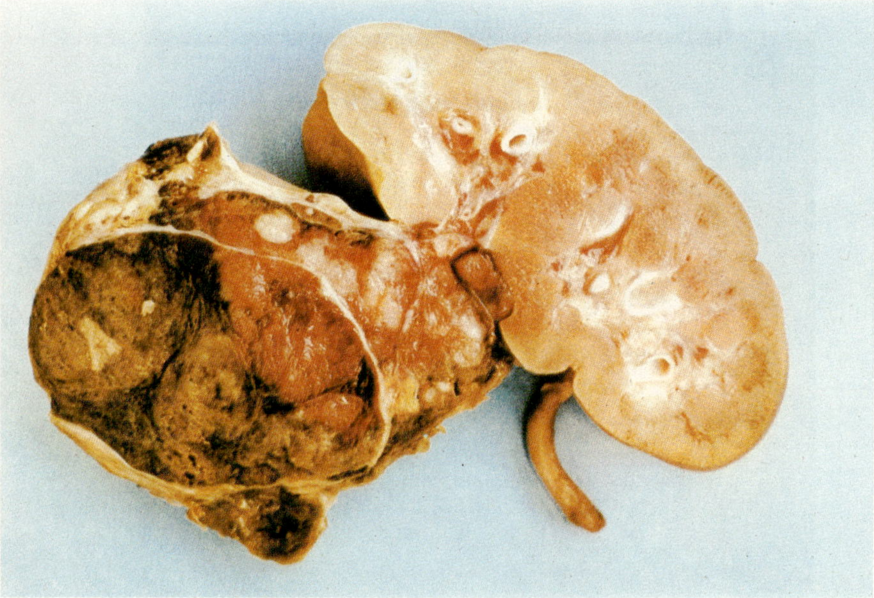

Abb. 29 zur Frage 12.36, Seite 57

Anhang I
Examen Herbst 1986
Fragen

1 Pathomechanismen, allgemeine Symptomatologie und Prinzipien der Therapie

1.1 Niereninsuffizienz

H 86

1.21 Welche Aussage trifft **nicht** zu?

Das akute Nierenversagen

(A) bedeutet eine kritische Einschränkung der Nierenfunktion
(B) kann Folge eines hypovolämischen Schocks sein
(C) ist eine prognostisch ungünstige Komplikation einer Sepsis
(D) kann im Stadium der kompensierten Retention ohne klinische Zeichen der Niereninsuffizienz verlaufen
(E) erfordert eine bilanzierte Flüssigkeitszufuhr

H 86

1.22 Die fortgeschrittene chronische Niereninsuffizienz ist u. a. durch eine metabolische Azidose gekennzeichnet,

weil

bei chronischer Niereninsuffizienz mit Einschränkung des Glomerulumfiltrats u. a. die Ammoniakausscheidung der Niere vermindert ist.

2 Urologische Leitsymptome

2.1 Veränderte Harnausscheidung und Miktionsstörung

H 86

2.20 Das Symptom „Pollakisurie" kann Ausdruck sein eines (einer)

(1) akuten Zystitis
(2) Prostataadenoms
(3) Harnröhrenstenose
(4) Blasentumors

(A) nur 1, 2 und 3 sind richtig
(B) nur 1, 2 und 4 sind richtig
(C) nur 1, 3 und 4 sind richtig
(D) nur 2, 3 und 4 sind richtig
(E) 1–4 = alle sind richtig

3 Urologische Diagnostik

3.3 Radiologische Verfahren

H 86

3.34 Im Ausscheidungsurogramm findet sich eine kleine Niere links bei normalgroßer Niere rechts. Über die Leistungsfähigkeit dieser kleinen Niere gibt am besten Auskunft:

(A) Sonographie
(B) endogene Kreatininclearance
(C) Nierenfunktionsszintigraphie
(D) Übersichtsaortographie
(E) selektive Angiographie

H 86

3.35 Als Ursache(n) für eine im Urogramm erkennbare Aussparung im Kontrastbild des Nierenhohlsystems kommt (kommen) in Frage:

(1) Nierenbeckenstein (kontrastarm)
(2) Blutkoagel
(3) Detritus (z. B. abgestoßene Papilla renalis)

(A) nur 1 ist richtig
(B) nur 1 und 2 sind richtig
(C) nur 1 und 3 sind richtig
(D) nur 2 und 3 sind richtig
(E) 1–3 = alle sind richtig

1.21 D 1.22 A 2.20 E 3.34 C 3.35 E

6 Entzündungen

6.1 Niere und Nierenhüllen

H 86

6.44 Folgende Faktoren können die Entstehung einer chronischen Pyelonephritis begünstigen:

(1) Prostataadenom mit Harnverhaltung
(2) Schwangerschaft
(3) Diabetes mellitus
(4) Gichtnephropathie
(5) Nephrolithiasis

(A) nur 1 und 3 sind richtig
(B) nur 1 und 5 sind richtig
(C) nur 4 und 5 sind richtig
(D) nur 2, 4 und 5 sind richtig
(E) 1-5 = alle sind richtig

6.4 Prostata, Samenblasen und Harnröhre

H 86

6.45 Als Ursache der unspezifischen granulomatösen Prostatitis gilt/gelten:

(A) Sekret, das aus der Lichtung geschädigter Drüsen in das Stroma austritt
(B) Immunkomplexe bei Drogenallergie
(C) Mumpsviren bei Parotitisepidemien
(D) Spirochäten im Tertiärstadium der Syphilis
(E) Begleitreaktion beim latenten Prostatakarzinom

6.2 Blase

6.3 Harnwegsinfektionen

H 86

6.46 Eine Leukozyturie (mehr als 20×10^6 Leukozyten/l) ohne Nachweis von Bakterien schließt aus, daß das Krankheitsbild „Zystitis" vorliegt,

weil

sich bei der Zystitis immer eine signifikante Bakteriurie nachweisen läßt.

7 Tumoren

7.6 Prostata

H 86

7.112 Ein T_0-Karzinom der Prostata ist

(A) ein nach Adenomoperation im Operationsmaterial als Zufallsbefund entdecktes Karzinom, das bei der präoperativen rektalen Palpation nicht tastbar war
(B) ein bei rektaler Palpation tastbarer, isolierter kleiner Knoten der Prostata
(C) eine bei rektaler Palpation tastbare Infiltration der Prostata
(D) eine bei rektaler Palpation tastbare Infiltration über die Prostata-Organgrenzen hinaus
(E) ein Karzinom, das die Prostata mit der Umgebung fixiert

7.3 Blase

H 86

7.113 Für die Verlaufsbeobachtung nach der Elektroresektion des Harnblasenkarzinoms ist (sind) welche Untersuchung(en) am wichtigsten?

(A) Zystoskopie und Urinzytologie
(B) Röntgenuntersuchung der Harnblase
(C) Sonographie der Harnblase
(D) pedale Lymphographie
(E) Blutuntersuchung (BSG, Elektrophorese, Bestimmung der harnpflichtigen Substanzen)

Antwort	Aussage 1	Aussage 2	Verknüpfung
A	richtig	richtig	richtig
B	richtig	richtig	falsch
C	richtig	falsch	–
D	falsch	richtig	–
E	falsch	falsch	–

6.44 E 6.45 A 6.46 E 7.112 A 7.113 A

7.1 Nierenparenchym

H 86

7.114 Der Nachweis einer Solitärmetastase in der Lunge verbietet es im typischen Falle nicht, den Primärtumor „hypernephroides Nierenkarzinom" operativ zu entfernen,

weil

die Metastasen des hypernephroiden Nierenkarzinoms nach operativer Entfernung des Primärtumors auf eine zytostatische Therapie sehr gut ansprechen und sich aufgrund dieser Behandlung vollständig zurückbilden.

H 86

7.115 Die folgenden Angaben beziehen sich auf die Aufgaben Nr. 7.115 und 7.116.

Bei einem 65 Jahre alten Mann wird eine Makrohämaturie festgestellt. Die bei der Nephrektomie entfernte Geschwulst ist in Abbildung Nr.20 des Bildanhangs dargestellt, im histologischen Schnitt in Abbildung Nr. 21 des Bildanhangs.

Welche Diagnose trifft zu?

(A) Lipom der Niere
(B) Metastase eines Nebennierenrindenkarzinoms
(C) Adenokarzinom der Niere
(D) Lymphogranulom der Niere
(E) embryonales Nephroblastom

H 86

7.116 Welche Voraussage über den weiteren Verlauf hat die größte Wahrscheinlichkeit für sich?

(A) Die baldige Entstehung einer globalen Niereninsuffizienz ist zu erwarten, weil diese Nierengeschwulst fast immer beidseitig entsteht
(B) Der weitere Verlauf wird durch zusätzliche, meist schwerwiegende Fehlbildungen ungünstig beeinflußt
(C) Metastasen entstehen selten und spät
(D) Die 10 Jahres-Überlebensrate liegt bei annähernd 100%
(E) Die 10 Jahres-Überlebensrate dürfte mit etwa 20 bis 25% anzusetzen sein

H 86

7.117 Ein 25jähriger Student sucht den Hausarzt auf, da er seit etwa 4 Wochen eine Schwellung des rechten Hodens bemerkte.
Bei der Untersuchung findet sich ein nicht druckschmerzhafter gegenüber links deutlich vergrößerter Testis mit vermehrter Konsistenz. Das Skrotum ist nicht geschwollen. In der Leistengegend keine tastbaren Lymphknoten. Diaphanoskopie negativ. Der Patient wurde nicht gegen Tuberkulose schutzgeimpft.

Es handelt sich am ehesten um

(A) Skrotalhernie
(B) Tuberkulose des Nebenhodens
(C) Nebenhoden- bzw. Samenstrangzyste
(D) malignen Hodentumor
(E) Varikozele

8 Urolithiasis

8.2 Ätiologie und Pathogenese

H 86

8.34 Bei der distalen renal-tubulären Azidose findet sich häufig eine Nephrolithiasis (Calciumphosphat- oder Oxalatsteine),

weil

die distale renal-tubuläre Azidose (RTA Typ I) mit einer Hypokaliämie einhergeht.

8.4 Harnleiterstein

H 86

8.35 Eine 22jährige Patientin hat seit zwei Tagen mäßiggradige kolikartige Beschwerden und weist eine Mikrohämaturie auf. Ursächlich für diese Symptomatik ist ein prävesikaler, reiskorngroßer Harnleiterstein.

Die Therapie der ersten Wahl bei der Patientin ist:

(A) Ureterolithotomie
(B) Spasmoanalgesie und Diuresesteigerung
(C) Harnleiterverweilschlinge
(D) Alkalisierung des Harns
(E) Abwarten, keine weiteren Maßnahmen

7.114 C 7.115 C 7.116 E 7.117 D 8.34 B 8.35 B

9 Verletzungen

9.5 Komplikationen

H 86

9.21 Bei der Beckenfraktur ist die intraperitoneale Blasenruptur die häufigste Komplikation,

weil

bei der Beckenfraktur Knochenfragmente die Harnblase verletzen können.

11 Fertilitätsstörungen, Sterilisierung

H 86

11.13 Welche Untersuchungen spielen in der Diagnostik von Fertilitätsstörungen des Mannes eine Rolle?

(1) Spermiogramm
(2) Bestimmung von FSH im Serum
(3) Bestimmung von Testosteron im Serum
(4) Bestimmung von LH im Serum
(5) Hodenbiopsie

(A) nur 1 und 3 sind richtig
(B) nur 1, 2 und 3 sind richtig
(C) nur 1, 3 und 4 sind richtig
(D) nur 2, 4 und 5 sind richtig
(E) 1-5 = alle sind richtig

12 Urologische Erkrankungen im Kindesalter

12.1 Kongenitale Fehlbildungen

H 86

12.38 Ein 18jähriges Mädchen ist seit seiner Geburt tags und nachts harnnaß, hat aber einen normalen Miktionsrhythmus.

Es handelt sich am ehesten um:

(A) hintere Urethralklappen
(B) Streßinkontinenz
(C) große Blasen-Scheiden-Fistel
(D) heterotope Uretermündung
(E) Harnblasendivertikel

12.5 Ureterozele

H 86

12.39 Die ektope Ureterozele bei Doppelniere

(1) entsteht bei Mädchen durch Senkung der hinteren Harnröhrenwand
(2) prolabiert bei Mädchen gelegentlich vor das Ostium urethrea externum
(3) ist eine zystische Erweiterung des intravesikalen Harnleiteranteils
(4) kann beim Kind die Blasenkapazität einschränken
(5) wird vorwiegend konservativ behandelt

(A) nur 1 und 2 sind richtig
(B) nur 1 und 5 sind richtig
(C) nur 2, 3 und 4 sind richtig
(D) nur 2, 4 und 5 sind richtig
(E) nur 3, 4 und 5 sind richtig

Antwort	Aussage 1	Aussage 2	Verknüpfung
A	richtig	richtig	richtig
B	richtig	richtig	falsch
C	richtig	falsch	–
D	falsch	richtig	–
E	falsch	falsch	–

9.21 D 11.13 E 12.38 D 12.39 C

13 Urologische Erkrankungen der Frau

H 86

13.13 Die einseitige postoperative Harnleiter-Scheiden-Fistel mit isolateraler Stauung der ableitenden oberen Harnwege sollte ohne weitere Behandlungsmaßnahme mindestens 3 Monate abwartend beobachtet werden,

weil

die weitaus meisten postoperativen Harnleiter-Scheiden-Fisteln innerhalb von 3 Monaten nach ihrer Entstehung komplikationslos spontan abheilen.

13.3 Inkontinenz

H 86

13.14 Bei der motorischen Urge-Inkontinenz kommt es zu unwillkürlichem, aktivem Urinabgang,

weil

bei der motorischen Urge-Inkontinenz unwillkürliche, ungehemmte Detrusorkontraktionen einen Harnabgang bewirken.

15 Urologische Notfallsituationen

15.4 Priapismus

H 86

15.29 Die operative Behandlung des Priapismus ist in jedem Falle kontraindiziert,

weil

fibrinolytische Therapie und Heparinisierung bei den mit Priapismus eingewiesenen Patienten regelmäßig ausreichen, den Priapismus schnell und unter Erhaltung der Potentia coeundi zu beseitigen.

H 86

15.30 Ein 41jähriger Patient ist seit 8 Stunden bewußtlos (Koma Stadium II) und wird zunehmend motorisch unruhig. Druck auf das Abdomen verstärkt die Unruhe und löst Abwehrreaktionen aus.

Woran ist bei dieser Reaktion des Patienten in erster Linie zu denken?

(A) Tetanus
(B) Alkohol-Entzugsdelir
(C) Beckenvenenthrombose
(D) maximal gefüllte Harnblase
(E) Aneurysma dissecans der Bauchaorta

Antwort	Aussage 1	Aussage 2	Verknüpfung
A	richtig	richtig	richtig
B	richtig	richtig	falsch
C	richtig	falsch	–
D	falsch	richtig	–
E	falsch	falsch	–

13.13 E 13.14 A 15.29 E 15.30 D

Anhang I
Examen Herbst 1986
Kommentare

1 Pathomechanismen, allgemeine Symptomatologie und Prinzipien der Therapie

1.1 Niereninsuffizienz

H 86

Frage 1.21: Lösung D

Zu (A)
Das akute Nierenversagen stellt eine gefährliche Einschränkung der Nierenfunktion dar und bedarf der Krankenhausbehandlung.
Zu (B)
Häufig entsteht das akute Nierenversagen durch Unterschreiten eines kritischen Blutdruckwertes, unterhalb dessen die Niere nicht mehr perfundiert wird und ihre Funktion nicht mehr erfüllen kann.
Zu (C)
Tritt das akute Nierenversagen als Folge einer Sepsis auf, so handelt es sich um eine prognostisch ungünstige Komplikation, weil es sich dann um ein terminales Nierenversagen handeln kann.
Zu (D)
Das **akute** Nierenversagen verläuft in drei Stadien:
1. das oligurisch-anurische Stadium,
2. das kompensatorisch-polyurische Stadium (nicht wie in der Frage kompensierte Retention, was das zweite von 4 Stadien der chronischen Niereninsuffizienz darstellt),
3. schließlich kommt es in aller Regel zur allmählichen Normalisierung der Nierenfunktion mit Normalisierung der Laborparameter.

Zu (E)
Die bilanzierte Flüssigkeitszufuhr ist erforderlich, um eine Überwässerung oder Dehydrierung sowie Elektrolytstörungen wie z. B. eine gefährliche Hyperkaliämie oder Azidose zu vermeiden.

H 86

Frage 1.22: Lösung A

Die chronische Niereninsuffizienz kann in 4 Stadien eingeteilt werden:
Stadium I:
Latenzstadium mit noch ausreichender Nierenfunktion,
Stadium IIa:
Stadium der Kompensation mit verminderter GFR, aber normalem Kreatinin,
Stadium IIb:
Stadium der kompensierten Retention mit erhöhten Kreatininwerten bis 8 mg/100 ml = 700 µmol/l,
Stadium III:
Stadium der dekompensierten Retention mit Kreatininwerten bis 12 mg/100 ml = 1300 µmol/l,
Stadium IV:
Stadium der Urämie oder terminale Niereninsuffizienz.
Vor allem die Fähigkeit zur Ausscheidung von stickstoffhaltigen Stoffwechselendprodukten ist relativ früh eingeschränkt, während die Entgleisung des Säure-Basen-Haushalts erst im fortgeschrittenen Stadium auftritt.

2 Urologische Leitsymptome

2.1 Veränderte Harnausscheidung und Miktionsstörung

H 86

Frage 2.20: Lösung E

Unter Pollakisurie versteht man gehäuftes bzw. zu häufiges Wasserlassen. Sie findet sich als Symptom bei Harnwegsinfekten wie
Zu (1)
bei akuter Zystitis oder Urethritis sowie
Zu (2)
beim Prostataadenom. Hier kommt es zur Restharnbildung, die Harnblase läßt sich nicht mehr vollständig entleeren, die Miktionshäufigkeit nimmt zu, auch eine Nykturie kann sich daraus erklären. Durch die Restharnbildung wird das Angehen von Harnwegsinfektionen begünstigt.
Zu (3)
Eine Harnröhrenstenose verhindert den ungestörten Harnabfluß und neigt ebenfalls zu Infektionen.
Zu (4)
Der Blasentumor vermindert die Blasenkapazität. Durch Nekrotisierung kommt es nicht selten zur Begleitzystitis.
Vergleiche bitte auch Frage 2.9.

3 Urologische Diagnostik

3.3 Radiologische Verfahren

H 86

Frage 3.34: Lösung C

Zu (A)
Die Sonographie gibt gute Auskunft über Form, Größe und Lage der Nieren. Da hier keine Strahlenbelastung entsteht, ist die Methode der konventionellen Röntgenaufnahme eher vorzuziehen, also Methode der ersten Wahl.
Zu (B)
Die endogene Kreatininclearance würde die Leistungsfähigkeit beider Nieren beinhalten und eine Beurteilung nur einer Seite nicht ermöglichen. Daher wäre eine seitengetrennte Clearance zu fordern, um die Funktion der kleinen Niere abzuklären. Vor einer Nephrektomie muß festgestellt werden, wie die Leistung jeder einzelnen Niere ist.
Zu (C)
Über die Nieren**funktions**szintigraphie siehe bitte auch Frage **3.21** mit ausführlichem Kommentar.
Zu (D) und (E)
Die Übersichtsaortographie und die selektive Angiographie dienen der Darstellung der Gefäßversorgung bzw. der Gefäßverhältnisse und geben nur indirekt Auskunft über die Leistungsfähigkeit einer Niere.

H 86

Frage 3.35: Lösung E

Die Frage ist identisch mit der alten Frage 3.24. Vergleiche bitte den Kommentar zu dieser Frage. Auf die Fragen 3.3 und 3.22 mit den Abbildungen 10 und 11 wird ebenfalls hingewiesen.

6 Entzündungen

6.1 Niere und Nierenhüllen

H 86

Frage 6.44: Lösung E

Alle Angaben treffen zu. Die Frage ist weitgehend identisch mit der alten Frage 6.4.
Zu (1)
Ein Prostataadenom, das bereits zu einer Harnverhaltung geführt hat, kann über eine aszendierende Infektion, die von einer Zystitis ausgeht, über die Harnleiter die Niere(n) in Mitleidenschaft ziehen.
Zu (2)
In der Schwangerschaft bildet sich häufig mit zunehmendem Schwangerschaftsstadium ein Rückstau bis in die Nierenbecken. Dieser Aufstau kann durchaus physiologisch sein und bedarf per se keiner Behandlung, sollte jedoch sonographisch kontrolliert werden. Die Schwangerschaftshormone lockern zusätzlich den Urogenitaltrakt auf.
Zu (3)
Bei Diabetikern liegt ein um 2–3mal höheres Risiko vor, an einer chronischen Pyelonephritis zu erkranken.
Zu (4)
Auch die Gichtnephropathie gehört zu den signifikanten Risikofaktoren für die Entstehung einer chronischen Pyelonephritis.
Zu (5)
Nierensteine neigen über veränderte Abflußverhältnisse bis zur Obstruktion zum Angehen von Infekten. Ein circulus vitiosus entsteht, wenn die Infektion die Steinbildung fördert und vice versa. Dies ist z. B. bei Infektsteinen der Fall.

6.4 Prostata, Samenblasen und Harnröhre

H 86

Frage 6.45: Lösung A

Zu (A)
Die unspezifische granulomatöse Prostatitis stellt eine Sonderform der chronischen Prostatitis dar und findet sich in etwa 10% der Fälle mit chronischer Prostatitis. Sie ist für den Urologen insofern von Interesse, als sie klinisch vom Tastbefund her wie ein Prostatakarzinom imponiert. Die Abklärung kann daher nur durch Biopsie erfolgen. Durch das Eindringen von Erregern in die Drüsenzellen kann es zur Nekrose mit einer sekundären unspezifischen granulomatösen herdförmigen Prostatitis kommen.
Die Frage dürfte für Allgemeinmediziner etwas sehr speziell sein.

6.2 Blase

6.3 Harnwegsinfektionen

H 86

Frage 6.46: Lösung E

Bei dieser Frage wäre zuerst an eine „sterile Leukozyturie" zu denken, also an das Vorliegen eines spezifischen Infektes. Bei der Erstuntersuchung einer unklaren entzündlichen Harnwegsinfektion sollen mindestens 3 × Nachturin gesammelt und an das Labor eingeschickt werden zur Kultur bzw. zum Tierversuch. Auch eine Färbung nach Ziehl-Neelsen soll erfolgen.
Die Tuberkelbakterien sind für eine normale Kultur zu anspruchsvoll und gehen nur auf Spezialnährböden an. Vergleiche bitte auch die Fragen 6.12–6.19, 6.37, 6.39 und 6.41 sowie das Kapitel 6.6 Urogenitaltuberkulose.
Merke: Der Befall des Urogenitalsystems durch Tuberkelbakterien geht meist mit uncharakteristischen Beschwerden einher, z. B. kann eine therapierefraktäre Zystitis als „sterile Leukozyturie" vorliegen, wobei es sich um einen nur scheinbar sterilen Urin handelt, weil die Tuberkelbakterien eben auf den gewöhnlichen Nährböden nicht angehen. So kann eine Urogenitaltuberkulose leicht übersehen werden.

7 Tumoren

7.6 Prostata

H 86

Frage 7.112: Lösung A

Die Frage entspricht in ihren Aussagen (A) bis (E) der Stadieneinteilung des Prostatakarzinoms von T 0 bis T 4:
Zu (A) **Stadium T 0:** inzidentelles Karzinom, bei der rektalen Untersuchung nicht tastbar.
Zu (B) entspricht **Stadium T 1.**
Zu (C) Eine bei rektaler Palpation tastbare Infiltration der Prostata entspricht der Definition für **Stadium T 2.**
Zu (D) Eine bei rektaler Palpation tastbare Infiltration über die Prostata-Organgrenzen hinaus entspricht **Stadium T 3.**
Zu (E) Ein Karzinom, das die Prostata mit der Umgebung fixiert, ist ein Prostatakarzinom im **Stadium T 4.**
Für den Allgemeinmediziner ist wichtig, die Vorsorgeuntersuchung auch durchzuführen, da sie von den meisten Patienten kaum in Anspruch genommen wird. Fällt eine Verhärtung auf, so muß diese zur weiteren Abklärung Anlaß geben, also Überweisung oder Einweisung zum Urologen. Das Prostatakarzinom ist nach dem Lungentumor das häufigste Karzinom des älteren Mannes.

7.3 Blase

H 86
Frage 7.113: Lösung A

Zu (A)
Sowohl zur Prophylaxe als auch für die Verlaufsbeobachtung des Harnblasenkarzinoms ist die Zystoskopie und die Urinzytologie am wichtigsten. Vgl. bitte auch die Fragen 7.28 und 7.30.
Zu (B)
Durch Röntgenuntersuchung der Harnblase, insbesondere nach Kontrastmittelfüllung, läßt sich die Lage des Blasentumors durch seine Kontrastmittelaussparung feststellen.
Zu (C)
Mit einem qualitativ hochwertigen Sonographiegerät kann ein Blasentumor heute bereits genauer erkannt werden als mit der konventionellen Röntgenuntersuchung. Das Auflösungsvermögen und die Abgrenzbarkeit des Tumors, der sich deutlich gegen den als schwarze Flüssigkeit darstellenden Urin abhebt, sind bei der Sonographie erwähnenswert.
Zu (D)
Die pedale Lymphographie dient dem Staging.
Zu (E)
Die angegebenen Blutuntersuchungen BSG, Elektrophorese, Bestimmung der harnpflichtigen Substanzen gehören ebenfalls zur Routinediagnostik.
Vergleiche bitte auch den Lerntext 7.3 Blase.

7.1 Nierenparenchym

H 86
Frage 7.114: Lösung C

Hypernephroide Nierenkarzinome (besser Adenokarzinome der Niere) metastasieren häufig in die Lunge oder in das Skelett. Beim Vorliegen einer Solitärmetastase liegt noch ein relativ günstiger Sachverhalt vor, da ja versucht werden kann, sowohl den Primärtumor als auch die Metastase zu entfernen, Operabilität vorausgesetzt. Es empfiehlt sich die radikale Tumornephrektomie, die sich von einer einfachen Nephrektomie unterscheidet, sowie die Entfernung der vorliegenden Solitärmetastase. Der Patient wird dann in der Tumorsprechstunde regelmäßig nachuntersucht.
Bei multiplen Metastasen ist die Tumornephrektomie nicht mehr indiziert (schwerwiegender Eingriff, geringe Lebenserwartung). Bisher gibt es noch keine wirksame Chemotherapie gegen das „Hypernephrom".
Bei inoperablen Patienten kann die betroffene Niere über die Nierenarterie embolisiert werden: Tumorembolisation. Vergleiche bitte auch die Fragen 7.8, 7.11 und 7.15.

H 86
Frage 7.115: Lösung C
H 86
Frage 7.116: Lösung E

Gemeinsamer Kommentar

Die gleichen Abbildungen wurden bereits zu der alten Frage 7.14 gezeigt (im Herbst-Examen 84) mit einem anderen Text. Die große Raumforderung ist gut zu erkennen, desweiteren erkennt man Blutungen und Nekrosen. Das graue, blaß gelbliche Aussehen mit Blutungsherden ist typisch für das Adenokarzinom der Niere.
Auch im Ultraschallbild läßt sich die Diagnose aufgrund des typischen seenartigen, landkartenartigen Bildes bei Hypernephrom stellen.
Bei der angegebenen Anamnese mit Nierentumor ist ohnehin in mehr als zwei Drittel der Fälle mit einem Adenokarzinom der Niere (hypernephroides Nierenkarzinom) zu rechnen.
Zu (C)
Die Metastasierung erfolgt hämatogen, relativ häufig und relativ schnell, ebenso das Wachstum des Karzinoms.
Zu (E)
Die Überlebensrate ist abhängig vom Tumorstadium. Im Gesamtdurchschnitt liegt die 10-Jahres-Überlebensrate etwa bei 25%.
Zu (A)
Die Nierenfunktion ist abhängig von der Leistung der verbliebenen Niere. Ein Nierenkarzinom kann zwar beide Nieren befallen, dies ist jedoch eher selten. Im allgemeinen sollte die eine verbleibende Niere in der Lage sein, ihre Aufgaben ohne wesentliche Veränderung der Laborparameter zu erfüllen.
Zu (B)
Weitere Fehlbildungen finden sich bei diesem Tumor nicht, erwähnt werden soll hier ein anderer Nierentumor des Kindesalters, der Wilms-Tumor (Nephroblastom), der aus embryonalem Nierengewebe entsteht und der recht häufig mit anderen Mißbildungen vergesellschaftet ist. So findet sich beim Wilms-Tumor in einem Drittel der Fälle zusätzlich eine Aniridie. Näheres siehe bitte Kapitel 12.7 Tumoren im Kindesalter.

H 86

Frage 7.117: Lösung D

Eine ähnliche Frage wurde mit 7.68 gestellt. Auch die Frage 7.72 soll erwähnt werden.
Zu (A)
Der Hoden selbst soll laut Anamnese deutlich vergrößert sein. Eine Hernie kann durch Husten oder Pressen erkannt werden.
Zu (B)
Für Tuberkulose liegt anamnestisch ebenfalls kein Hinweis vor. Sie befällt meist nur den Nebenhoden.
Zu (C)
Zysten sollten sich mit der Lampe durchleuten lassen, das entspräche einer positiven Diaphanoskopie. Außerdem sollten sich Zysten vom Hoden durch Tastbefund abgrenzen lassen.
Zu (D)
Die Anamnese mit nicht druckschmerzhaftem (eher keine Entzündung) deutlich vergrößertem Hoden mit vermehrter Konsistenz und negativer Diaphanoskopie muß Anlaß für die Verdachtsdiagnose Hodentumor geben. Falls ein hochfrequentes Sonographiegerät vorhanden ist, lohnt die Ultraschalluntersuchung, bei der sich der Tumor vom gesunden Hodenparenchym deutlich abgrenzt. Die weitere Diagnostik und Therapie sollte einer urologischen Klinik überlassen werden. Im übrigen gilt: lieber mehrmals falsch positive Verdachtsdiagnosen als ein übersehener Hodentumor.
Zu (E)
Eine Varikozele ist eine krampfaderartige Aussakkung der Venae spermaticae und läßt sich vom Aspekt, vom Tastbefund oder durch Sonographie normalerweise erkennen. Sie tritt meist linksseitig auf, meist bei etwa 20jährigen Männern. Die Varikozele kann Hinweis auf einen eventuell vorliegenden Nierentumor sein (dies gilt eher für ältere Männer).

8 Urolithiasis

8.2 Ätiologie und Pathogenese

H 86

Frage 8.34: Lösung B

Die **r**enale **t**ubuläre **A**zidose (**RTA**) ist ein angeborenes Leiden, bei dem der Tubulusapparat der Nieren nicht ausreichend Wasserstoffionen ausscheiden kann.
Beim Typ I ist der distale Tubulusapparat betroffen, beim Typ II der proximale Anteil. Es kommt zur hyperchlorämischen hypokalämischen metabolischen Azidose.
Der Urin kann meist nicht saurer werden als pH 6. Durch die vermehrte Kalziumausscheidung kommt es zur vermehrten Kalziumphosphat-Bildung, was durch den relativ alkalischen Urin zusätzlich verstärkt wird. Die Mehrzahl der Patienten mit RTA erkrankt an einer Nephrokalzinose und neigt zu rezidivierender Urolithiasis.

8.4 Harnleiterstein

H 86

Frage 8.35: Lösung B

Zu (A)
Die Ureterlithotomie ist nicht indiziert, da der Stein bereits recht tief liegt. Wenn der Stein nicht spontan abgehen kann, so kann der Stein
Zu (C)
mit der Schlinge „gezogen“ werden, wobei es genügt, den Stein in die Schlinge zu plazieren und den Patienten dann herumhüpfen, springen, Treppensteigen zu lassen, sofern er dazu in der Lage ist. Manche Häuser hängen gelegentlich noch Gewichte unten an das Schlingenende, dies ist jedoch eine grobschlächtige, wenig empfehlenswerte Methode. Besser ist, den Stein unter Bildwandlerkontrolle zu luxieren, falls erforderlich.

Zu (B)
Für die Spasmoanalgesie wird die Patientin sicher dankbar sein, jedoch sei dringend angeraten, vorher nach **Allergien** (!) zu fragen. Bei i. v. Applikation ergeben sich nicht selten Nebenwirkungen. Daher empfehle ich hier eine Schmetterlingskanüle zu benutzen und noch einige Zeit abzuwarten, bis die Wirkung eintritt und man sicher sein kann, daß das Medikament vertragen wurde. Die Diuresesteigerung soll helfen, den Stein via naturalis auszuschwemmen.
Zu (D)
Alkalisierung des Harns kann bei Harnsäurestein den Stein auflösen: Urolitholyse z. B. mit Uralyt-U®. Der Vorgang dauert jedoch einige Tage bis Wochen.
Zu (E)
Ggf. sollte man bereits nach einigen Tagen oder sogleich bei der ersten Konsultation auch Labor bestimmen: Ein rotes sowie weißes Blutbild mit Differentialblutbild kann wichtige Informationen liefern, weiter sollte dann auch ein Kreatininwert abgenommen werden. Dies ist kein Problem, wenn ohnehin anschließend Medikamente i. v. appliziert werden.
Wer garantiert, daß die Patientin nicht noch einen zweiten, nicht entdeckten Harnleiterstein auf der gleichen oder anderen Seite trägt? Ich wäre jedenfalls vorsichtig, die Patientin ohne weitere medizinische kurzfristige Überwachung nach Hause gehen zu lassen. Durch Sonographie der Nieren kann wenigstens eine aufgestaute Niere nachgewiesen oder ausgeschlossen werden, nicht selten findet man im Nierenbecken weitere Konkremente.

9 Verletzungen

9.5 Komplikationen

H 86
Frage 9.21: Lösung D

Bei Beckenfraktur liegt eine Blasen- oder Harnröhrenverletzung nahe. Umgekehrt findet sich bei einer Blasenruptur oft auch eine Beckenfraktur.
Bei Traumen der Harnblase nach Beckenfraktur kommt es meist zu extraperitonealer Blasenruptur.
Die intraperitoneale Blasenruptur entsteht durch plötzliche Überdehnung, wobei infolge Ruptur des Blasendaches Urin auch nach kranial in die Bauchhöhle austritt.
Der Nachweis erfolgt durch den Kontrastmittelaustritt. Um die Frage richtig beantworten zu können, muß der Student Fakten kennen, wie sie von den meisten Universitätsdozenten nicht erbracht werden können.
Vergleiche bitte auch die alten Fragen 9.6, 9.8, 9.10, 9.13, 9.15, **9.18** sowie 9.19.

11 Fertilitätsstörungen, Sterilisierung

Schema: Hormoneller Regulationsmechanismus der Hypothalamus-Hypophysen-Achse und deren Wirkung auf die Gonaden

Hypothalamus
Prolaktin-RF
⊖ → Gonadotropin-RH bzw. LH-RH
PIF

← **Hypophysenvorderlappen**

Prolaktin:	Laktation mit Oligo-/Amenorrhoe
FSH:	Follikel- und Östrogenbildung, Spermiogenese
⊖ → LH = ICSH:	Follikelsprung, Leydig-Zwischenzellen Androgenbildung (Testosteron)

Gonaden
⊖ → Ovar/Hoden

H 86
Frage 11.13: Lösung E

Die Fertilitätsstörungen des Mannes haben vielfältige Ursachen. Jede Ebene, von der zentralen Regulation bis zur anatomischen Anomalie bzw. Veränderung, kann gestört sein.
Zu (1)
Im Spermiogramm werden Anzahl, Aussehen, Beweglichkeit, Fruktosegehalt, pH sowie Gesamtmenge des Ejakulates untersucht.
Zu (2)
FSH stammt aus dem Hypophysenvorderlappen und fördert die Spermiogenese.
Zu (3)
Mangel an Testosteron, dem stärksten Androgen, führt zur Infertilität.
Zu (4)
LH = ICSH fördert die Leydig-Zwischenzellen und die Androgenbildung.
Zu (5)
Durch die Hodenbiopsie kann das Ausmaß der Spermiogenese sowie die Beschaffenheit der Zellen, insbesondere die der Leydig-Zellen, beurteilt werden.
Vergleiche bitte auch die alten Fragen 11.1, 11.3, 11.7, 11.9, 11.10 und 11.12.

12 Urologische Erkrankungen im Kindesalter

12.1 Kongenitale Fehlbildungen

H 86

Frage 12.38: Lösung D

Spätestens nach dem vierten Lebensjahr sollte ein ständig einnässendes Kind untersucht werden, da die Wahrscheinlichkeit eines angeborenen urologischen Leidens gegeben ist.
Zu (A)
Hintere Urethralklappen wären durchaus als Ursache denkbar, finden sich jedoch fast ausschließlich beim männlichen Geschlecht.
Zu (B)
Bei Streßinkontinenz kommt es nur zum Urinabgang, wenn z. B. gehustet, geniest oder gelacht wird, also wenn der intraabdominelle Druck einen bestimmten Wert übersteigt.
Zu (C)
Blasen-Scheiden-Fisteln entstehen z. B. nach gynäkologischen Eingriffen, als Folge nach Bestrahlung eines gynäkologischen Tumors oder als direkte Folge eines Karzinoms im Genitalbereich.
Zu (D)
Merke: bei Enuresis diurna et nocturna muß an eine angeborene Fehlbildung gedacht werden. Hierzu zählen besonders die Urethralstenosen und besonders beim weiblichen Geschlecht die ektope Mündung des Ureters.
Zu (E)
Angeborene Harnblasendivertikel treten bevorzugt als solitäres Blasendivertikel auf. Es kommt zur Infektneigung und dadurch erst zur Enuresis. Der Miktionsrhythmus wäre eher erhöht, weil bei der Zystitis das Bedürfnis zum ständigen Wasserlassen besteht.

12.5 Ureterozele

H 86

Frage 12.39: Lösung C

Die Frage ist identisch mit der alten Frage 12.8.
Die ektope Ureterozele findet sich bei Mädchen häufiger als bei Knaben. Durch die zystische Auftreibung des intramuralen Harnleiters kommt es entweder zur relativen Stenose oder zur Insuffizienz mit Reflux des Harnleiters mit Hydroureter oder Hydronephrose. Vergleiche bitte auch 12.4.

13 Urologische Erkrankungen der Frau

H 86

Frage 13.13: Lösung E

Fisteln können durch Trauma, Operation oder Radiatio entstehen. Die enge anatomische Beziehung zwischen Harnblase, Scheide und Harnleiter erklärt dies.
Kommt es nach einem operativen Eingiff zu Fistelbildung oder Stenosierung der ableitenden Harnwege, so soll nicht zugewartet werden, sondern sobald wie möglich eine Revision durchgeführt werden, da dies die einzige Möglichkeit darstellt, den Schaden ohne negative Folgen zu beseitigen. Im vorliegenden Fall ist es zur Stauung der ableitenden oberen Harnwege gekommen, was nach 3 Monaten zur Nierenschädigung, ggf. zur Infektion des betroffenen Gebiets, führt.
Eine spontane Ausheilung sollte keinesfalls abgewartet werden.

13.3 Inkontinenz

H 86

Frage 13.14: Lösung A

Die Frage ist identisch mit der alten Frage 13.6.
Vergleiche bitte den Kommentar zu dieser Frage.
Die Dranginkontinenz ist eine scheinbare Inkontinenz mit gehäuftem Harndrang durch Irritation der Harnblase, bedingt durch Zystitiden oder Steine. Vergleiche bitte auch 13.3.

15 Urologische Notfallsituationen

15.4 Priapismus

H 86

Frage 15.29: Lösung E

Bei einer Erektion von mehr als 2 Stunden Dauer besteht zunehmend Verdacht auf Priapismus: Dauererektion der corpora cavernosa ohne sexuelle Erregung. Nicht beteiligt ist das corpus spongiosum, ebenfalls nicht die glans penis.
Da konservative Maßnahmen selten fruchten, ist die operative Korrektur mittels Shuntoperation am sinnvollsten: Anastomosierung der Corpora cavernosa mit der Vena saphena magna.
Eine Fibrinolyse und Heparinisierung hat praktisch keine Aussicht auf Erfolg, eine seit Stunden bestehende Stase in den Corpora cavernosa zu verbessern und kann auch nicht mehr einen bereits erfolgten Verschluß der abführenden venösen Gefäße umkehren.
Ggf. kann noch einmal vor dem operativen Eingriff mit Kälteapplikation oder Tranquillantien versucht werden, den Priapismus zu beheben. Auch eine Punktion der Schwellkörper von der Glans ausgehend kann versucht werden.
Am erfolgreichsten ist die Shuntoperation.
Vergleiche bitte auch die anderen Fragen zum Kapitel 15.4: Fragen 15.21–15.24. Am ähnlichsten ist die Frage 15.23.

H 86

Frage 15.30: Lösung D

Zu (A)
Der Patient wird zunehmend motorisch unruhig und zeigt Abwehrreaktionen. Bei Tetanus müßte Muskelverhärtung und Krampfneigung vorliegen.
Zu (B)
Die Bewußtlosigkeit paßt im Zusammenhang mit der Beschreibung nicht zum Alkoholentzugsdelir.
Zu (C)
Für eine Beckenvenenthrombose liegen keine Anhaltspunkte vor.
Zu (D)
Die Ursache der Bewußtlosigkeit ist nicht genannt. Im Rahmen der Allgemeinuntersuchung sollte jedoch spätestens die stark gefüllte Harnblase festgestellt werden. Bei Perkussion ergibt sich ein typischer prallelastischer Widerstand oberhalb der Symphyse. Bei einem 41jährigen Patienten kann durchaus bereits ein Prostataadenom vorliegen. Ein seit 8 Stunden bewußtloser Patient sollte ohnehin intensivmedizinisch betreut werden, hier sollte auch eine Ein- und Ausfuhrkontrolle erfolgen.
Zu den neurogenen Blasenentleerungsstörungen siehe bitte Kapitel 14.
Zu (E)
Ein akut disseziierendes Aneurysma muß in kürzester Zeit erkannt und operativ angegangen werden, um Aussicht auf Erfolg zu haben.
Bei (D) und (E) kann die Sonographie sehr hilfreich sein. Die gefüllte Harnblase läßt sich unschwer erkennen, ebenfalls ein Aneurysma, sofern keine Darmgasüberlagerung vorliegt [Ultraschallwellen können Knochen nicht durchdringen und werden von Luftüberlagerung so gestört (es fehlt das Medium zum „Ankoppeln"), daß eine Darstellung der dahinter gelegenen Strukturen nicht erfolgen kann].

Anhang II
Examen Frühjahr 1987
Fragen

3 Urologische Diagnostik

3.3 Radiologische Verfahren

F 87

3.36 Zur Abschätzung, wieviel Restharn sich in der Blase befindet, ist die Sonographie grundsätzlich ungeeignet,

weil

Ultraschall flüssigkeitsgefüllte Hohlorgane prinzipiell nicht zu durchdringen vermag.

F 87

3.37 Ein 45jähriger Mann hat im Verlauf der letzten 2 Monate einen dumpfen Druckschmerz im Bereich der rechten Flanke. Im Urogramm Kontrastmittelaussparung im Bereich des rechten Nierenbekkens mit Kelchstauung ohne konkrementverdächtige Verschattung in der Übersichtsaufnahme (Röntgennativaufnahme).

Wie lauten die beiden wahrscheinlichsten Vermutungsdiagnosen?

(1) Kalziumoxalat-Nierenbeckenstein
(2) Nierenbeckentumor
(3) Harnsäurestein
(4) Kalziumphosphat-Nierenbeckenausgußstein
(5) Kelchhalsstenosen (z. B. Tuberkulose)

(A) nur 1 und 2 sind richtig
(B) nur 1 und 3 sind richtig
(C) nur 1 und 4 sind richtig
(D) nur 2 und 3 sind richtig
(E) nur 4 und 5 sind richtig

3.4 Transurethrale Diagnostik

F 87

3.38 Bei der schmerzlosen Makrohämaturie sollte noch während der Blutung zystoskopiert werden. Welche der folgenden Aussagen beschreibt den Hauptgrund für obigen Grundsatz, die Zystoskopie noch in der akuten Blutungsphase durchzuführen?

(A) Unter dem frischen Eindruck der alarmierenden Symptomatik gibt der Patient bereitwilliger seine Einwilligung in die subjektiv unangenehme, aber notwendige Maßnahme als später im blutungsfreien Intervall
(B) Mit dieser Vorgehensweise lassen sich die technischen Schwierigkeiten, die sich bei der nach Sistieren der Blutung vorgenommenen Zystoskopie infolge obstruierender Blutkoagel in der Urethra ergäben, umgehen
(C) Wird derart verfahren, kann man Aufschluß über die Blutungsquellenlokalisation erlangen.
(D) Man zielt darauf hin, der als Folgeerkrankung drohenden akuten hämorrhagischen Zystitis, die eine Kontraindikation für die Zystoskopie darstellen würde, zuvorzukommen.
(E) Der Zeitpunkt der Untersuchung ist für die Entdeckung der im Falle der schmerzlosen Makrohämaturie wahrscheinlichsten Verdachtsdiagnose „Ulcus simplex vesicae" am günstigsten.

4 Urologische Therapie

4.3 Harnableitung

F 87

4.8 Als Folge(n) einer Ureterosigmoidostomie kann (können) auftreten:

(1) Pyelonephritis
(2) hyperchlorämische Azidose
(3) hypochlorämische Azidose
(4) hypochlorämische Alkalose

(A) nur 1 ist richtig
(B) nur 2 ist richtig
(C) nur 1 und 2 sind richtig
(D) nur 1 und 3 sind richtig
(E) nur 1 und 4 sind richtig

3.36 E 3.37 D 3.38 C 4.8 C

5 Fehlbildungen

5.1 Nierenanomalien

F 87

5.19 Bei einem 66jährigen Patienten mit Harnblasenentleerungsstörung wird eine retrograde Zystographie mit dem in Abbildung Nr. 30 des Bildanhangs wiedergegebenen Ergebnis durchgeführt.

Welche Feststellung läßt sich an Hand dieses Untersuchungsergebnisses treffen?

(A) normale Kontrastdarstellung der unauffälligen, rechten Harnwege
(B) Funktionsausfall der linken Niere
(C) rechtsseitiger Ureter fissus mit hoher Gabelung
(D) vesiko-uretero-renaler Reflux bei Doppelniere und Ureter duplex rechts
(E) intraperitoneale Harnblasenruptur

F 87

5.20 Welche Aussage trifft **nicht** zu?

Autosomal-dominant vererbte Zystennieren (polyzystische Nierendegeneration)

(A) führen zu progredienter Niereninsuffizienz
(B) sind im fortgeschrittenen Stadium als große retroperitoneale Tumoren tastbar
(C) werden im allgemeinen bis zum Ende des 5. Lebensjahres klinisch manifest
(D) treten in der Regel beidseitig auf
(E) können zu renalem Hypertonus führen

6 Entzündungen

6.6 Urogenitaltuberkulose

F 87

6.47 Ein 44jähriger Patient klagt seit Wochen über Pollakisurie. In der 2-Gläser-Probe weist die erste Portion $250 \cdot 10^6$ Leukozyten/l, die zweite Portion $50 \cdot 10^6$ Leukozyten/l auf. Bakteriologisch finden sich im Urin keine unspezifischen Keime („sterile" Leukozyturie). Das retrograde Urethrogramm zeigt einen typischen Befund (siehe Abbildung Nr. 31 des Bildanhangs).

Welche Erkrankung ist aufgrund der vorgestellten Befunde am ehesten anzunehmen?

(A) Striktur der Pars bulbosa der Harnröhre
(B) Zustand nach transurethraler Elektroresektion der Prostata
(C) Zustand nach distaler Harnröhrenruptur
(D) kavernöse Prostatatuberkulose
(E) granulomatöse Prostatitis

Antwort	Aussage 1	Aussage 2	Verknüpfung
A	richtig	richtig	richtig
B	richtig	richtig	falsch
C	richtig	falsch	–
D	falsch	richtig	–
E	falsch	falsch	–

5.19 D 5.20 C 6.47 D

7 Tumoren

7.1 Nierenparenchym

F 87

7.118 Die Abbildung Nr. 32 des Bildanhangs zeigt eine längs aufgeschnittene total exstirpierte Niere einer 65jährigen Frau, bei der radiologisch ein einseitiger tumoröser Nierenprozeß diagnostiziert wurde.

Welche Aussage(n) trifft (treffen) zu?

(1) Das Bild ist typisch für eine verkäsende Nierentuberkulose.
(2) Das Bild ist typisch für ein Nierenkarzinom (hypernephroides Nierenkarzinom).
(3) Dieser Tumor metastasiert typischerweise überwiegend lymphogen.
(4) Dieser Tumor metastasiert häufig in die Lungen und in das Skelettsystem.
(5) Diese Veränderung findet sich bei Frauen doppelt so häufig wie bei Männern.

(A) nur 1 ist richtig
(B) nur 1 und 5 sind richtig
(C) nur 2 und 3 sind richtig
(D) nur 2 und 4 sind richtig
(E) nur 2, 3 und 5 sind richtig

7.3 Blase

Ordnen Sie bitte den Harnblasentumoren in Liste 1 die entsprechenden Definitionen der Liste 2 zu!

Liste 1

F 87

7.119 Papillome der Harnblase

F 87

7.120 Karzinome der Harnblase Grad G 3

Liste 2

(A) kribriforme Karzinome
(B) Adenokarzinome mit verschiedener Differenzierung
(C) Aufbau aus differenzierten papillären Urothelverbänden
(D) atypische Urothelverbände mit reichlich Mitosen und Aufhebung der Epithelschichtung
(E) häufiges Vorkommen von Skelettmetastasen

7.4 Penis

F 87

7.121 Ein 54jähriger Mann stellt sich mit der schwarzbraunen, unregelmäßig begrenzten und ungleichmäßig stark pigmentierten Veränderung an der Glans penis vor (siehe Abbildung Nr. 33 des Bildanhangs). Bestandsdauer nicht genau bekannt (1–2 Jahre).

Welche der folgenden Entscheidungen ist richtig?

(A) Elektrokoagulation des pigmentierten Areals
(B) vollständige operative Entfernung und histologische Untersuchung
(C) sofortige Einleitung einer lokalen zytostatischen Therapie: Applikation einer Zytostatika-Salbe für mindestens 6 Monate
(D) Behandlung kontraindiziert, da pigmentierte Veränderungen dadurch bösartig werden können
(E) Behandlung nicht erforderlich, da bösartige Pigmenttumoren nur an stark lichtexponierten Körperstellen auftreten

7.6 Prostata

F 87

7.122 Die totale (radikale) Prostatektomie ist indiziert bei

(A) allen Prostataadenomen über 50 g
(B) granulomatöser Prostatitis
(C) kavernöser Prostatatuberkulose
(D) Prostatakarzinomen der Stadien $T_1N_0M_0$ und $T_2N_0M_0$
(E) unspezifischem Prostataabszeß

F 87

7.123 Das Prostatakarzinom kann in einer histologischen Differenzierung auftreten als

(1) gering differenziertes Adenokarzinom
(2) solides anaplastisches Karzinom
(3) hochdifferenziertes Adenokarzinom
(4) kribriformes Karzinom
(5) Plattenepithelkarzinom

(A) nur 1 ist richtig
(B) nur 1 und 2 sind richtig
(C) nur 2 und 3 sind richtig
(D) nur 3 und 4 sind richtig
(E) 1–5 = alle sind richtig

7.118 D 7.119 C 7.120 D 7.121 B 7.122 D 7.123 E

8 Urolithiasis

8.1 Steinarten

8.2 Ätiologie und Pathogenese

F 87

8.36 Im Rahmen der Urolithiasis sind zahlreiche Faktoren von pathogenetischer Relevanz. Der Harnwegsinfekt mit ureasepositiven Bakterien hat in erster Linie Bedeutung für die Entstehung von

(A) Magnesiumammoniumphosphat-Steinen
(B) reinen Harnsäuresteinen
(C) Zystinsteinen
(D) Xanthinsteinen
(E) Kalziumoxalat-Steinen

11 Fertilitätsstörungen, Sterilisierung

11.1 Fertilitätsstörungen

F 87

11.14 Einseitige Varikozelen treten häufig linksseitig auf,

weil

der Mündungswinkel der linken Vena testicularis in die Vena cava zum venösen Reflux prädestiniert.

F 87

11.15 Welche Aussage trifft **nicht** zu?

Die Varikozele

(A) tritt zumeist rechtsseitig auf
(B) entleert sich häufig, wenn der Patient sich aus dem Stehen in Rückenlage begibt
(C) kann Symptom eines Nierenkarzinoms sein
(D) kommt als Ursache der Fertilitätsstörung bei Männern in Frage
(E) ist durch eine Erweiterung des Plexus pampiniformis charakterisiert

11.2 Sterilisierung des Mannes

F 87

11.16 Die Sterilisation des Mannes wird gewöhnlich durchgeführt durch

(A) Orchiektomie beidseits
(B) Durchtrennung und Unterbindung der Samenstränge beidseits
(C) Unterbindung und Resektion beider Samenleiter
(D) Injektion von Gewebekleber (z. B. Histoacryl®) in beide Samenleiter
(E) Röntgenbestrahlung beider Hoden mit je 4 Gy

12 Urologische Erkrankungen im Kindesalter

12.5 Lageanomalien des Hodens

F 87

12.40 Wann ist die Behandlung der Lageanomalie des Hodens zur Vermeidung von Funktionsstörungen erforderlich?

(A) vor Abschluß des 1. Lebensjahres
(B) vor Abschluß des 2. Lebensjahres
(C) zwischen dem 5. und 10. Lebensjahr
(D) unmittelbar vor der Pubertät
(E) unmittelbar mit Ende der Pubertät

Antwort	Aussage 1	Aussage 2	Verknüpfung
A	richtig	richtig	richtig
B	richtig	richtig	falsch
C	richtig	falsch	–
D	falsch	richtig	–
E	falsch	falsch	–

8.36 A 11.14 C 11.15 A 11.16 C 12.40 B

13 Urologische Erkrankungen der Frau

13.1 Erkrankungen der Niere und der ableitenden Harnwege

F 87

13.15 Im 7. Schwangerschaftsmonat klagt eine Patientin über Rückenschmerzen, Obstipation und Dysurie. Die bakteriologische Harnuntersuchung erbringt den Nachweis von 10^6 Keimen pro ml Urin, deren mikrobiologische Identifizierung noch aussteht.

Welche Diagnose ist am wahrscheinlichsten?

(A) Pyelonephritis
(B) Beschwerden infolge schwangerschaftsbedingter Auflockerungserscheinungen im Bereich der Sakroiliakalgelenke sowie der Symphyse
(C) vorzeitige Wehentätigkeit
(D) obstipationsbedingte Beschwerden infolge Gestagenwirkung auf die glatte Muskulatur
(E) druckmechanische Auswirkungen des graviden Uterus auf Enddarm und Harnblase

13.2 Urologische Folgeerkrankungen gynäkologischer und geburtshilflicher Eingriffe

F 87

13.16 Welche der nachfolgend genannten Untersuchungen unterscheidet am zuverlässigsten eine Ureter-Scheiden-Fistel von einer Blasen-Scheiden-Fistel?

(A) Spiegeleinstellung
(B) Tastuntersuchung
(C) Zystoskopie
(D) Blauproben (Gabe i. v. und intravesikal)
(E) Urethrographie

13.3 Inkontinenz

F 87

13.17 Unter Urge-Inkontinenz versteht man einen

(A) aktiven Harnverlust bei intaktem Harnröhrenverschlußmechanismus
(B) passiven Harnverlust unter Belastung bei insuffizientem Harnröhrenverschlußmechanismus
(C) passiven Harnverlust bei großen Restharnmengen (Überlaufblase)
(D) Urinabgang durch Kanäle außerhalb der Harnröhre
(E) passiven Urinabgang, der mit keinem Harndrangsgefühl verbunden ist

F 87

13.18 Bei der Harninkontinenz einer Frau in der Prämenopause muß zwischen Urge(Drang)- und Streßinkontinenz vor Durchführung einer vaginalen Hysterektomie mit Kolporrhaphie differenziert werden,

weil

der Erfolg einer Operation zur Behebung der Harninkontinenz einer Frau nur bei Vorliegen eines Deszensus mit Urge-Inkontinenz gegeben ist.

14 Neurogene Blasenentleerungsstörungen

F 87

14.8 Bei einem Patienten mit akut-traumatischer Rückenmarksläsion besteht ein „spinaler Schock“ mit Blasenatonie und kompletter Harnverhaltung.

Welche therapeutische Maßnahme zur Blasenentleerung ist in erster Linie indiziert?

(A) Legen eines Blasendauerkatheters
(B) Anlegen einer suprapubischen Blasenfistel
(C) Anlegen eines Ileum-Conduits
(D) intermittierender aseptischer Katheterismus
(E) Resektion der Nn. hypogastrici

13.15 A   13.16 D   13.17 A   13.18 C   14.8 D

15 Urologische Notfallsituationen

15.3 „Hodenschwellung"

F 87

15.31 Bei einem 10jährigen Knaben kommt es akut zu sehr starken Schmerzen im Skrotum und Inguinalbereich; die schmerzhafte Anschwellung einer Skrotalhälfte und dann die Rötung des Skrotums treten hinzu.

Die sofortige Gabe von Breitbandantibiotika und das Anlegen kühlender Umschläge sind aller Wahrscheinlichkeit nach die wichtigsten therapeutischen Maßnahmen,

weil

eine Epididymitis bei dem Kind höchst wahrscheinlich ist.

Antwort	Aussage 1	Aussage 2	Verknüpfung
A	richtig	richtig	richtig
B	richtig	richtig	falsch
C	richtig	falsch	–
D	falsch	richtig	–
E	falsch	falsch	–

15.31 E

Anhang II
Examen Frühjahr 1987
Kommentare

3 Urologische Diagnostik

3.3 Radiologische Verfahren

F 87

Frage 3.36: Lösung E

Es gibt verschiedene Möglichkeiten zur Beurteilung der Menge des Restharns.
Durch Einmalkatheterisierung läßt sich der Restharn sehr genau ermitteln.
Durch Perkussion läßt sich nur sehr grob abschätzen, wie sehr die Harnblase gefüllt ist.
Die Sonographie ist eine sehr elegante, unkomplizierte Methode, um festzustellen, wieviel Restharn sich in der Harnblase befindet. Hierzu läßt man den Patienten zunächst Wasser lassen, dann legt sich dieser auf den Rücken und der Arzt mißt dann über der Harnblase, also von ventral, die 3 Ebenen Länge, Breite und Tiefe.
Restharn in ml ≙ Länge × Breite × Tiefe (cm) × Faktor 0,5. So läßt sich die Menge des Restharns ausreichend genau bestimmen.
Der Ultraschall verhält sich hier physikalisch so wie auch normale Schallwellen, d. h. der Ultraschall durchdringt Flüssigkeiten sehr gut. Praktisch benutzt der Untersucher sogar die gefüllte Harnblase, um Organe darzustellen, die „hinter" der Harnblase gelegen sind, z. B. Uterus, Vagina oder Prostata. Flüssigkeiten dienen den Ultraschallwellen also zur Ankopplung, weil Flüssigkeiten die Schallwellen so hervorragend leiten.
Im Gegensatz dazu vermag der Ultraschall Luft und Knochen nicht zu durchdringen. Ein meteoristisches Abdomen läßt sich also nicht gut schallen, bedingt durch die entstehenden Reflexionen.
Dies ist die erste Frage, die bewußt nach der Indikation der Sonographie fragt. Sie trägt damit der Wichtigkeit der Sonographie in der modernen Diagnostik Rechnung.

F 87

Frage 3.37: Lösung D

Die Frage beinhaltet nichts neues. Es soll zunächst auf die Frage 3.35 verwiesen werden, die mit der Frage 3.24 identisch ist.
Zu (1)
Ein Kalziumoxalatstein müßte sich auf der Röntgennativaufnahme darstellen, ebenso
Zu (4)
wie der Kalziumphosphatstein. Beide sind durch ihren Kalzium-Gehalt spontan als kalkdichte Verschattung zu erkennen, ohne daß zusätzlich Kontrastmittel erforderlich wäre. Bei zusätzlicher Kontrastmittelgabe können die Steine dann sogar verschwinden, wenn sie eine ähnliche Dichte haben wie das Kontrastmittel.
Zu (2) und (3)
Bei der angegebenen Anamnese muß ein Nierenbeckentumor ausgeschlossen werden, ein Harnsäurestein ist jedoch noch eher wahrscheinlich. Die Stauung hat den Druckschmerz in der Flanke verursacht. Nierenbeckentumore nehmen ab dem 40. Lebensjahr zu. Die nachgewiesene Kontrastmittelaussparung bedeutet, daß sich entweder ein Tumor im rechten Nierenbecken gebildet hat oder daß ein kontrastarmes Konkrement für die Kelchstauung verantwortlich ist. Übrigens kann auch hier die Sonographie u. U. bereits unterscheiden zwischen Konkrement und Tumor. Genauer ist dann das CT, das immer noch als Referenz gilt. Bis zur Beseitigung der Ursache wird eine Nierenfistel angelegt, um die Niere zu entlasten. Handelt es sich um einen Harnsäurestein, so läßt sich dieser mittels Urolitholyse innerhalb einiger Tage bis Wochen auflösen. Liegt ein Nierenbeckentumor vor, so ist dieser möglichst radikal zu beseitigen: Nephrektomie oder besser Nephroureterektomie.
Zu (5)
Kelchhalsstenosen sind entweder angeboren oder erworben. Ein Stein oder eine Infektion oder beides kann vorliegen. Die operative Korrektur ist möglich und sollte durchgeführt werden.
Es soll noch auf die alten Fragen 3.3, 3.22 und 3.27 hingewiesen werden.

3.4 Transurethrale Diagnostik

F 87

Frage 3.38: Lösung C

Zu (C)
Bei einer **schmerzlosen** Makrohämaturie ist bis auf den Beweis des Gegenteils an einen Tumor zu denken, z. B. an einen Nieren- oder Harnblasentumor.
Bei **schmerzhafter** Hämaturie ist am ehesten an ein Steinleiden zu denken, auch eine akute hämorrhagische Zystitis wäre denkbar. Eine tabellarische Auflistung der Ursachen der Makrohämaturie findet sich im Lerntext 2.3 Hämaturie.
Bei einer Hämaturie sollte immer abgeklärt werden, woher die Blutung stammt. Durch sofortiges Zystoskopieren kann festgestellt werden, ob die Blutung aus der Harnblase stammt oder ob die Blutung aus einem Ureterostium (Blutungsquelle supravesikal) stammt.
Zu (A)
Die Aussage ist sicherlich richtig, gibt aber keine Begründung für die durchzuführende Zystoskopie an.
Zu (B)
Wartet man ab, bis die Blutung sistiert, so kann eine Seitenlokalisation einer supravesikalen Blutung nicht mehr erfolgen. Um Blutkoagel zu vermeiden, kann die Blase gespült werden, bei länger anhaltender Blutung kann eine Blasenläsion auch ggf. koaguliert werden, eventuell kann ein größerer Katheter gelegt werden, um Koagelbildung zu vermeiden (Hämaturie-Katheter).
Zu (D)
Die akute hämorrhagische Zystitis ist keine Folgekrankheit nach Makrohämaturie, sondern entsteht nach Bestrahlung der Blase, nach Instillation von Chemotherapeutika oder als ausgeprägte bakterielle Harnblasenentzündung.
Zu (E)
Bei schmerzloser Makrohämaturie ist zuerst an einen Tumor im Bereich des Urogenitalsystems zu denken, s. o.
Ein Ulcus simplex vesicae kann nach Blasendehnung entstehen. Die Blasendehnung kann bei chronischer Schrumpfblase erforderlich werden, um die durch ständige Entzündungen geschrumpfte Blasenkapazität wieder zu verbessern.

4 Urologische Therapie

4.3 Harnableitung

F 87

Frage 4.8: Lösung C

Zu (1)
Nach Einpflanzung des Harnleiters in das Sigma kann es durch aszendierende Infektion zur rezidivierenden **Pyelonephritis** kommen.
Zu (2) bis (4)
Wird der Harnleiter in den Darm implantiert, so erfolgt eine Resorption von Urinbestandteilen, insbesondere von Natrium, Chlor und Harnstoff. Im Austausch dazu verliert der Organismus Kalium und Bikarbonat. So kommt es zur **hyperchlorämischen Azidose.**
Nach Ureterosigmoidostomie muß daher der Elektrolyt- und Säure-Basen-Haushalt regelmäßig kontrolliert werden. Vergleiche bitte auch den Lerntext 4.3 Harnableitung und die alten Fragen 4.2 und 4.6.

5 Fehlbildungen

5.1 Nierenanomalien

F 87

Frage 5.19: Lösung D

Zu (A)
Bei der retrograden Zystographie, die hier zur Abklärung einer Harnblasenentleerungsstörung durchgeführt wurde, wird das Kontrastmittel nicht intravenös appliziert, sondern retrograd, also rückwärts, von der Harnröhre in die Harnblase instilliert. Normalerweise kommt es nicht zum Reflux von Kontrastmittel von der Blase in die Harnleiter.
Zu (B)
Daher liegt hier auch kein Funktionsausfall der linken Niere vor, da normalerweise kein Kontrastmittel aus der Harnblase in die Harnleiter zurückfließen soll.
Zu (C)
Beim Ureter fissus liegt ein gedoppeltes Nierenbekken vor, aus dem sich zunächst zwei Harnleiter darstellen. Diese vereinigen sich dann zu einem Harnleiter vor der Einmündung in die Blase.
Zu (D)
Auf der vorliegenden Aufnahme erkennt man den Weg des Kontrastmittels beginnend von der Harnröhre, dann stellt sich die Harnblase glattberandet dar, anschließend fließt das Kontrastmittel retrograd über zwei getrennt verlaufende Harnleiter in ein gedoppeltes Nierenbecken. Es liegt daher ein **vesiko-uretero-renaler Reflux** bei **Doppelniere** und **Ureter duplex** rechts vor. Durch den Reflux kommt es zu rezidivierenden Nierenbeckenentzündungen.
Zu (E)
Bei einer intraperitonealen Blasenruptur (Anamnese mit Trauma) zeigt sich ein breiter Kontrastmittelaustritt im Bereich des Blasendaches aus der Harnblase in die Bauchhöhle.
Vergleiche bitte auch die alten Fragen 5.7 und 5.15.

F 87

Frage 5.20: Lösung C

Die Frage ist identisch mit der alten Frage 5.14.
Zu (A)
Zystennieren manifestieren sich klinisch häufig zwischen dem 30. und 40. Lebensjahr, vergleiche bitte Text der Frage 5.10.
Zu (B)
Bei der Palpation findet sich typischerweise ein pathologischer Tastbefund. Vergleiche bitte Text der Frage 5.6.
Bei der Sonographie lassen sich Zysten gut darstellen. Die Sonographie der Nieren gehört heute zur Routinediagnostik.
Zu (C)
Zur Klinik gehören Polyglobulie, arterielle Hypertonie, Nierenvergrößerung, zunehmende Niereninsuffizienz. Es kann zu Druckgefühl und Schmerzen in der Nierengegend, zu Harnwegsinfektionen und zu Hämaturie kommen.
Zu (D)
Im Gegensatz zur solitären, relativ harmlosen Nierenzyste treten autosomal-dominant vererbte Zystennieren fast immer beidseitig auf.
Zu (E)
Durch das progrediente Wachstum der Zysten und die Rarefizierung des Nierenparenchyms kann ein renaler Hypertonus entstehen.
Bitte vergleiche auch die Abb. 15 zur Frage 5.13. Sie zeigt eine ausgeprägte Zystenniere.

6 Entzündungen

6.6 Urogenitaltuberkulose

F 87

Frage 6.47: Lösung D

Die Frage bezieht sich auf das retrograde Urethrozystogramm, Abb. Nr. 31.
Zu (A)
Die Abb. Nr. 9 zeigt einen Fall mit multiplen Harnröhrenstrikturen.
Zu (B)
Bei Zustand nach transurethraler Elektroresektion der Prostata würde man auf der Abb. im Bereich der ehemaligen Prostata die Prostataloge dargestellt sehen.
Zu (C)
Bei Zustand nach distaler Harnröhrenruptur müßte man einen Kontrastmittelaustritt im Bereich der distalen Harnröhre sehen.
Zu (D)
Auf der Abbildung erkennt man, daß das Kontrastmittel im Bereich der prostatischen Harnröhre austritt und sich innerhalb des Bereiches der Prostata in mehreren länglich gewundenen Höhlen verteilt. In der Anamnese des Falles wird ausdrücklich darauf hingewiesen, daß seit Wochen eine „sterile" Leukozyturie vorliegt, und daß keine unspezifischen Keime vorliegen. Es handelt sich um die Darstellung einer kavernösen Prostata-Tuberkulose.
Zu (E)
Die granulomatöse Prostatitis kann vom Tastbefund mit einem Prostatakarzinom verwechselt werden, vgl. bitte Frage 6.45. Es handelt sich hierbei um eine unspezifische Prostatitis.

7 Tumoren

7.1 Nierenparenchym

F 87

Frage 7.118: Lösung D

Zu (1)
Bei einer Nierentuberkulose wäre außer einer entsprechenden Anamnese ein beidseitiger Befall zu erwarten, da die spezifische Infektion hämatogen die Nieren erreicht. Die Nierentuberkulose schreitet dann von der Nierenrinde ausgehend immer weiter in Richtung Nierenbeckenkelchsystem fort, es kommt bei Anschluß an das Hohlraumsystem zur offenen Nierentuberkulose.
Zu (2)
Die Abbildung Nr. 32 entspricht am ehesten der alten Abb. Nr. 20, vergleiche bitte aber auch Abb. 18. Bei allen genannten Abb. handelt es sich um ein Adenokarzinom der Niere.
Man erkennt einen großen, abgekapselten Tumor, der am Nierenpol zu einer erheblichen Raumforderung geführt hat. Die Nekrosen, Blutungen, das drüsige Aussehen und der Lipoidreichtum führen zu dem typischen bunten Bild, welches sich sonographisch als landkartenartig darstellt und bereits so eine klinische Diagnose mit hoher Wahrscheinlichkeit (90%) erlaubt. Der zentrale Teil der Niere und der andere Pol der Niere sind frei von Tumor und zeigen noch intaktes Nierengewebe.
Zu (4)
Das hypernephroide Nierenkarzinom metastasiert hämatogen: Über die Nierenvene gewinnt der Tumor sehr leicht Anschluß an das Gefäßsystem und bildet Tumorzapfen.
Zu (5)
Die Relation Frauen zu Männer ist nicht 2:1, sondern umgekehrt 1:2, es erkranken also etwa doppelt soviele Männer wie Frauen am Hypernephrom.

Vergleiche bitte auch die Abb. Nr. 29, die ein Neuroblastom eines Kleinkindes zeigt.

7.3 Blase

F 87

Frage 7.119: Lösung C

F 87

Frage 7.120: Lösung D

Außer dem TNM-System, das der Stadieneinteilung dient **(„Staging“)** kann nach histologischem Befund der Grad der Anaplasie **(„Grading“)** erfolgen. Je höher der Grad der Entdifferenzierung, desto höher ist der Wert im Grading und umso eher handelt es sich auch um einen fortgeschrittenen Tumor im TNM-System.
G_0 entspricht dem gutartigen **Papillom** ohne Anaplasie.
G_1: Der Harnblasentumor ist gut differenziert mit nur geringfügiger Zellanaplasie.
G_2: mäßig differenzierter Tumor, mäßige Zellanaplasie
G_3: entdifferenziert mit hochgradiger Anaplasie.
Zu (A)
Kribriforme Karzinome (siebartige Karzinome) zeigen noch keine vollständige Anaplasie, jedoch deutliche Zellanaplasie. Beim Prostatakarzinom, das von G_1–G_4 eingeteilt wird, entspricht der Grad 3 dem kribriformen Karzinom. Vgl. bitte Frage 7.123.
Zu (B)
Adenokarzinome der Harnblase sind selten. Es können beim Harnblasentumor aber durchaus mehrere Tumoren verstreut in der Blase vorliegen, die verschieden in Stadien und Graden sind.
Zu (C)
Papillome entsprechen einem Grad-0-Tumor der Harnblase. Aus ihnen kann sich ein Karzinom entwickeln.
Zu (D)
G 3 entspricht dem höchsten Grad der Anaplasie mit atypischen Urothelverbänden. Die zahlreichen Mitosen sprechen für die Aktivität respektive Aggressivität des Karzinoms.
Zu (E)
Der Tumor befällt nicht nur Lymphknoten, sondern kann auch in Lunge, Leber und Skelett metastasieren.
Vergleiche bitte auch Frage 7.32.

7.4 Penis

F 87

Frage 7.121: Lösung B

Auf der Abb. Nr. 33 erkennt man an der Glans eine schwärzlich pimentierte Veränderung, die aufgrund der Malignitätskriterien unregelmäßige Abgrenzung und ungleichmäßige Pigmentierung am ehesten an ein Malignes Melanom denken lassen muß. Die Lokalisation mag zwar etwas ungewöhnlich anmuten, kommt jedoch leider auch hier vor, ebenso, wie z. B. unter dem Fingernagel.
Auch ein Morbus Bowen findet sich nicht selten an der Glans penis und kann letztlich nur histologisch vom Karzinom unterschieden werden.
Zu (B)
Die einzige Chance auf Heilung stellt die vollständige Amputation dar. Operationstechnisch könnte ggf. zunächst nach einer Teilamputation des Penis eine Schnellschnitthistologie angefertigt werden, um festzustellen, ob der Tumor in toto entfernt werden konnte.
Alle anderen Therapievorschläge sind nicht indiziert.
Zum Malignen Melanom möchte ich hier auf die ebenfalls von uns verfaßten Kommentare zum GK3 Dermatologie verweisen. Dort sind auch mit den Abb. Nr. 7, 13 und 22 weitere Beispiele für Maligne Melanome dargestellt, ebenso wird die Abb. 38 empfohlen.

7.6 Prostata

F 87

Frage 7.122: Lösung D

Die totale Prostatektomie soll bei noch nicht metastasierten Prostatakarzinomen durchgeführt werden, um den Tumor in toto zu entfernen. Die Mehrzahl der Prostatakarzinome ist bei Diagnosestellung bereits metastasiert.
Zu (A)
Beim gutartigen Adenom genügt die transurethrale Resektion oder die Adenomektomie, da hier nur der innere Anteil der Drüse betroffen ist. Das Karzinom entwickelt sich ja in der äußeren Zone der Prostata.
Zu (B)
Zur granulomatösen Prostatitis, einer Sonderform der chronischen Prostatitis, siehe bitte Frage 6.45.
Zu (C)
Die Therapie der Urogenitaltuberkulose besteht in Verabreichung der bekannten Antituberkulotika INH, RMP und EMB. Nur funktionsunfähige „Kittnieren" sollen entfernt werden.
Zu (D)
Vergleiche auch bitte die alten Fragen 7.89, 7.99, 7.111 und 7.112.
Zu (E)
Ein unspezifischer Abszeß wird eröffnet, beim Prostataabszeß erfolgt dies transurethral.

F 87

Frage 7.123: Lösung E

Zu (1) bis (4)
Die Mehrzahl der Prostatakarzinome sind Adenokarzinome.
Zu (5)
Nur etwa 1% sind Plattenepithelkarzinome.
Zu (1) bis (4)
Außer einer Stadieneinteilung des Prostatakarzinoms, vergleiche hierzu bitte den Kommentar zur Frage 7.112, ist eine Einteilung nach histologischen Kriterien erforderlich. Man kann so 4 Grade der Malignität unterscheiden:
Grad 1: hochdifferenziertes Adenokarzinom
Grad 2: gering bis mitteldifferenziert
Grad 3: undifferenziert oder kribriform
Grad 4: solides anaplastisches Adenokarzinom
Nach erfolgter Chemotherapie kann dann wiederum mittels histologischer Untersuchung festgestellt werden, ob der Tumor sich in seiner Gradeinteilung verändert hat. Die Therapie ist erfolgreich, wenn der sog. Regressionsgrad sich in Richtung höherdifferenziertes Karzinom entwickelt. Steigt der Grad der Malignität an, dann wird die Therapie umgestellt. Statt einer Einteilung in 4 Grade kann auch eine Einteilung in 10 Grade erfolgen, da es Zwischenstufen gibt.

8 Urolithiasis

8.1 Steinarten

8.2 Ätiologie und Pathogenese

F 87

Frage 8.36: Lösung A

Die Bildung von Magnesium-Ammonium-Phosphat-Steinen wird durch einen Harnwegsinfekt mit Proteusarten begünstigt, da diese Urease bilden und Harnstoff spalten. Beim Harnwegsinfekt verschiebt sich der Urin-pH in den alkalischen Bereich, in dem Phosphate eher ausfallen. Bei zusätzlichem Vorhandensein von Magnesium-Ionen kann nun der Infektstein entstehen.
Bei Steinleiden muß die Ursache, hier der unterhaltende Infekt, beseitigt werden: Untersuchung des Urins auf Erreger und Resistenz, Verordnen des ausgetesteten, wirksamen Medikaments, erneute Urinkontrolle nach Abschluß der Behandlung, wenn das Antibiotikum aus dem Körper eliminiert ist.
Tritt wiederum ein Harnwegsinfekt auf, so ist die Ursache des erneuten Harnwegsinfektes abzuklären. Eine Harnabflußstörung kann einen Infekt begünstigen, dieser die Steinbildung (Circulus vitiosus).
Bei Abgang von Steinen sind diese zu asservieren und auf ihre Zusammensetzung zu untersuchen.
Weiteres siehe bitte den Lerntext 8 Urolithiasis.

11 Fertilitätsstörungen, Sterilisierung

11.1 Fertilitätsstörungen

F 87

Frage 11.14: Lösung C

Wir unterscheiden die **symptomatische** Varikozele als Symptom bei Nierenkarzinom von der **idiopathischen** Varikozele. Zur symptomatischen Varikozele wurden die alten Fragen 7.5 und 7.16 gestellt.
Sowohl die symptomatische als auch die idiopathische Form findet sich häufig linksseitig.
Der Mündungswinkel der linken Vena testikularis in die Vena **renalis** (nicht, wie in der Frage Vena cava) ist fast rechtwinklig. Daraus kann ggf. eine Venenklappeninsuffizienz entstehen, weiter gilt der Winkel als strömungsungünstig.
Bei der symptomatischen Varikozele hat ein Tumorthrombus die Vena renalis bereits verlegt, so daß es zur Stauung der vorgeschalteten Vena testikularis kommt.
Unter Varikozele versteht man eine Erweiterung des Venengeflechts der Venae spermaticae (testiculares) internae. Vergleiche bitte auch die Fragen 11.7–11.9.

F 87

Frage 11.15: Lösung A

Zu (A)
Die Varikozele tritt meist linksseitig auf. Dies gilt für die idiopathische und die symptomatische Form.
Zu (B)
Durch die Rückenlage sinkt der hydrostatische Druck und das Venengeflecht kann sich entleeren.
Zu (C)
Bei der symptomatischen Varikozele kommt es zur Verlegung der Vena renalis, so daß das abhängige Gebiet der Vena testicularis sich staut.
Zu (D)
Bei längerem Bestehen der (idiopathischen) Varikozele kommt es durch die ständige Überwärmung zunächst zur Oligospermie, später zur Infertilität.
Zu (E)
Der Plexus pampiniformis entspricht dem erweiterten Venengeflecht der Venae spermaticae internae.
Die Frage 11.15 wurde am 2. Tag gestellt, die Frage 11.14 am 3. Tag.

11.2 Sterilisierung des Mannes

F 87

Frage 11.16: Lösung C

Die Frage ist weitestgehend identisch mit der alten Frage 11.11.
Zu (A)
Die beiderseitige Orchiektomie wäre eine Kastration und zu weitreichend. Die beiderseitige Orchiektomie wird z. B. bei beidseitigen Hodentumoren oder beim metastasierten Prostatakarzinom durchgeführt.
Zu (B)
Die Samenstränge beinhalten außer den Samenleitern zusätzlich Blutgefäße und Nerven für die Versorgung des Skrotums und der Testes. Der Eingriff wäre zu weitreichend.
Zu (C)
Die wirkungsvolle Sterilisation (nicht gleich Kastration) besteht aus der Unterbindung und der Resektion beider Samenleiter auf einer Strecke von ca. 2 cm. Die Methode gilt als zuverlässig und ungefährlich, nur gelegentlich kann es zur Epididymitis kommen.
Zu (D)
Die Injektion von Gewebekleber, wie z. B. Histoacryl®, wird z.B. angewandt, um einen inoperablen Nierentumor zu embolisieren. Vergleiche bitte Frage 7.114 mit Kommentar. Die Injektion von Gewebekleber in die Samenleiter wäre wahrscheinlich theoretisch möglich, aber als endoskopischer Eingriff zu umständlich.
Zu (E)
Die Röntgenbestrahlung beider Hoden mit je 4 Gray = 400 Rad, würde genügen, um die Hoden dauerhaft zu schädigen. Vom wissenschaftlichen Standpunkt aus mag es interessant sein, zu untersuchen, wie das Keimgewebe auf Verstrahlung reagiert. Nach Reaktorkatastrophen etwa sind ggf. neue Erkenntnisse nicht ausgeschlossen.

12 Urologische Erkrankungen im Kindesalter

12.5 Lageanomalien des Hodens

F 87

Frage 12.40: Lösung B

Der bei Geburt deszendierte Hoden gilt als Reifezeichen.
Zu (A) und (B)
Lageanomalien des Hodens sollen frühzeitig mit HCG-Gaben behandelt werden. Diese Hormontherapie hat besonders in leichteren Fällen Aussicht auf Erfolg.
Bleibt die Hormontherapie erfolglos, so kann zunächst ein zweiter Therapieversuch gemacht werden. Bleibt dieser ebenfalls erfolglos, so soll ab dem zweiten Lebensjahr operiert werden. Aufgrund der höheren Temperatur im Körperinneren kommt es zur Schädigung des Keimepithels. Bereits im Alter von 2 Jahren finden sich Veränderungen bei der histologischen Untersuchung des Keimgewebes.
Wird der Hoden nicht innerhalb der ersten 5 Lebensjahre ins Skrotum verlagert, so kommt es zur Infertilität. Außerdem besteht ein erhöhtes Risiko der malignen Entartung. Vergleiche bitte auch die anderen Fragen zum Kapitel 12.5.

13 Urologische Erkrankungen der Frau

13.1 Erkrankungen der Niere und der ableitenden Harnwege

F 87

Frage 13.15: Lösung A

Zu (A)
In der Schwangerschaft ist die Neigung zur Pyelonephritis erhöht. Die hormonbedingte Weitstellung des Ureters mit verlangsamtem Urinabfluß erklärt dies. Bei Dysurie und 10^5 Keimen pro ml Urin hat das Leiden wahrscheinlich als Zystitis begonnen und die Bakterien sind dann im Verlauf der Gravidität aszendiert. Da keine Akutsymptomatik wie hohe Temperaturen vorliegt, kann auch eine chronifizierte Pyelonephritis vorliegen. Selbst wenn nur ein Harnwegsinfekt vorliegt, sollte bei 10^5 Keimen pro ml unbedingt behandelt werden. Zur Anwendung kommen Ampicillin und andere Breitspektrum-Penicilline.
Zu (B)
Schwangerschaftsbegleitende Beschwerden sind während der Gravidität nicht selten. Man sollte die Gravidität jedoch als physiologischen Prozeß betrachten und nicht per se als pathologisches oder fakultativ krankmachendes Geschehen.
Zu (C)
Vorzeitige Wehentätigkeit ist bei Rückenbeschwerden nicht ausgeschlossen, da Wehentätigkeit durchaus als Rücken- oder Kreuzschmerz empfunden werden kann. Dies wäre jedoch kein Dauerschmerz, sondern ein periodisches Geschehen. Im Zweifelsfall kann eine Tokographie durchgeführt werden.
Zu (D)
Viele Schwangere leiden unter Obstipation, dies erklärt sich
Zu (E)
auch aus der druckmechanischen Wirkung des graviden Uterus. Durch Druck auf die Harnblase können sich vermehrte Miktionen erklären, jedoch sollte auf die Urinuntersuchung nicht verzichtet werden, damit ein Harnwegsinfekt und seine Folgen nicht übersehen wird.
Vergleiche bitte auch die Fragen 6.4, 6.8, 6.11 und 13.12. Die Frage 6.44 ist ebenfalls erwähnenswert wegen ihres Kommentars, ansonsten ist sie weitgehend identisch mit der alten Frage 6.4.

13.2 Urologische Folgeerkrankungen gynäkologischer und geburtshilflicher Eingriffe

F 87

Frage 13.16: Lösung D

Zur Abklärung einer unbekannten Fistel können alle Untersuchungsmethoden benutzt werden, da aber nur zwischen Ureter-Scheiden-Fistel und Harnblasen-Scheiden-Fistel unterschieden werden soll, entfällt
Zu (E)
die Urethrographie, da hier nur Störungen im Bereich der Harnröhre dargestellt werden, nicht jedoch im Bereich des Ureters (Harnleiters).
Zu (A) und (B)
Hier handelt es sich um gynäkologische Routineuntersuchungen.
Zu (C)
Bei der Zystoskopie (Harnblasenspiegelung) können sowohl die Harnröhrenschleimhaut als auch die Harnblase eingesehen werden. Zur Überprüfung der Indigokarminausscheidung wird der Farbstoff i. v. gegeben und man stellt sich die Ureterostien zystoskopisch ein. So läßt sich feststellen, ob und wie der Farbstoff ausgeschieden wird. Daraus lassen sich Rückschlüsse auf Nierenfunktion oder Abflußstörungen oberhalb der Harnblase stellen. Vgl. bitte auch Frage 13.2.
Zu (D)
Die Patientin wird sich bei dem angegebenen Leiden vorstellen und beklagen, daß Urin aus der Scheide abgeht oder es ist bereits zu einer zusätzlichen Infektion gekommen.
Gibt man nun den blauen Farbstoff in die Harnblase ein, so tritt dieser bei einer Harnblasen-Scheiden-Fistel wieder aus der Scheide aus. Bei einer Ureter (Harnleiter)-Scheiden-Fistel wäre dies nicht zu erwarten.
Auch ein Urogramm kann die Frage klären: Nach Kontrastmittelgabe sieht man den Austritt des Kontrastmittels an unphysiologischer Stelle.
Vergleiche bitte auch die Fragen 13.7 und 13.13.

13.3 Inkontinenz

F 87
Frage 13.17: Lösung A

Zur Einteilung der Formen der Inkontinenz vergleiche bitte den Kommentar zur Frage 13.6.
Zu (A)
Bei der motorischen Form der Urge-Inkontinenz kann die Miktion nicht unterdrückt werden, weil der Detrusor nicht willkürlich entspannt werden kann. Dadurch kommt es zum aktiven Harnverlust bei intaktem Harnröhrenverschlußmechanismus.
Zu (B)
Passiver Urinverlust (ohne Detrusoraktivität) unter Belastung entspricht den Kriterien der Streßinkontinenz, der häufigsten Form der Inkontinenz. Hier steigt der Harnblasendruck durch Husten, Pressen oder Lachen an, übersteigt den Harnröhrendruck und es kommt zum Urinabgang.
Zu (C)
Die Überlaufblase ist eine erweiterte schlaffe Harnblase infolge Detrusordekompensation, z. B. durch Prostataadenom. Die Harnblase ist dann übervoll, überdehnt, es kommt zum ständigen Verlust kleiner Urinmengen: Überlaufinkontinenz.
Zu (D)
Bei Fisteln kommt es zum kontinuierlichen Urinfluß ohne physiologische Kontrolle: extraurethrale Inkontinenz.
Zu (E)
Bei (B), (C) und (D) liegt ein passiver Urinabgang vor, der ohne Harndranggefühl möglich ist.
Die Frage beinhaltet nichts neues, sondern wird in ähnlicher Art regelmäßig gestellt.

F 87
Frage 13.18: Lösung C

Die Frage knüpft an die Frage 13.16 an.
Bei einer Inkontinenz sollte grundsätzlich versucht werden, die Ursache des Leidens herauszufinden, da es sich ja nur um ein Symptom handelt.
Besonders vor einem operativen Eingriff zur Korrektur der Inkontinenz ist vorher zu klären, welche speziellen Verhältnisse vorliegen, damit die richtige Indikation zur jeweils durchzuführenden Operation gestellt werden kann. Bei Mitentfernung des Uterus sind die Langzeitergebnisse insgesamt etwas besser. Unter Kolporrhaphie versteht man die Raffung der Scheidenwand. Ziel ist es, den Blasenhals und die Harnröhre wieder in ihre ursprüngliche Lage zu bringen.
Es gibt zahlreiche verschiedenartige Operationstechniken, die bei richtiger Indikation ihre Berechtigung haben und je nach Gegebenheit auch zum Erfolg führen können. Meist handelt es sich bei der Harninkontinenz einer Frau in der Prämenopause um eine Streßinkontinenz. Nur bei Streßinkontinenz bringen die üblichen operativen Eingriffe Besserung.
Die Differentialdiagnose der Inkontinenz wird am besten urodynamisch gestellt.

14 Neurogene Blasenentleerungsstörungen

F 87
Frage 14.8: Lösung D

Die Frage ist identisch mit der alten Frage 14.6. Vergleiche bitte den Kommentar zu dieser Frage.

15 Urologische Notfallsituationen

15.3 „Hodenschwellung“

F 87
Frage 15.31: Lösung E

Bei plötzlich auftretenden Schmerzen im Skrotum ist besonders bei Jugendlichen an eine **Hodentorsion** zu denken. Die schmerzhafte Anschwellung und Rötung kann auf die Ischämie mit Ödembildung sowie auf allgemeine entzündliche Reaktion zurückgeführt werden. Eine konservative Therapie ist kaum angezeigt. Es kann ggf. zunächst versucht werden, den Hoden durch vorsichtige Manipulation in seine alte Position zurück zu luxieren (reponieren). Falls diese Maßnahme nicht erfolgreich ist, sollte umgehend mit der Freilegung des Hodens begonnen werden, um den Hoden zu erhalten. Eine Epididymitis ist aus folgenden Gründen unwahrscheinlich: Sie entsteht meist kanalikulär z. B. nach Prostatitis und ist kaum eine Erkrankung des Kindesalters. Bei einer Nebenhodenentzündung sind außerdem neben den allgemeinen Entzündungszeichen Temperaturerhöhung zu fordern, auch ist der Beginn der Erkrankung nicht derart abrupt wie bei der Torsion. Bei einer Epididymitis sind Breitbandantibiotika und Bettruhe angezeigt.
Das **Prehn**-Zeichen kann differentialdiagnostisch weiterhelfen: bringt das Hochlagern des Hodens Erleichterung, so liegt eher eine Entzündung vor, hier ist das Prehn-Zeichen positiv. Bei Hodentorsion ist das Prehn-Zeichen negativ: das Hochlagern des Hodens führt zu keiner Linderung des Schmerzes.
Vergleiche bitte auch die alten Fragen 15.12–15.20.

Bildanhang

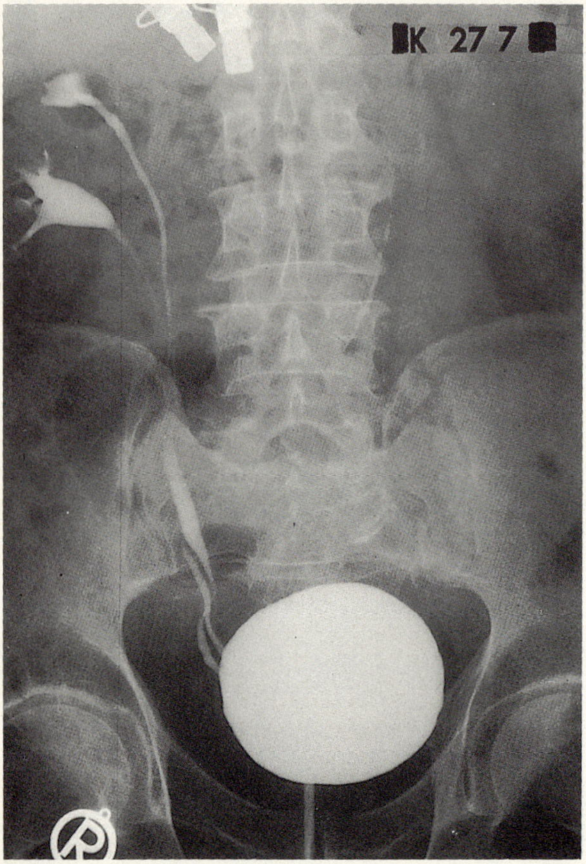

Abb. 30 zur Frage 5.19, Seite 189

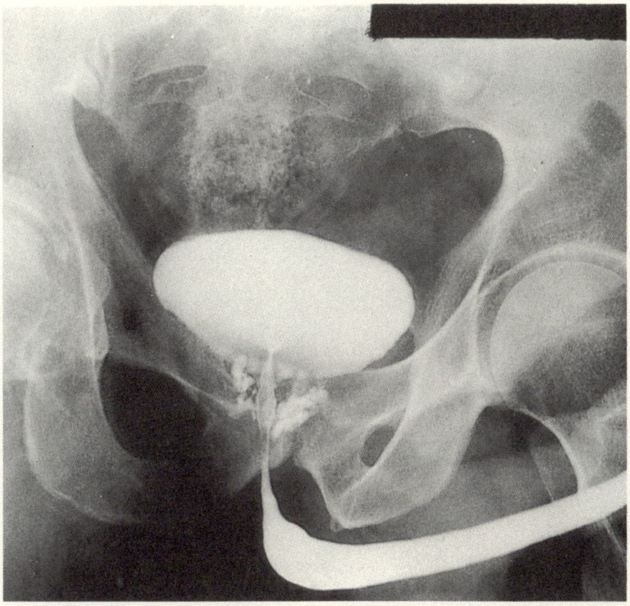

Abb. 31 zur Frage 6.47, Seite 189

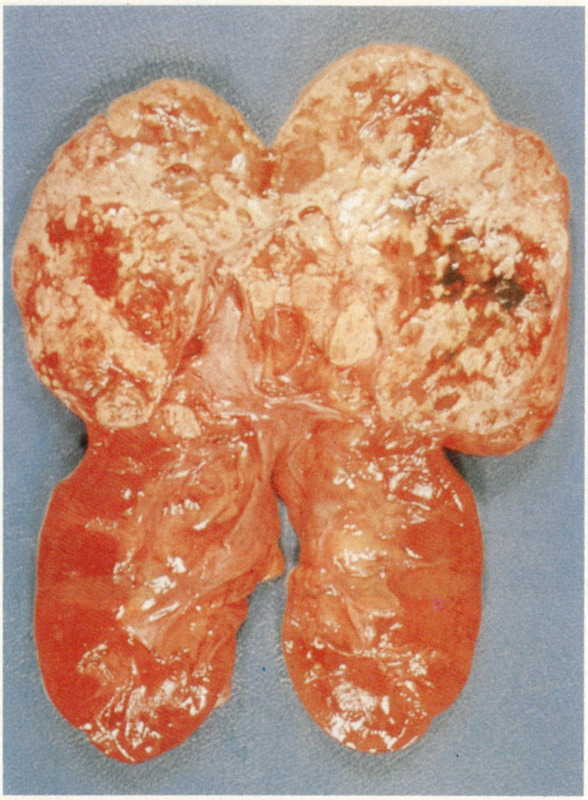

Abb. 32 zur Frage 7.118, Seite 190

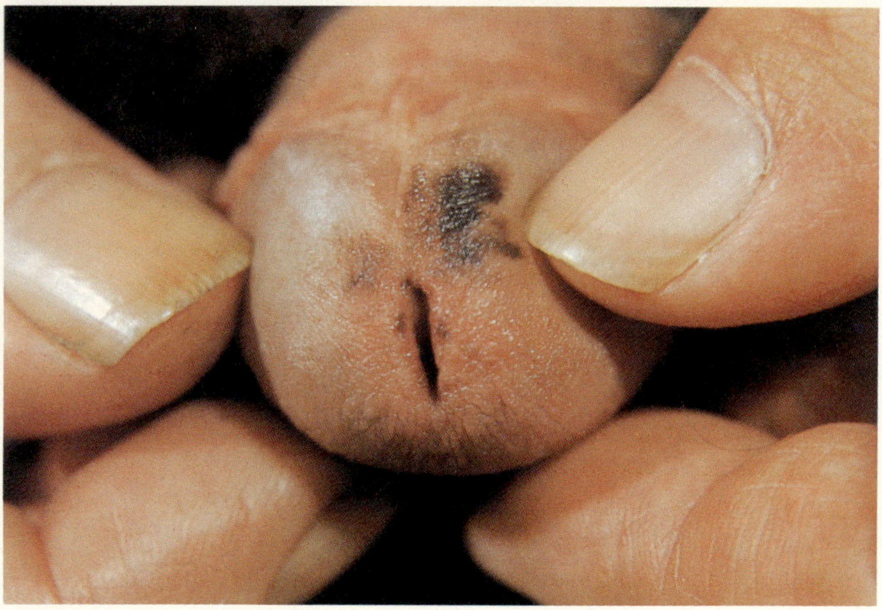

Abb. 33 zur Frage 7.121, Seite 190

Anhang III
Examen Herbst 1987
Fragen

2 Urologische Leitsymptome

2.3 Hämaturie

H 87

2.21 Die Erythrozyturie kann beruhen auf

(1) autosomal-dominant vererbten Zystennieren
(2) Urolithiasis
(3) Papillennekrosen
(4) Urotuberkulose
(5) Nierenzellkarzinom

(A) nur 5 ist richtig
(B) nur 2 und 4 sind richtig
(C) nur 1, 2, 3 und 4 sind richtig
(D) nur 2, 3, 4 und 5 sind richtig
(E) 1–5 = alle sind richtig

3 Urologische Diagnostik

3.3 Radiologische Verfahren

H 87

3.39 Röntgenologisch wird der vesikoureterale Reflux durch ein Miktionszystourethrogramm bewiesen.
In der Schlußphase der Miktion kommt es bei diesem Mädchen zu dem dargestellten Reflux links (siehe Abbildung Nr. 34 des Bildanhangs).

Welches Refluxstadium (nach Parkkulainen) läßt sich aus der Abbildung diagnostizieren?

(A) Stadium I
(B) Stadium II
(C) Stadium III
(D) Stadium IV
(E) Stadium V

H 87

3.40 Zur Abschätzung der Prostatagröße ist die Sonographie prinzipiell ungeeignet,

weil

Ultraschall die prallgefüllte Harnblase wegen ihres großen akustischen Widerstands nicht zu durchdringen vermag.

H 87

3.41 Unter Harnstauungsniere Grad I versteht man:

(A) Niere vergrößert, Verschmälerung des Parenchyms, vollständige Abplattung der Papillen
(B) Parenchym röntgenologisch nur noch als schmaler Saum abgebildet
(C) unveränderte Nierengröße, normale Parenchymbreite mit Ausweitung der Kelchnischen, zudem eine Vergrößerung des Hohlsystems der Niere
(D) jede durch eine subpelvine Ureterstenose bedingte Harnstauungsniere
(E) lediglich die nur durch Druckmessung im Pyelon feststellbare, also radiologisch noch nicht erkennbare Harnstauungsniere

3.4 Transurethrale Diagnostik

H 87

3.42 Retrograde Ureterdarstellungen mit Kontrastmittel bei obstruktiven Prozessen im Bereich der oberen Harnwege erfordern eine strenge Indikation,

weil

durch retrograde Ureterdarstellungen mit Kontrastmittel bei obstruktiven Prozessen im Bereich der oberen Harnwege ein septischer Schock ausgelöst werden kann.

4 Urologische Therapie

4.3 Harnableitung

H 87

4.9 Auf welche Weise kann Harn supravesikal abgeleitet werden?

Mittels

(1) Ureterokutaneostomie
(2) Ureterosigmoideostomie
(3) perkutaner Nephrostomie
(4) Colon-Conduit
(5) Ileum-Conduit

(A) nur 4 und 5 sind richtig
(B) nur 1, 2 und 3 sind richtig
(C) nur 1, 4 und 5 sind richtig
(D) nur 1, 3, 4 und 5 sind richtig
(E) 1–5 = alle sind richtig

2.21 E | 3.39 A | 3.40 E | 3.41 C | 3.42 A | 4.9 E

5 Fehlbildungen

5.1 Nierenanomalien

H 87

5.21 Zystennieren des Erwachsenen

(1) sind in der Mehrzahl der Fälle dominant erblich
(2) enthalten bis hühnereigroße Zysten, die durch lokale Wachstumsexzesse hervorgerufen werden
(3) sind häufig mit Zysten des Hodens bzw. der Ovarien kombiniert
(4) werden meist in der 5.–6. Lebensdekade insuffizient
(5) gehen überzufällig häufig mit einer karzinomatösen Entartung einher

(A) nur 3 und 4 sind richtig
(B) nur 1, 2 und 4 sind richtig
(C) nur 1, 4 und 5 sind richtig
(D) nur 2, 3 und 5 sind richtig
(E) 1–5 = alle sind richtig

5.2 Harnleiter

H 87

5.22 Was versteht man unter einem Ureter fissus?

(A) partielle Duplikatur des Ureters bei Doppelniere
(B) komplett gedoppelter Ureter bei Doppelniere
(C) ballonartige Mündung des Ureters in die Blase
(D) Ureter mit ektoper Mündung in die Urethra
(E) Ureter mit Stenose am pyeloureteralen Übergang

5.3 Blase und Harnröhre

H 87

5.23 Ein 18jähriger Patient kommt mit einer Autofotographie (siehe Abbildung Nr. 35 des Bildanhangs) in die Sprechstunde. Der Meatus liegt an normaler Stelle, die Miktion ist ungestört.

Welche Diagnose ist unter Berücksichtigung des Fotos am ehesten zu stellen?

(A) Priapismus
(B) Penisfraktur
(C) Hypospadie
(D) Induratio penis plastica
(E) kongenitale Penisdeviation

6 Entzündungen

6.1 Niere und Nierenhüllen

H 87

6.48 Welche Aussage trifft **nicht** zu?

Prädisponierende Faktoren der rezidivierenden (chronischen) Pyelonephritis sind:

(A) Diabetes mellitus
(B) vesikorenaler Reflux
(C) Harnwegsobstruktionen (angeboren und erworben)
(D) Proteinurie
(E) neurogene Blasenentleerungsstörungen

Antwort	Aussage 1	Aussage 2	Verknüpfung
A	richtig	richtig	richtig
B	richtig	richtig	falsch
C	richtig	falsch	–
D	falsch	richtig	–
E	falsch	falsch	–

5.21 B   5.22 A   5.23 E   6.48 D

H 87

6.49 An der Entstehung der hämatogenen Rindennephritis ist (sind) ursächlich in erster Linie beteiligt:

(A) Escherichia coli
(B) Pseudomonas aeruginosa
(C) Proteus mirabilis
(D) Staphylococcus aureus
(E) Enterokokken

6.2 Blase

H 87

6.50 Die Schistosomiasis, endemisch in Afrika, Madagaskar, Südportugal, Griechenland sowie im Nahen und Mittleren Osten, erlangt infolge des heutigen Massentourismus in zunehmendem Maße auch in unseren Breiten eine Bedeutung.

Zu den Komplikationen der Erkrankung zählen

(1) Schrumpfblase
(2) Blasenhalsobstruktion
(3) Blasensteine
(4) Plattenepithelkarzinom der Harnblase
(5) Harnleiterstenosen sowie vesikoureteraler Reflux

(A) nur 1 und 3 sind richtig
(B) nur 1, 2 und 5 sind richtig
(C) nur 2, 3 und 5 sind richtig
(D) nur 2, 3, 4 und 5 sind richtig
(E) 1-5 = alle sind richtig

6.4 Prostata, Samenblasen und Harnröhre

H 87

6.51W Eine 29jährige Frau klagt über Schmerzen bei der Miktion und über häufigen Harndrang. Bei der Inspektion sieht man Condylomata acuminata im Vulvabereich, ein gerötetes Orificium urethrae externum und einen stark grünlichen Fluor vaginalis.

Welche Untersuchung sichert am ehesten Ihre Diagnose?

(A) Anfertigen eines Nativpräparates aus dem Fluor vaginalis zur mikroskopischen Untersuchung
(B) Abstrich aus Urethra und Zervikalkanal zur bakteriologischen Untersuchung
(C) Probeexzision der Condylomata acuminata
(D) Dunkelfelduntersuchung
(E) keine der von (A)-(D) genannten Untersuchungen

7 Tumoren

7.4 Penis

H 87

7.124 Ein 56jähriger Patient, verheiratet, 4 Kinder, bemerkt, angeblich nach Geschlechtsverkehr mit Ehefrau, seit einigen Wochen die indolente, derbe, immer wieder aufbrechende Proliferation (siehe Abbildung Nr. 36 des Bildanhangs), die trotz der vom Hausarzt verordneten Sitzbäder und Salben nicht abheilt.

Welche Verdachtsdiagnose ist primär zu stellen?

(A) luetisches Ulkus
(B) Kondylomata
(C) Lymphogranuloma venereum
(D) Plattenepithelkarzinom
(E) Buschke-Löwenstein-Tumor

6.49 D 6.50 E 6.51 B 7.124 D

7.5 Hoden

H 87

7.125W Das Seminom des Mannes entspricht welchem der folgenden Ovarialtumoren?

(A) Sertoli-Leydigzell-Tumor
(B) Gynandroblastom
(C) Arrhenoblastom
(D) Dysgerminom
(E) Thekazelltumor

7.6 Prostata

H 87

7.126 Welche Aussage trifft **nicht** zu?

Zur Palliativtherapie des fortgeschrittenen Prostatakarzinoms können verabreicht bzw. durchgeführt werden:

(A) Östrogen
(B) Antiandrogen
(C) LH-RH-Analogum
(D) subkapsuläre Orchiektomie
(E) Dihydrotestosteron

8 Urolithiasis

8.1 Steinarten

8.2 Ätiologie und Pathogenese

H 87

8.37 Patienten, die Harnsäuresteine bilden, werden am besten mit einem Urikosurikum behandelt,

weil

Urikostatika das Steinbildungsrisiko (für Harnsäuresteine) erhöhen.

H 87

8.38 Welche der folgenden Merkmale kennzeichnen die komplette Form der renalen tubulären Azidose vom Typ I?

(1) Bildung von Kalziumphosphatsteinen
(2) hyperchlorämische Azidose
(3) Bildung von Harnsäuresteinen
(4) vermehrte Kalziumausscheidung im Urin
(5) Harn-pH kleiner als 5,3

(A) nur 2 und 5 sind richtig
(B) nur 3 und 5 sind richtig
(C) nur 4 und 5 sind richtig
(D) nur 1, 2 und 4 sind richtig
(E) nur 2, 3 und 5 sind richtig

8.4 Harnleiterstein

H 87

8.39 Die Zeiss-Schlinge (siehe Abbildung Nr. 37 des Bildanhangs) ist in erster Linie geeignet zur Entfernung von Harnsteinen aus der (dem)

(A) Harnblase
(B) distalen Ureterdrittel
(C) mittleren Ureterdrittel
(D) oberen Ureterdrittel
(E) Nierenbecken

Antwort	Aussage 1	Aussage 2	Verknüpfung
A	richtig	richtig	richtig
B	richtig	richtig	falsch
C	richtig	falsch	–
D	falsch	richtig	–
E	falsch	falsch	–

7.125 D 7.126 E 8.37 E 8.38 D 8.39 B

9 Verletzungen

H 87

9.22 Ein 28jähriger Patient wird nach Verkehrsunfall volltrunken eingeliefert. Abgang von leicht blutigem Urin. Das Urogramm (siehe Abbildung Nr. 38 des Bildanhangs) zeigt

(1) extravesikale Kontrastmittelansammlung durch Ureterabriß rechts
(2) großes Blasendivertikel
(3) Blasenruptur
(4) Blasenhalsabriß

(A) nur 1 ist richtig
(B) nur 2 ist richtig
(C) nur 3 ist richtig
(D) nur 4 ist richtig
(E) nur 3 und 4 sind richtig

11 Fertilitätsstörungen, Sterilisierung

11.1 Fertilitätsstörungen

H 87

11.17 Welche(r) der aufgeführten Faktoren sind (ist) an der Entstehung der linksseitigen idiopathischen Varikozele beteiligt?

(1) erhöhter hydrostatischer Venendruck
(2) angeborene Gefäßwandschwäche
(3) mechanische Verlegung der Einstrombahn der Vena testicularis
(4) Insuffizienz oder Fehlen der Venenklappen

(A) nur 3 ist richtig
(B) nur 1 und 3 sind richtig
(C) nur 2 und 4 sind richtig
(D) nur 1, 2 und 4 sind richtig
(E) 1–4 = alle sind richtig

13 Urologische Erkrankungen der Frau

13.1 Erkrankungen der Niere und der ableitenden Harnwege

H 87

13.19 Bei einer Patientin mit einer Pyelonephritis gravidarum ist welche Untersuchung vor Behandlungsbeginn (z. B. Ampicillin) sinnvoll und empfehlenswert?

(A) Ultraschalluntersuchung zur Bestimmung des Schwangerschaftsalters
(B) bakteriologische Harnuntersuchung mit Keimresistenzbestimmung
(C) Nephrosonogramm zum Ausschluß einer Nierenanomalie
(D) i.v. Urogramm
(E) Nierenszintigramm

H 87

13.20 Eine Schwangerschaft ist nach einseitiger Nephrektomie

(A) grundsätzlich zu verbieten
(B) für die Mutter ohne erhöhtes Risiko
(C) bei intakter Funktion der verbleibenden Niere durchaus medizinisch vertretbar
(D) wünschenswert, weil sie zu einer Verbesserung der Nierendurchblutung in der gesunden Niere führt
(E) durch Abruptio zu beenden

13.3 Inkontinenz

H 87

13.21 Was ist für den Harnblasenverschluß **nicht** verantwortlich?

(A) M. detrusor vesicae
(B) M. sphincter urethrae externus
(C) Rhabdosphinkter
(D) Beckenbodenmuskulatur
(E) Lage der Urethra

9.22 C | 11.17 D | 13.19 B | 13.20 C | 13.21 A

13.22 Eine Patientin stellt sich wegen Harninkontinenz vor. Die neurologische Untersuchung ergibt keinen pathologischen Befund.
Bei der urodynamischen Abklärung zeigt sich folgendes: Bei intraabdomineller Druckerhöhung durch Husten und Pressen steigt - mit der Folge des Urinverlustes - der Blasendruck über den Harnröhrendruck an, ohne daß jedoch in Zusammenhang mit diesem Urinverlust Detrusorkontraktionen auftreten.

Die wahrscheinlichste Diagnose lautet:

(A) Ureterozele
(B) Reflex-Inkontinenz
(C) Streß-Inkontinenz
(D) motorische Urge(Drang)-Inkontinenz
(E) extraurethrale Inkontinenz

15 Urologische Notfallsituationen

15.1 Harnverhaltung - Anurie

H 87

15.32 Wie ist die Harnverhaltung definiert?

(A) leere Harnblase aus beliebiger abnormer Ursache
(B) jedes Absinken der ausgeschiedenen 24-Stunden-Urinmenge unter 100 ml
(C) jedes Absinken der ausgeschiedenen 24-Stunden-Urinmenge unter 500 ml
(D) völliges Fehlen der Urinproduktion
(E) Keine der Aussagen (A)-(D) trifft zu.

13.22 C 15.32 E

Anhang III
Examen Herbst 1987
Kommentare

2 Urologische Leitsymptome

2.3 Hämaturie

H 87

Frage 2.21: Lösung E

Es handelt sich um eine Wiederholungsfrage, vgl. bitte Kommentar 2.17.

3 Urologische Diagnostik

3.3 Radiologische Verfahren

H 87

Frage 3.39: Lösung A

Unter vesiko-ureteralem Reflux versteht man den normalerweise nach dem 1. Lebensjahr nicht mehr vorkommenden Rückfluß von Urin aus der Harnblase rückwärts in die Harnleiter.

Bei bestehendem Reflux kommt es leicht zu rezidivierenden Pyelonephritiden.

Das **M**iktions-**Z**ysto-**U**rethro-Gramm (MZU) ist eine Röntgenaufnahme, die während der Miktion gemacht wird.

Wird das in die Harnblase gegebene Kontrastmittel während der Miktion zurück in den Harnleiter gedrückt, so läßt sich dies, wie auf der vorliegenden Aufnahme, leicht nachweisen (s. Abb. Nr. 34).

Die linke Aufnahme vor oder zu Beginn der Miktion zeigt noch keinen Reflux. Die rechte Aufnahme mit weitgehend geleerter Harnblase läßt parallel zum linken inneren Beckenrand ein schmales Band erkennen, was dem mit Kontrastmittel gefüllten linken Ureter entspricht.

Die Stadieneinteilung nach Parkkulainen unterscheidet 5 Schweregrade von I–V:

- I Reflux nur bis in den Harnleiter, nicht bis in die Niere
- II Reflux bis in die Niere, noch ohne Dilatation
- III Reflux mit Dilatation von Ureter und Nierenbecken
- IV Reflux mit Ektasie von Ureter und Nierenbeckenkelchsystem
- V Megaureter und schwerste Form der Dilatation des NBKS

Nach dieser Einteilung liegt auf der vorliegenden Abb. Nr. 34 ein Stadium I nach Parkkulainen vor.

H 87

Frage 3.40: Lösung E

Es handelt sich um die zweite Frage, die bewußt nach der Indikation der Sonographie fragt, vergleiche bitte auch 3.36.

Die Prostatagröße läßt sich auf verschiedene Arten ermitteln:

1) Durch rektale digitale Untersuchung
2) Indirekt bei Urographie durch Beurteilung des Prostataweichteilschattens oder bei Kontrastmittel-gefüllter Harnblase
3) Sonographisch bestehen 2 Möglichkeiten:

3a) Bei gefüllter Harnblase läßt sich die Prostatagröße von ventral beurteilen, der Schallkopf wird unterhalb des Bauchnabels bzw. oberhalb der Symphyse aufgesetzt und die Prostata durch die gefüllte Harnblase geschallt, wobei die Harnblase als akustisches Schallfenster fungiert.

3b) Soweit vorhanden, kann auch mit einem transrektalen Ultraschallgerät gearbeitet werden; der rotierende Schallkopf wird von rektal eingeführt und an die Prostata herangebracht. Als akustisches Schallfenster dient hier ein Fingerling, der über den Ultraschallkopf gezogen wird und mit Wasser gefüllt wird, bis sich die Prostata deutlich darstellt.

Die transrektale Methode ist zeitaufwendiger und unangenehm für den Patienten, die Prostatagröße läßt sich jedoch planimetrisch recht genau bestimmen, außerdem kann das Prostatagewebe beurteilt werden; einige Erfahrung ist jedoch zur Interpretation erforderlich.

H 87

Frage 3.41: Lösung C

Die Harnstauungsniere kann in verschiedene Grade eingeteilt werden, je nach Ausprägung.
Zu (A) und (B)
Bei vergrößerter Niere und Verschmälerung des Parenchymsaumes liegen bereits fortgeschrittene Stadien vor.
Zu (C)
Die Harnstauungsniere Grad I zeigt sich radiologisch im Urogramm oder in der Sonographie als beginnende oder minimale Dilatation des Nierenbeckenkelchsystems ohne Verschmälerung des Nierenparenchymsaumes.
Zur Einteilung der Harnstauungsniere siehe bitte auch die folgende Abb.
Vergleiche bitte auch die Frage 3.9 mit Abb. 2, 3.13 mit Abb. 6 sowie den Lerntext 3.3.

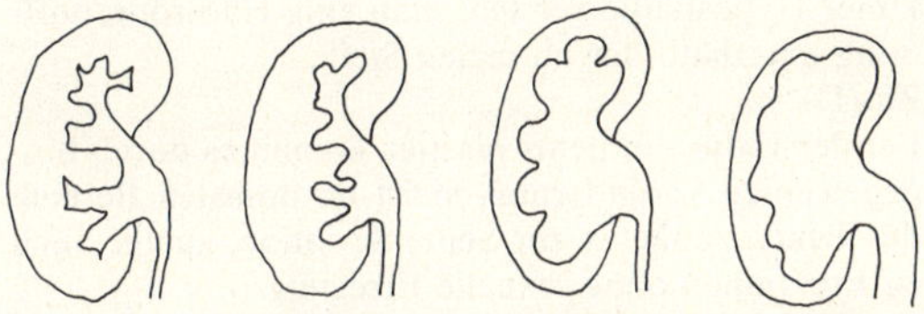

Schema zur Darstellung der Grade der Harnstauungsniere
Grad I: Minimale Dilatation des Sammelsystems ohne Parenchymverschmälerung
IIa: Mäßige Dilatation, Kelche verplumpt, keine Parenchymverschmälerung
IIb: Erhebliche Dilatation, beginnende Parenchymverschmälerung als Zeichen länger bestehender Stauung
III: Extreme Dilatation, die Nierenkelche sind derart aufgeweitet, daß sie ineinander übergehen, Parenchym rarefiziert: Hydronephrose.

3.4 Transurethrale Diagnostik

H 87

Frage 3.42: Lösung A

Wenn sich beim normalen Ausscheidungsurogramm der/die Harnleiter nicht darstellen, so liegt in der Regel ein Abflußhindernis vor, durch das die nachfolgende Darstellung der Harnleiter verhindert wird. Meist handelt es sich um einen okkludierenden Stein oder einen Tumor. Nur dann wird eine retrograde Darstellung erforderlich.
Unter streng sterilen Kautelen wird von der Harnröhre aus über die Harnblase ein kleiner Ureterkatheder in das Ureterostium eingeführt und am besten unter Durchleuchtung dann weiter bis zum Hindernis vorgeschoben. Durch Anspritzen mit Kontrastmittel kann nun die Höhe des Hindernisses ausgemacht werden, ggf. ein Stein oder Tumor verifiziert werden. Die Methode verbietet sich wegen des Aufwandes und der Gefahr der Keimeinschleppung als Routinemaßnahme.
Geraten durch diese Methode Keime in die Niere, so kann es zu einer Urosepsis kommen.

4 Urologische Therapie

4.3 Harnableitung

H 87

Frage 4.9: Lösung E

Eine Harnableitung supravesikal (oberhalb der Harnblase) kann durch die Angaben Zu (1) bis (5) erfolgen.
Zu (1)
Der Urin kann vom Harnleiter durch die Haut nach außen abgeleitet werden.
Zu (2)
Der Urin kann vom Harnleiter in das Sigma abgeleitet werden.
Zu (3)
Bei der perkutanen Nephrostomie wird die Niere unter Ultraschallkontrolle punktiert. Nach Aufdehnen des Punktionskanals kann ein Schläuchlein in das Nierenbecken eingelegt werden, so daß der Urin nun direkt vom NBKS nach außen durch die Haut abgeleitet werden kann.
Zu (4) und (5)
Sowohl ein isoliertes Stück Colon als auch ein isolierter Ileum-Abschnitt kann als Ersatz-Harnblase herangezogen werden und der Urin von dem isolierten Darmabschnitt (Ersatzblase) abgeleitet werden.
Vergleiche bitte auch 4.2, 4.5 und 4.8.

5 Fehlbildungen

5.1 Nierenanomalien

H 87

Frage 5.21: Lösung B

Zu (1)
Die polyzystische Nierendegeneration vom Erwachsenentyp ist eine dominant erbliche Erkrankung.
Zu (2)
Die Zysten können sehr groß werden, die Nieren können dadurch auch bis zu ein kg Gewicht erreichen, das Nierenparenchym jedoch wird allmählich zerstört, so daß es im Laufe der Jahre zur zunehmenden Niereninsuffizienz kommt.
Zu (3)
Zysten des Hodens oder der Ovarien sind nicht mit der polyzystischen Nierendegeneration assoziiert.
Zu (4)
Mit zunehmendem Alter machen sich die Zysten negativ bemerkbar, weil durch die Raumforderung das gesunde Nierenparenchym destruiert wird. Das daraus resultierende chronische Nierenversagen ist nicht kausal zu behandeln.
Zu (5)
Zysten können zwar (theoretisch) entarten, es kommt jedoch nicht zu einer daraus resultierenden Entartung.
Vergleiche bitte die Fragen 5.3–5.6, 5.10, 5.13 mit den Abb. 15 und 16, 5.14, 5.20 und den Lerntext 5.1.

5.2 Harnleiter

H 87

Frage 5.22: Lösung A

Zu (A)
Beim **Ureter fissus** ist die doppelte Anlage des Ureters nur partiell. Es entspringen 2 getrennte Harnleiter aus einem gedoppelten Nierenbecken, die Ureter vereinigen sich jedoch noch vor der Harnblase zu einem gemeinsamen Harnleiter.
Zu (B)
Ein komplett gedoppelter Ureter bei Doppelniere heißt **Ureter duplex,** hier finden sich dann auch zwei getrennt verlaufende Harnleiter vom gedoppelten Nierenbecken bis zur Mündung in die Harnblase.
Zu (C)
Bei ballonartiger Mündung des Ureters in die Blase spricht man von **Ureterozele.**
Vergleiche bitte auch den Lerntext 5.2, die Frage 5.15 und die Abb. zum Kommentar 12.8.

5.3 Blase und Harnröhre

H 87

Frage 5.23: Lösung E

Zu (A)
Unter Priapismus versteht man eine unphysiologisch lange währende Erektion, wobei keine sexuelle Erregung vorliegt. Desweiteren ist der Penis meist nach cranial erigiert, weil nur die corpora cavernosa geschwollen sind, nicht jedoch das corpus spongiosum; auch die Glans ist nicht beteiligt.
Zu (B)
Unter Penisfraktur versteht man die Ruptur der corpora cavernosa. Dies geschieht jedoch meist nur durch Trauma des erigierten Penis.
Zu (C)
Unter Hypospadie versteht man eine Harnröhrenöffnung unterhalb der normalen Stelle.
Zu (D)
Bei der Induratio penis plastica kommt es durch bindegewebige Veränderung, meist im dorsalen Bereich des Penis, zunächst zur Seitendeviation, später auch zu Erektionen ohne sexuelle Erregung.
Zu (E)
Auf der Abb. Nr. 35 sieht man einen erigierten Penis mit ausgeprägter Ventraldeviation.
Eine operative Korrektur ist ohne weiteres möglich.
Erstaunlich erscheint, wie lange der junge Mann abgewartet hat, bis er sich schließlich vorstellt.
M. E. handelt es sich um eine uralt-Frage aus der Zeit, als die Prüfungshefte noch nicht mitgegeben wurden.

6 Entzündungen

6.1 Niere und Nierenhüllen

H 87
Frage 6.48: Lösung D

Zu (A)
Der Diabetes mellitus als chronisch konsumierende Erkrankung fördert auch die (chronisch rezidivierende) Pyelonephritis.
Zu (B)
Der vesiko-renale Reflux, also der unphysiologische Rückfluß von Urin aus der Harnblase zurück in das Nierenbecken, stellt ein Risiko für das Angehen der (chron. rez.) Pyelonephritis dar.
Zu (C)
Harnwegsobstruktionen stören den Abfluß des Urins und neigen generell zur Infektion, somit auch zur PN.
Zu (D)
Die Proteinurie ist lediglich Ausdruck einer Störung, verursacht selbst jedoch keine Nierenentzündung.
Zu (E)
Blasenentleerungsstörungen fördern ebenfalls die Entstehung von Infekten, es kann über die Zystitis zur aszendierenden Pyelonephritis kommen.
Vergleiche bitte auch 6.4, 6.8, 6.11 und 6.44.

H 87
Frage 6.49: Lösung D

Die Frage ist keine streng urologische, soll jedoch aus differentialdiagnostischen Gesichtspunkten mit aufgenommen werden.
Die Nephritis kann unterschieden werden in die primäre Form ohne Obstruktion, also ohne urologische Ursache und die
sekundäre Form, die sich z. B. durch Harnwegsobstruktionen erklären läßt.
Bei der primären Form liegt ein Infektionsherd im Körper vor, z. B. eine Tonsillitis, Osteomyelitis etc., von wo der Erreger dann hämatogen die Niere erreichen kann. Man spricht dann von der deszendierenden Form der Nephritis.
Die urologische Form entsteht aszendierend, indem ein Keim vom Urogenitaltrakt aus die Niere erreicht.
Das Keimspektrum ist entsprechend unterschiedlich.
Deszendierende Form: Eher grampositive Keime, hämatogener Weg
Aszendierende Form: Eher gramnegative Keime, kanalikulärer Weg

6.2 Blase

H 87
Frage 6.50: Lösung E

Die Schistosomiasis ist identisch mit der Bilharziose. Es handelt sich um eine Tropenkrankheit, bei der es zur chronischen Infektion durch Saugwürmer kommt.
Außer Darm und Leber kann die Harnblase befallen werden.
Zu (1) bis (5)
Die Angaben entstehen durch die chronische Harnblasenentzündung.
Vergleiche bitte auch die Fragen 6.13 und 6.17.

6.4 Prostata, Samenblasen und Harnröhre

H 87
Frage 6.51W: Lösung B

Es handelt sich im wesentlichen um eine Wiederholungsfrage (F 85). Vergleiche daher bitte die alte Frage 6.26 und den Kommentar.
Zu (A)
Ein Nativpräparat hilft bei der Differenzierung zwischen bakteriellem oder Pilzinfekt.
Zu (C)
Eine P. E. der Condylomata ist nicht indiziert.
Zu (D)
Die Dunkelfelduntersuchung ist bei Verdacht auf Lues indiziert. Im vorliegenden Fall sollte eine Gonorrhoe ausgeschlossen werden.
Die Condylomata acuminata (Viren) sind nicht mit den Condylomata lata zu verwechseln.
Näheres kann auch aus unserem GK 3 Dermatologie entnommen werden.

7 Tumoren

7.4 Penis

H 87

Frage 7.124: Lösung D

Die Frage stammt aus dem urologischen Fragenteil des 2. Tages.
Zu (A)
Eine luetische Geschwürsbildung ist durchaus differentialdiagnostisch in Erwägung zu ziehen. Die Lues gilt nicht zu Unrecht als „Affe“ fast aller Erkrankungen.
Zu (B)
Kondylomata können sowohl Condylomata acuminata (Viren) als auch Condylomata lata bei Lues sein. Entsprechend der Abbildung, die tatsächlich nur schwarz-weiß ist (vergleiche bitte Abb. Nr. 36), kämen noch am ehesten luetische Veränderungen in Frage.
Zu (C)
Das Lymphogranuloma venereum kann ebenfalls differentialdiagnostisch in Erwägung gezogen werden, ist jedoch in unseren Breitengraden eher selten.
Zu (D)
In jedem Fall muß bei länger bestehender, nicht heilender Entzündung ein Tumor ausgeschlossen werden. Gerade die prekäre Stelle neigt dann zur malignen Entartung. Eine umgehende Diagnose und Therapie ist aufgrund der schnellen Metastasierung in die inguinalen Lymphknoten angezeigt. In der Mehrzahl der Fälle handelt es sich um Plattenepithelkarzinome.
Zu (E)
Der Buschke-Löwenstein-Tumor gilt wie die Leukoplakie und die Erythroplasie Queyrat als Präkanzerose des Penis. Die Differenzierung gelingt wie auch beim Morbus Bowen durch Biopsie und Histologie. Vergleiche bitte auch die anderen Fragen zum Kapitel 7.4.
Den Kollegen, die unser Dermatologie-Büchlein zum GK 3 besitzen, sei die Abbildung 24 zur Frage 25.27 empfohlen: hier sieht man Condylomata lata bei Lues.

7.5 Hoden

H 87

Frage 7.125: Lösung D

Die Frage ist weitestgehend identisch mit der alten Frage 7.46. Vergleiche daher bitte Frage und Kommentar 7.46.

7.6 Prostata

H 87

Frage 7.126: Lösung E

Beim metastasierenden Prostatakarzinom kann durch alleinige Prostataoperation keine Heilung mehr erreicht werden.
Palliativtherapie bedeutet, daß versucht wird, die Auswirkung der Erkrankung soweit wie möglich zu lindern, da eine kausale Therapie nicht mehr möglich ist.
Zu (A) und (B)
Die systemische Gabe von Östrogenen oder Antiandrogenen kann ggf. die Symptomatik zumindest vorübergehend lindern. Zu denken wäre u.a. an Knochenschmerzen durch Metastasen.
Zu (C)
LH-RH-Analoga (Luteinisierendes Hormon-Releasing Hormon-Analoga), wie z.B. das Buserelin, werden ebenfalls eingesetzt. Diese sind nicht unumstritten, da einige Kapazitäten anführen, daß sich das Karzinom unter dieser Behandlung jeder weiteren Therapiemaßnahme entzieht, d.h. therapierefraktär wird.
Zu (D)
Die Orchiektomie (Kastration) wird nicht von jedem Patienten akzeptiert, besonders, wenn er über die Möglichkeit der chemischen Kastration aufgeklärt wird.
Zu (E)
Testosteronderivate sind wegen der fördernden Wirkung auf das Prostatakarzinom abzulehnen.
Vergleiche bitte die Fragen 7.89, 7.99 und 7.111.

8 Urolithiasis

8.1 Steinarten

8.2 Ätiologie und Pathogenese

H 87

Frage 8.37: Lösung E

Die Behandlung von **Harnsäure**steinen ist recht dankbar. Auch konservativ lassen sich in der Regel gute Behandlungserfolge erreichen.
Prophylaktisch ist die Flüssigkeitszufuhr zu erhöhen.
Harnsäuresteine lassen sich mit Alkali-Citraten recht gut auflösen (z. B. Uralyt-U®).
Ein Urikosurikum wie Benzbromaron ist nicht angezeigt, da durch den vermehrten Anfall von Harnsäure die Harnsäuresteinbildung in der Niere erhöht werden kann. Stattdessen wird ein Xanthin-Oxidase-Hemmer wie Allopurinol eingesetzt, weil so keine Harnsäure mehr gebildet wird, bzw. ihre Bildung vermindert wird.
Ein Urikostatikum (Allopurinol) senkt also das Steinbildungsrisiko, während ein Urikosurikum das Risiko erhöht.
Der Mechanismus sollte aus der Pharmakologie und der Inneren Medizin bekannt sein.

H 87

Frage 8.38: Lösung D

Bei der renalen tubulären Azidose kommt es
Zu (1)
zur Bildung von Kalziumphosphatsteinen durch vermehrte Kalziumausscheidung und durch einen wenig sauren Urin.
Zu (2)
Die hyperchlorämische Azidose entsteht, weil der Tubulusapparat der Niere nicht ausreichend Wasserstoffionen ausscheiden kann.
Zu (3)
Die Harnsäuresteinbildung wird von der RTA nicht beeinflußt.
Zu (4)
Durch die vermehrte Kalziumausscheidung kommt es verstärkt zur Bildung von Kalziumphosphatsteinen, vgl. Zu (1).
Zu (5)
Durch die verminderte Fähigkeit, Wasserstoffionen auszuscheiden, kann der Urin meist nicht saurer werden als pH 6.0.
Vergleiche bitte auch die Fragen **8.34,** 8.3, 8.4, 8.14–8.16.

8.4 Harnleiterstein

H 87

Frage 8.39: Lösung B

Die Abb. Nr. 37 zeigt, leider wiederum ohne Zentimeterangabe, eine Zeiss-Schlinge, in der ein scharfkantiges Konkrement liegt. Die Schlinge hat einen Durchmesser von etwa 1 mm, um eine grobe Vorstellung zu bekommen, das Konkrement wäre dann nur etwa 3 × 5 mm groß. Die Aufnahme ist also stark vergrößert.
Die Schlinge wird in gestrecktem Zustand über Harnröhre, Harnblase in den Harnleiter eingeführt, am Stein vorbei weiter hochgeschoben und dann, am besten unter Bildwandlerkontrolle, zugezogen.
Zu (B)
Die Schlinge eignet sich besonders bei Steinen, die im distalen Ureterdrittel lokalisiert sind. Einerseits hat der Stein bereits eine gewisse Abgangsfähigkeit bewiesen, indem er den ersten Abschnitt des Ureters bereits passiert hat. Andererseits soll nicht sofort mit der Schlinge gearbeitet werden, da der Stein ja auch evtl. spontan abgehen kann.
Steine, die bereits in der Harnblase liegen, nachdem sie den Ureter passiert haben, gehen auch meist spontan ab.
Vgl. bitte auch Frage 8.35 vom Herbst 86.

9 Verletzungen

H 87

Frage 9.22: Lösung C

Die Anamnese ist typisch: Der Patient erleidet nach C_2H_5OH-Intoxikation einen Verkehrsunfall.
Dies bedeutet massive Gewalteinwirkung. Bei der wahrscheinlich durch Alkoholgenuß stark gefüllten Harnblase führt das Trauma zur Harnblasenruptur.
Auf der Abb. Nr. 38 sieht man deutlich den Kontrastmittelaustritt nach kranial.
Zu (1) und (4)
Die angegebenen Verletzungen sind nicht ausgeschlossen, jedoch untypisch. Die Abb. klärt den Sachverhalt eindeutig.
Zu (2)
Ein Divertikel müßte sich glattberandet und deutlich abgrenzbar noch im Harnblasenbereich darstellen. Dies ist nicht der Fall. Vielmehr hat sich das Kontrastmittel auch nach kranial ausgebreitet.
Vergleiche bitte auch die Fragen 9.6, 9.8 und 9.15.

11 Fertilitätsstörungen, Sterilisierung

11.1 Fertilitätsstörungen

H 87

Frage 11.17: Lösung D

Die **idiopathische** Varikozele muß von der **symptomatischen** Form unterschieden werden.
Zu (3)
Die mechanische Verlegung der Einstrombahn der Vena testicularis findet sich als **Symptom** bei Nierentumor. Es handelt sich um den in die V. renalis eingebrochenen Tumor des Nierenkarzinoms. Hier wird von der **symptomatischen** Varikozele gesprochen.
Die Angaben Zu (1), (2) und (4)
erklären die Entstehung der idiopathischen Varikozele.
Vergleiche bitte auch die Fragen 11.2, 11.3, 11.7, 11.8, 11.14 und 11.15.

13 Urologische Erkrankungen der Frau

13.1 Erkrankungen der Niere und der ableitenden Harnwege

H 87

Frage 13.19: Lösung B

Schwangere neigen durch die hormonelle Weitstellung der Ureteren und den durch den graviden Uterus zunehmenden Stau der Harnleiter zur Pyelonephritis. Ein Antibiotikum wie Ampicillin wäre wegen seiner guten Verträglichkeit und Wirksamkeit durchaus zu erwägen.
Zu (B)
Vorher jedoch ist ein Antibiogramm unerläßlich. Noch vor Behandlungsbeginn ist daher der Urin auf Erreger und Resistenz zu untersuchen, damit ggf. die begonnene antibiotische Behandlung umgesetzt werden kann, falls das eingesetzte Antibiotikum sich als nicht ausreichend wirksam herausstellt.
Zu (A) und (C)
Die Ultraschalluntersuchung zur Bestimmung des Schwangerschaftsalters gehört zur Routinevorsorge im Rahmen einer Schwangerschaft.
Die Sonographie der Nieren ist ebenfalls eine Routinemethode in der Gynäkologie und Urologie.
Zu (D) und (E)
Ein Urogramm und ein Nierenszintigramm gehören nicht zu den Routineuntersuchungen während einer Schwangerschaft, da sie mit Strahlenbelastung einhergehen. Ihre Indikation ist hier sehr streng zu prüfen.

H 87

Frage 13.20: Lösung C

Zu (C)
Eine Schwangerschaft ist nach einseitiger Nephrektomie durchaus zu vertreten. Es kann davon ausgegangen werden, daß die verbleibende intakte Niere durchaus in der Lage ist, die zusätzliche Leistung zu erbringen.
Zu (B)
Die Schwangerschaft wird jedoch vorsichtshalber als Risikoschwangerschaft einzustufen sein und engmaschig kontrolliert werden, um zum Beispiel eine Gestose, Nephritis etc. rechtzeitig zu erkennen.
Zu (D)
Eine verbesserte Nierendurchblutung erfolgt nicht mehr, da die Niere bereits kompensatorisch das leistet, was sie zu leisten vermag: (maximale) kompensatorische Hypertrophie.

13.3 Inkontinenz

H 87

Frage 13.21: Lösung A

Zu (A)
Der Musculus detrusor vesicae hat die Aufgabe, den Urin aus der Harnblase herauszutreiben.
Sein Gegenspieler ist der Sphinkter, der dem Harnblasendruck bei gefüllter Harnblase Widerstand leisten kann.
Daher ist der M. detrusor vesicae für den Harnblasen**verschluß** nicht verantwortlich.
Zu (B) bis (E)
Für einen funktionierenden Harnblasenverschluß müssen möglichst alle angegebenen Systeme funktionieren.
Vergleiche bitte auch die Frage 13.8.

H 87

Frage 13.22: Lösung C

Zu (A)
Die Ureterozele gehört in das Kapitel 5 Fehlbildungen, siehe bitte 5.2 Harnleiter.
Zu (B)
Die Reflexinkontinenz gehört in das Kapitel 14: Neurogene Blasenstörungen. Bei Schädigungen oberhalb des Miktionszentrums S_2–S_4 kommt es zur spastischen Blase = Reflexblase: der sakrale Reflexbogen bleibt erhalten und es kommt zu unwillkürlichen Blasenkontraktionen, siehe bitte den Lerntext 14.
Zu (B) bis (E)
Die Frage entspricht in diesen Punkten der alten Frage 13.10.
Vergleiche bitte auch 13.14 und 13.16–13.18.

15 Urologische Notfallsituationen

15.1 Harnverhaltung – Anurie

H 87

Frage 15.32: Lösung E

Unter **Harnverhaltung** versteht man die Unfähigkeit, die mit Urin gefüllte Harnblase zu entleeren.

Zu (B)

Unter **Anurie** versteht man eine Urinproduktion unter 100 ml pro 24 Stunden seitens der Niere(n).

Vergleiche bitte auch 15.5 ff. und den Lerntext 15.1.

Zu (C)

Unter **Oligurie** versteht man eine Urinproduktion unter 500 ml/24 h.

Bildanhang
Examen Herbst 1987

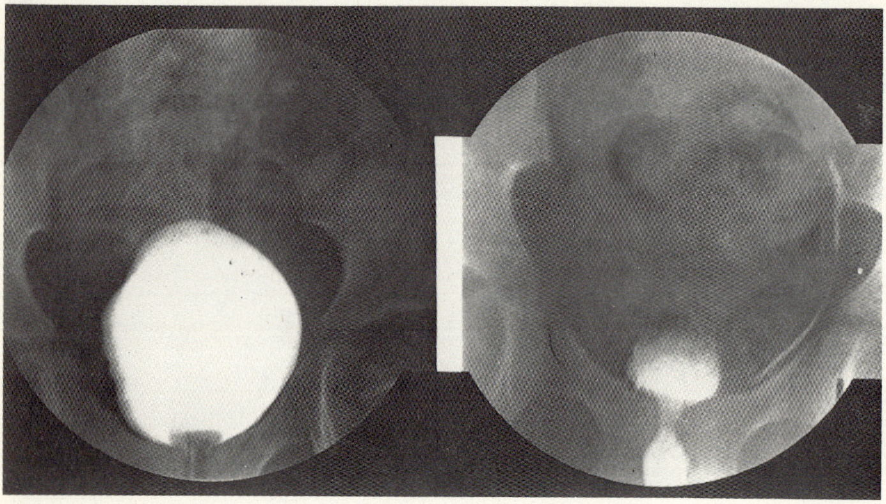

Abb. Nr. 34 zur Frage 3.39

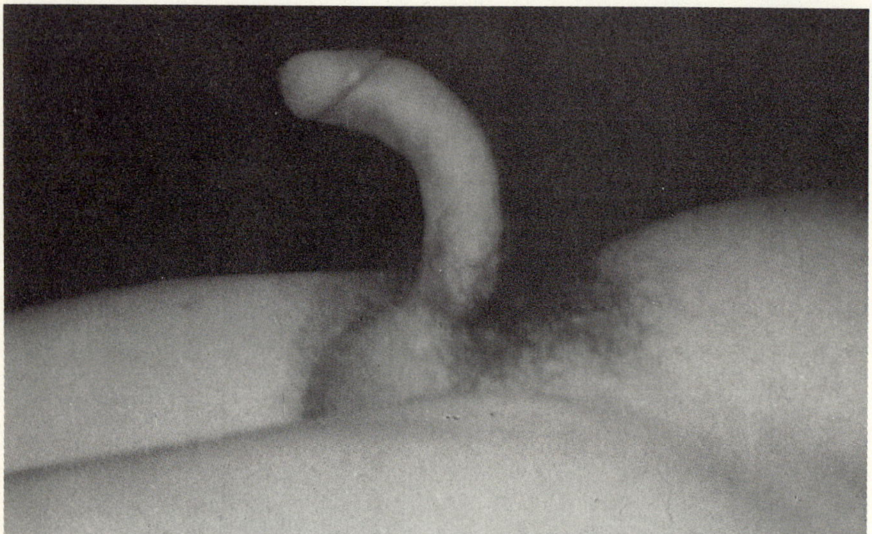

Abb. Nr. 35 zur Frage 5.23

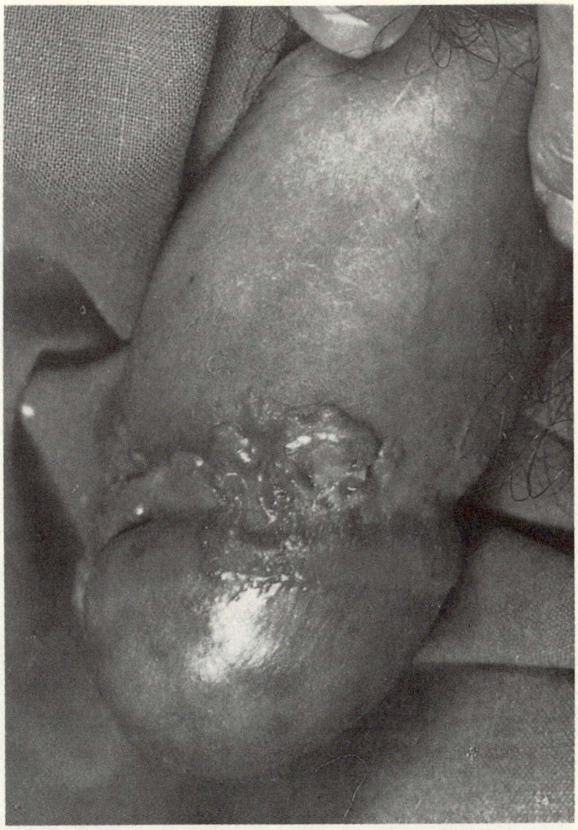

Abb. Nr. 36 zur Frage 7.124

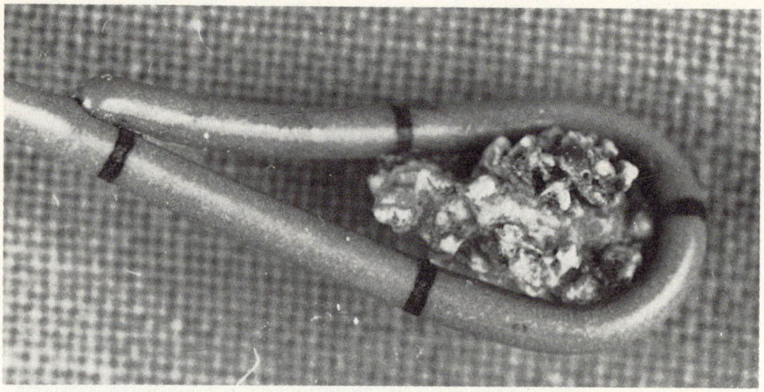

Abb. Nr. 37 zur Frage 8.39

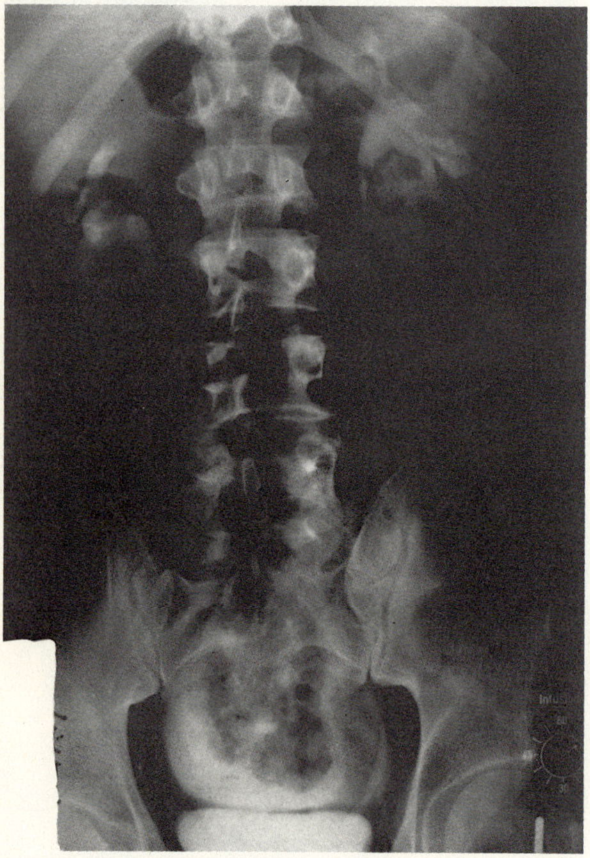

Abb. Nr. 38 zur Frage 9.22